U0200104

【名老中医·亲传经验集】

名老中医张宗良

临证验案荟萃

图书在版编目（CIP）数据

名老中医张宗良临证验案荟萃/张伏川，张三川，张小川主编. —北京：学苑出版社，2019.9

ISBN 978-7-5077-5802-3

Ⅰ.①名… Ⅱ.①张…②张…③张… Ⅲ.①中医内科-中医临床-经验-中国-现代 Ⅳ.①R25

中国版本图书馆 CIP 数据核字（2019）第 191540 号

责任编辑：付国英

出版发行：学苑出版社

社　　　址：北京市丰台区南方庄 2 号院 1 号楼

邮政编码：100079

网　　　址：www.book001.com

电子信箱：xueyuanpress@ 163.com

电　　　话：010-67603091（总编室）、010-67601101（销售部）

经　　　销：新华书店

印 刷 厂：山东百润本色印刷有限公司

开本尺寸：890×1240　1/32

印　　　张：11.25

字　　　数：250 千字

版　　　次：2019 年 11 月第 1 版

印　　　次：2019 年 11 月第 1 次印刷

定　　　价：68.00 元

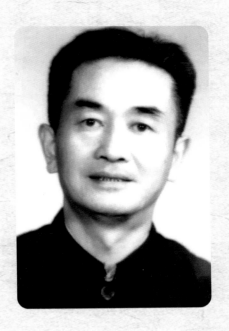

　　张宗良（1924-1998），字培良，江苏丹阳人，1941年（18岁）师从孟河医派马培之再传弟子、名中医颜亦鲁先生，尽得其传。1946年悬壶于丹阳访仙镇"春生堂"，先后任江苏省丹阳人民医院中医科主任，江苏省肿瘤医院主任等职。

　　从事中医内科和肿瘤临床科研工作50余载，在内科和肿瘤领域建树广博。

张伏川（1947-），张宗良长子。镇江市名中医，丹阳中医院"市名中医带徒带教老师"。擅长治疗外感热病、脾胃肝胆病、心血管疾病，组方用药以简、便、廉、验为主，擅长用小方治大病重病。

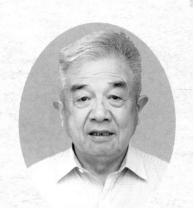

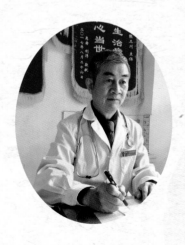

张三川（1955-），张宗良次子。南京建中中医院学科带头人。从事临床工作40余年，一直坚持中西医结合诊治内科常见病、多发病，积验颇丰；并擅长肝胆、心肺等疑难病症的诊治和中医膏方调理。获"江苏省优秀基层医师"、"市优秀大中专毕业生"和"区优秀名中医"等表彰。

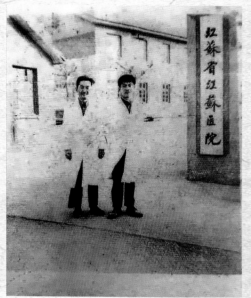

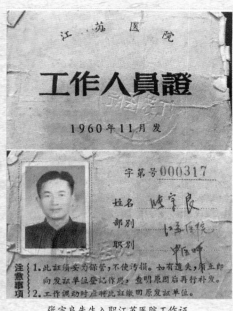

张宗良先生与本书作者张三川合影（1976年）　　　　　张宗良先生入职江苏医院工作证

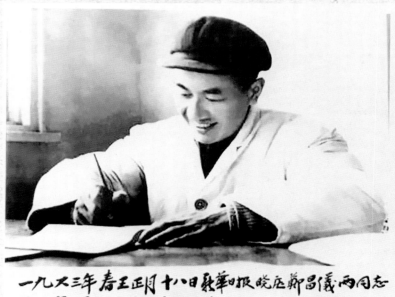

张宗良先生工作照片

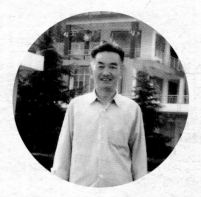

张宗良先生在盱眙医院讲学期间
游览淮河大桥（摄于1985年）

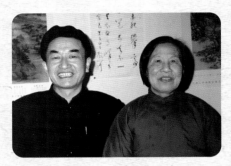

张宗良先生夫妇合影（摄于1989年）

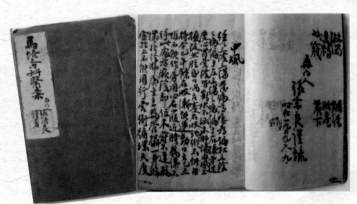

张宗良先生1949年收集整理的《马培之内科医》手稿

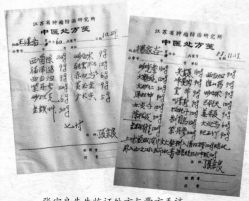

张宗良先生临证处方与膏方手迹

前　言

　　《中医药创新发展规划纲要（2006—2020 年）》提出："系统继承中医药的宝贵知识和经验，是中医药发展创新的源泉和基础。""收集整理名老中医的学术思想、临床经验和用药方法，并进行系统研究，建立高效的传承方法和个体化诊疗体系。"名老中医代表着中医学术和临床发展的最高水平，他们的学术思想和临床经验是中医学术特点、理论特征的集中体现，整理研究名老中医学术思想、临床经验，对中医药的发展和创新具有重要的学术价值和现实意义。

　　张宗良（1924～1998），字培良，丹阳人，18 岁时师从孟河医派马培之再传得意弟子、名中医颜亦鲁先生，勤学中医医术，尽得其传。1946年张宗良悬壶于丹阳访仙镇"春生堂"，坚守"不为良相，当为良医，济贫救困"的为人准则，德术并举。新中国成立后，他被选为丹阳访仙区医联会主任。1955年考入江苏省中医学校（现南京中医药大学），毕业后任丹阳人民医院中医科主任，兼丹阳卫生学校教师、《江苏中医》杂志特约撰稿员。1960年奉调江苏医院（现江苏省肿瘤医院）任主任，曾兼任江苏省中医学会第三、四、五届理事会理事。

张宗良从事中医内科和肿瘤临床科研工作50余载，辨证细腻，理法方药丝丝入扣，用药配伍随机应变，胆大心细，恰到好处，中病即止。他毕生好学不懈，治学严谨，实事求是，从不浮夸；临床带教诲人不倦，为后学解疑释难，不嫌其烦，备受同仁敬重；教导学生要勤学博闻，以德行医，不为名利所累。他精于四大经典，旁及朱丹溪、李东垣等诸家学说，师古而不泥古，博采众长，主张辨证与辨病相结合，局部治疗与整体治疗相结合，提倡中西医优势互补。他倡导"脾胃既为后天之本，又为诸病之源"的观点，强调"舌苔白腻，必有湿浊痰饮内伏"。主张外感祛邪也要顾护胃气，内伤诸病更要注重脾胃，分清主次轻重缓急，妥为调治，并在用药上反对滥施攻伐和滞补，以免伤及胃气。

他在内科和肿瘤领域建树广博，灵活化裁"平胃散"

调治脾胃、肝胆、肿瘤等疾病；独创"1号消瘤散"和"2号消瘤散"，分别治疗肿块型胃癌和溃疡型胃癌，疗效卓著。

张宗良一生著述颇丰，1949年收集整理《马培之内科医案》《颜亦鲁诊余集》，参编《餐芝轩医案》《肿瘤的中西医结合治疗与康复》，发表论文《平胃散加减的运用》《古方加减在治疗方面的应用》《辨证治疗食管癌的体会》《肿瘤病人化疗反应的中医治疗》《中医治疗96例化疗反应体会》《升白冲剂治疗化疗引起白细胞减少症45例》《中药治疗放射性口腔炎25例》《治疗8例转移性肝癌的临床观察》等30篇。

他将一生精力付诸于中医事业，几十年来，不仅治愈了大量内科、肿瘤方面的疑难病症，而且培养出了诸多优秀的中医专家，为弘扬祖国医学、发展中医事业作出了积极的贡献。

为了总结张宗良先生的临床经验，继承其学术思想和观点，我们将张宗良先生毕生的医论、医案进行精选，并整理成册，名为《名老中医张宗良临床经验荟萃》。全书共分三部分，上篇重点介绍张宗良先生用经方验方治疗常见病的临床经验；中篇为临床治病医案医话；下篇精选了有代表性的临证验案；附篇将其1949年收集整理的《马培之内科医案》推荐给大家。本书不仅对深入研究中医辨治具有实用价值，而且为继承发扬祖国医学和培养接班人提供了有益的镜鉴，是广大中医专业及中西医爱好人士的实用参考书，谨奉献给广大读者。

张小川

2018 年 10 月

目　录

上篇　经方验方治疗常见病

中篇　临床治病医案医话

上　篇
经方验方治疗常见病

大医精诚万世师表

第一章　外感疾病

一、感　冒

1. 风寒表实证

【病因病机】感受风寒，肺失宣肃。

【主症】寒热无汗，头痛、鼻塞、流涕，咳嗽声重，痰出清稀，咽喉作痒，遍体酸楚，大便自调，脉浮紧，舌苔薄白。

【治则】辛温解表。

前胡 4.5 克　荆防风各 3 克　老苏叶 4.5 克　玉桔梗 4.5 克　生甘草 2.4 克　淡豆豉 12 克　光杏仁 9 克　象贝母 9 克（杵）　法半夏 6 克　薄橘红 4.5 克　枇杷叶 9 克

【按】感冒是由于六淫、时行病毒侵袭人体而致病。《素问·骨空论篇》说："风从外入，令人振寒，汗出头痛，身重恶寒。"徐灵胎《医学源流论·伤风难治论》曰："凡人偶感风寒，头痛发热，咳嗽涕出，俗语谓之伤风……乃时行之杂感也。"

此乃风寒之邪外束肌表，卫阳被郁，故寒热并见；清阳不展，络脉失和，则头痛，遍体酸楚；风寒上受，肺气不宣，则鼻塞、流涕、咽痒、咳嗽；舌苔薄白，脉浮紧俱为表寒之征象。治当辛温解表，用荆防败毒散或葱豉汤之属。本例系两方之加减也。

如寒热不重而有汗，可去淡豆豉；如恶寒较重，可加炒柴胡 4.5 克，处方可写"前柴胡各 4.5 克"；如没有寒热，仅有形寒意热，舌苔不白，病案上可以不写"感受风寒"，而写"感受风邪"，处方中可去豆豉，亦可加冬桑叶 9 克；如感冒病情很轻，患者不愿服汤剂，可单服银翘解毒丸，每次一粒，每天 2 次；若缺象贝母，去之即可，不必用川贝母，因川贝母用于久咳比较好。胸闷作恶，苔白腻者，加姜川朴 5 克、炒茅术 9 克，也可连须葱白五根、生姜 3 片水煎服。

2. 风热表实证

【病因病机】 风热上受，肺失清肃。

【主症】 身热恶风少汗，头痛鼻塞流涕，咳嗽痰少色黄，咽喉焮红作痛，饮咽不利，脉小数，舌苔少或薄腻微黄。

【治则】 辛凉解表。

薄荷叶 4.5 克　京赤芍 6 克　玉桔梗 4.5 克　生甘草 3 克
金银花 12 克　净连翘心 12 克　光杏仁 9 克　象贝母 9 克（杵）
薄橘红 4.5 克　生竹茹 4.5 克　枇杷叶 9 克

【按】 风热犯表，热郁肌腠，卫表失和，则见身热、恶风、少汗或汗出不畅；风热上扰，熏蒸清道，则咽喉焮红作痛，饮咽不利；风热犯肺，肺失清肃，故咳嗽痰少色黄；脉小数，舌苔少或薄腻微黄为风热侵于肺卫之征象。治当疏表泄热、轻宣肺气。常用方为银翘散或葱豉桔梗汤，此即两方加减。

在治疗中可酌加大力子 9 克；如果体温在 38℃ 以上，原方可加酒子芩 4.5 克；如果咽喉两侧喉蛾肿突（扁桃体炎），原方可去橘红，加上川连（酒炒）1.8 克，这时治法可写"辛凉清降"，同时可配用六神丸 10 粒开水化服，每天 3 次；如体温在 38℃以上，亦可加活芦根 24 克。若咽喉两侧喉蛾破溃，体温在 39℃以上，可加鲜石斛 12 克；再重可加鲜生地 24 克，并改六神丸为冰硼散或锡类散外吹，也可用珠黄散；简易方可用马鞭草 50 克水煎服，或白茅根 50 克、芦根 40 克水煎服。

3. 感受暑湿证

【病因病机】感受暑湿，肠胃不和。

【主症】头痛头重，恶寒发热不扬，胸膺痞闷，口淡而腻作恶，大便有时溏薄，脉濡数，舌苔薄白微腻。

【治则】清暑祛湿解表。

广藿香 6 克　省头草 6 克　香青蒿 6 克　姜川朴 4.5 克　姜半夏 6 克　青陈皮各 4.5 克　炒枳壳 6 克　六和曲 12 克　白蔻衣 3 克　生姜 2 片

【按】夏季感冒，感受当令之暑邪，暑多夹湿，临床所见，常常暑湿并重。暑湿伤表，表卫不和，则恶寒发热不扬；风暑夹湿上犯清空，则头痛头重；湿热中阻，气机不展，故胸膺痞闷、口淡而腻作恶、大便有时溏薄；脉濡数，舌苔薄白微腻，为暑热夹湿之佐证。治当清暑祛湿、芳香化浊。所谓"暑湿"，乃指"夏至"以后"立秋"以前的病人，夏季"暑湿证"，实际上也属于感冒一类，相当于西医所谓"胃肠型感冒"。

芳香化浊，主要是指藿香、佩兰；如果患者出现便溏、腹痛，可加煨木香 2.4 克、青荷叶 1 角；胸闷较重，原方可加炒苍术 6 克，一般来说，苍术、川朴并用的剂量差是：川朴 3 克、苍术 4.5 克，川朴 4.5 克、苍术 6 克，开始可先用前一种轻剂量；患者如果小便短赤，可加六一散（包）12 克、云茯苓 9 克或车前子（包）12 克，这三种药不需要一起用，用 1~2 种就可以了；简易法可用中成药：藿香正气丸 10 克，每天 2 次。

4. 感冒夹燥证

【病因病机】感受秋燥，肺气失于清肃。

【主症】形寒意热，头痛咳嗽，痰少（或色黄），口唇干燥，咽干口渴欲饮，脉小数，舌苔少。

【治则】清润为主。

冬桑叶 9 克　　杭菊花 9 克　　光杏仁 9 克　　象贝母 9 克（杵）薄橘红 4.5 克　　瓜蒌皮 12 克　　金银花 12 克　　连翘心 12 克　　鲜芦根 24 克　　生竹茹 4.5 克　　枇杷叶 9 克

【按】感冒是感受触冒风邪所导致的常见外感疾病，风性轻扬，多犯上焦，故《素问·太阴阳明论篇》说："伤于风者，上先受之。"肺处胸中，位居上焦，主呼吸，气道为出入升降的通路，喉为其系，开窍于鼻，外合皮毛，职司卫外，故外邪从口鼻、皮毛入侵，肺卫首当其冲，感受后，很快出现卫表及上焦肺系症状。所以，当秋令感受温燥致病，常伴有咳嗽痰少，口、鼻、咽、唇干燥等症。此属于"温病"中"秋燥"之轻者，亦可谓属于"感冒"一类。

如果体温在 38℃ 左右，原方可加肥知母 4.5 克，如不用肥知母，亦可加酒子芩 4.5 克。如有鼻衄，原方可加白茅根 9 克或藕节炭 9 克。

大医精诚 万世师表

第二章　肺系疾病

一、咳　嗽

1. 风寒束肺证

【**病因病机**】风邪痰浊伏肺，清肃失司。

【**主症**】感冒后，咳嗽痰多，色白而黏，咽喉作痒，晨昏为甚，有时两胁引痛，胃纳及二便如常，脉小滑，舌苔薄腻。

【**治则**】疏风肃肺，兼化痰浊。

前胡4.5克　苏子叶各9克　光杏仁9克　象贝母9克（杵）
法半夏9克　薄橘红4.5克　坚白前4.5克　炙冬花6克　炙紫菀6克　炒竹茹4.5克　枇杷叶9克

【**按**】咳嗽是肺系疾病的主要证候之一。《河间六书·咳嗽论篇》谓："寒、暑、燥、湿、风、火六气，皆令人咳嗽。"张景岳曾倡导"六气皆令人咳，风寒为主"。由此可见，外感六淫之邪皆能致咳，尤以风寒最为多见。本例咳嗽，一派风寒痰浊交蕴肺经之象。盖肺主一身之表，风寒外束，痰浊内蕴，故咳嗽痰多色白，风寒不去，肺气不得宣降，故用前胡、白前、苏叶辛温解表，佐苏子、杏仁、半夏、贝母、冬花、紫菀等降气止咳化痰。

此系外感咳嗽之类型，如病人向有咳嗽（即经常咳嗽，到秋冬季节，稍感于风，咳嗽尤甚者，与西医慢性支气管炎相类似），此方亦同样可用。

　　如病人咳嗽痰多色黄，说明风邪已解，是痰热内蕴，肺气清肃失司，治法应写"清肺化痰"，原方去前胡、冬花、紫菀，加瓜蒌皮12克、桑白皮9克、射干4.5克，若患者胸闷作恶，食欲不振，舌苔白腻，说明是风寒挟有痰湿内蕴，肺胃肃降失司，法当肃肺和胃、兼化痰湿，原方去竹茹、白前，加白芥子6克、莱菔子9克，这样处方就是三子养亲汤加味了；也可将橘红改为橘皮，法半夏改为姜半夏9克。假使病人咳嗽痰出不爽，咽干鼻燥，说明是风燥犯肺，清肃失司（这类患者大多见于秋季，即《感冒》例四案例类）。治当疏风清肺。处方如：冬桑叶9克、玉桔梗4.5克、生甘草3克、光杏仁9克、象贝母（杵）9克、法半夏4.5克、薄橘红4.5克、生竹茹4.5克、枇杷叶9克；如果还有发热口渴，也可再加金银花12克、净连翘12克。

　　外感咳嗽，一般来说是先有咽喉作痒，继而作咳，咳痰不爽，咳甚作恶（中医认为：咽喉痒是有风邪之证，但据临床来看，咳嗽大多有喉痒见症。而燥热咳嗽者少见。），治疗一般均用止嗽散加减（止嗽散见《医学心悟》，处方为：荆芥、百部、白前、紫菀、甘草、桔梗、橘红）；亦可用民间方：野马追60克、金佛草30克、佛耳草30克、石胡荽30克、百部30克、枇杷叶15克、车前子15克，从中任选1~2种水煎服，每天2次。

2. 风燥伤肺证

【病因病机】 风燥伤肺，津液被灼。

【主症】 干咳无痰，有时痰如线粉，不易咯出，鼻燥咽干，咳甚则胸痛，脉小数，舌尖红苔薄黄。

【治则】 清肺润燥，滋阴解表。

方用桑杏汤加减：冬桑叶 9 克　光杏仁 9 克　象贝母 9 克（杵）　玉桔梗 4.5 克　生甘草 3 克　净蝉衣 3 克　薄橘红 4.5 克　北沙参 12 克　炒竹茹 4.5 克　枇杷叶 9 克

【按】《医学三字经·咳嗽篇》说："肺为脏腑之华盖，呼之则虚，吸之则满，只受得本然之正气，受不得外来之客气，客气干之则呛而咳矣，只受得脏腑之清气，受不得脏腑之病气，病气干之亦呛而咳矣。"

风燥伤肺，肺失清润，则干咳无痰，咳甚则胸痛；燥热灼津则鼻燥咽干，痰如线粉，不易咯出；脉小数，舌尖红、苔薄黄，乃风燥伤肺之佐证。

本案例与感冒之感冒夹燥证基本相同。治疗选用桑杏汤加减。桑杏汤出自《温病条辨》，组成：桑叶、杏仁、沙参、麦冬、象贝、豆豉、栀皮、梨皮。方中应用沙参滋阴润肺，根据其秋燥程度，也可酌加天冬或麦冬，但是，用沙参、麦冬，一定要干咳时间较长，而没有外感征象者；如挟有表证而有微寒发热者，应当去沙参，加炒山栀 4.5 克、梨皮 9 克；本案处方中用桑叶、桔梗、蝉衣之类祛风药，而又用沙参滋阴润肺之品，乃是滋阴解表法之意也。

上方治疗后，一旦表证已解，而干咳胸痛、舌红口干咽燥，有伤津现象，可用清燥救肺汤加减（清燥救肺汤见喻嘉言《医门法律》。组成：冬桑叶、石膏、杏仁、甘草、麦冬、人参、阿胶、黑芝麻、枇杷叶)。

北沙参 12 克　天麦冬各 9 克　光杏仁 9 克　川贝母 3 克（杵）
薄橘红 4.5 克　生甘草 3 克　瓜蒌皮 12 克　桑白皮 9 克　炙兜铃
4.5 克　生竹茹 4.5 克　梨皮 12 克

3. 肝火犯肺证

【病因病机】肝气郁而化火，肝家气火犯肺，清肃失司。

【主症】咳嗽痰少难出，咽喉干燥不适，咳则胸胁引痛，面部潮红。脉弦数，舌苔薄黄少津。

【治则】清肺平肝。

方用泻白散加减：桑白皮 9 克　光杏仁 9 克　象贝母 9 克（杵）　蛤黛散 12 克（包）　炒山栀 4.5 克　天花粉 12 克　生白芍 6 克　生甘草 3 克　生竹茹 4.5 克　枇杷叶 9 克

【按】肝火犯肺证，乃祖国医学所谓"木火刑金"。即金（肺）虚不能制木（肝），肝气郁结化火，木火反而犯肺，所引起的咳嗽。肝脉布于两胁，上注于肺，胁为肝之分野，肝肺络气不和，则咳而引痛，或两胁胀痛。

此类病人，在临床上大多是肺气虚弱。就是说，事前有咳嗽，亦可能是肺结核引起咳嗽，或平时肝火易动者。治疗则宜泻白散加减（泻白散见宋代钱仲阳《小儿药证直诀》，组成：桑白皮、地骨皮、甘草、粳米、蛤黛散）。若临床上见痰中带血，则方中应加丹皮、白芍、仙鹤草等清肝、柔肝而止血之品。

大医精诚 万世师表

二、哮 喘

1. 外寒内饮证

【病因病机】寒邪伤肺，宣降失常。

【主症】向有咳喘，时愈时发。近因感受风寒，引动内蕴痰浊，咳嗽痰出清稀如泡沫，喉中痰鸣如水鸡声，气急不平，甚则不能平卧。脉象浮滑，舌苔薄白。

【治则】宣肺散寒，化饮止咳。

方用麻黄射干汤加减：炙麻黄 2.4 克　射干 4.5 克　光杏仁 9 克　象贝母 9 克（杵）　姜半夏 9 克　陈橘皮 4.5 克　炙冬花 6 克　炙紫菀 6 克　淡干姜 2.4 克　五味子 2.4 克　枇杷叶 9 克

【按】哮，是一种发作性的痰鸣气喘疾患，以呼吸急促，喉间有哮鸣声为主症；喘，是以呼吸急促，甚则张口抬肩为特征，多并发于急、慢性疾病中。哮与喘虽是两种疾病，但临床上往往哮、喘并见，很难截然分开。哮喘的病理因素以痰为主，痰的产生责于肺不能布散津液，脾不能动输精微，肾不能蒸化水液，以致津液凝聚成痰，伏藏于肺，成为发病的"夙根"。一旦遇气候突变、饮食不当、情志失调、劳累过度等均可引起发作。《景岳全书·喘促篇》说："喘有夙根，遇寒即发，或遇劳即发者，亦名哮喘。""伏痰"遇寒引触，痰随气升，气因痰阻，相互搏结，壅塞气道，肺管狭窄，通畅不利，肺气宣降失常，引动停积之痰，而致痰鸣如吼，气息喘促。《证治汇补·哮病》说："哮即痰喘之久而常发者，因内有壅塞之气，外有非时之感，膈有胶固之痰，三者相合，闭拒气道，搏击有声，发为哮病。"

　　临床上将哮喘分为虚实两大类，此系外感风寒触动内伏之痰饮而发病，属实证（实喘）。其治疗原则：治标当分清寒热，治本不外补肺、补脾与补肾。

　　方中麻黄、射干温肺化饮，干姜、五味子（习惯上是"合杵"）取其一开一阖，干姜温散，五味子收敛；如有外感见象，干姜改用生姜。古方定喘汤有谓"定喘白果与麻黄"，因此本方也可加白果七粒（杵汁冲服），白果最好用鲜的。如吐痰少，而有喘逆不平见象，胸闷、苔白腻者（若没有气急不能平卧之现象，可相当于西医所谓"慢性支气管炎"，而非哮喘），亦可用三子养亲汤加味：炙苏子9克，白芥子6克，莱菔子9克，光杏仁9克，象贝母（杵）9克，法半夏6克，薄橘红4.5克，炙冬花6克，炙紫菀4.5克，炒竹茹4.5克，枇杷叶9克。若患者喉间哮声漉漉，胸闷如窒，咳嗽痰少清稀，舌白，脉沉滑，属冷哮见症，可用冷哮丸，并用"白芥子涂法"。冷哮丸见清代张璐《张氏医通》，组成：麻黄、杏仁、细辛、甘草、胆星、半夏、川乌、川椒、白矾、牙皂、紫菀、冬花、神曲等糊丸，每次1.5~3克，每天2次，生姜汤过口。

　　"白芥子涂法"见《张氏医通》。组成：白芥子末3克，延胡索3克，甘遂1.5克，细辛1.5克。共研细末，入麝香0.15克和匀，姜汁调和。于夏天三伏中涂肺俞、膏肓、百劳等穴，涂后3小时除去。10日后再涂一次，每年连续涂三次。1963、1964年，此方在南京地区曾盛行一时，对慢性支气管炎或慢性支气管哮喘病人，用尽中西办法无效者，有少数人用此方有效。由此可见，中医所谓"哮喘"（包括后面

大医精诚万世师表

所述痰饮、咳喘）与西医"慢性支气管炎、支气管哮喘"相类似。

根据病情，哮喘患者治疗中可酌加炙苏子9克；若缺象贝母，可用川贝母代之。

曾遇一患者，女性，28岁，大学毕业后分配在常州工作。但一到常州即哮喘发作，不能平卧，后转院来南京治疗。治愈后复返常州，未有两日又复哮喘复发，如是三次。说明过敏原因或与地区气候、环境空气密切相关。也可用民间验方：地龙焙黄研粉，每次3克，每天2次，或装胶囊中内服；或五味子250克、鸡蛋10个，先煎五味子半小时许，将鸡蛋放入浸泡一周，每晨服一个；或洋金花（或叶）与生甘草各等份卷成烟卷样，发作时点燃抽吸以缓解症状（不可连用，以免中毒）。

2. 肺气亏虚证

【病因病机】病久肺阴大虚，卫气不固，症势甚险。

【主症】哮喘日久，发作尤甚，日夜卧难着枕，呼吸短促，咳声低微，言语乏力，不时自汗，脉细弱如丝，舌质淡红。

方用生脉散加味：北沙参 12 克　大麦冬 12 克　五味子 4.5 克　炙黄芪 9 克　光杏仁 9 克　川贝母 4.5 克（杵）　陈橘皮 4.5 克　炙甘草 3 克　蛤蚧尾 1 对

【按】《仁斋直指附遗方论·喘嗽》谓："有肺虚挟寒而喘者；有肺实挟热而喘者；有水气乘肺而喘者……如是等类，皆当审证而主治之。"此属虚喘证，是哮喘延久，肺虚气失所主，故呼吸短促，咳声低微，言语乏力，一派正气不支之征象。故用生脉散补气养阴，加炙黄芪固卫敛汗。蛤蚧能补肺纳肾，为治虚喘之要药。用蛤蚧大多用蛤蚧尾，蛤蚧出自海南，雄为蛤，雌为蚧，一雌一雄谓之"蛤蚧"；蛤蚧单用尾，在药源上比较浪费，另外蛤蚧价格昂贵，因此，医院大多用蛤蚧去头足，研细末，每次1.5克，每天2次，亦有效。

3. 肺肾两虚证

【病因病机】肺肾两虚，卫阳不固，肺虚则清肃之令不行，肾虚则气不归窟。

【主症】哮喘延久，近来张口抬肩，喘促不能平卧，动则喘息更甚，自汗淋漓，四肢清冷不和，不思纳谷，形瘦神疲，脉沉细，舌苔薄。

【治则】益气纳肾，防内闭外脱。

方用参附汤合桂枝龙骨牡蛎汤复方加减：别直参9克（另煎）　熟附片3克　煅龙骨15克　煅牡蛎15克　五味子3克　大白芍6克　桂枝尖2.4克　炙甘草3克　补骨脂12克（盐水炒）　蛤蚧尾1对　黑锡丹9克（包入煎）

【按】《景岳全书·喘促》谓："实喘者，气长而有余；虚喘者，气短而不续。实喘者胸胀气粗，声高息涌，膨膨然若不能容，惟呼出为快也；虚喘者，慌张气怯，声低息短，惶惶然若气欲断，提之若不能升，吞之若不相及，劳动则甚，而惟急促似喘，但得引长一息为快也。"古人谓：喘证"在肺为实，在肾为虚"，指明肺、肾二脏在喘证发病上的不同性质。但临床上肺肾同病，虚实夹杂者恒多。虚喘见：足冷头汗，如油如珠，喘急鼻扇，摇身撷肚，张口抬肩，胸前高起，面赤躁扰，直视便溏，脉浮大急促无根者，为下虚上盛，阴阳离决，孤阳浮越，冲气上逆之喘脱危候，病至此期，是肺肾俱衰之证。也可以说是"阴不敛阳，气不摄纳，孤阳欲脱"之症，必须及时急救，慎加处理。在医院西医治疗，都是首先氧气吸入、解痉平喘、抗感染等对症治疗，再配合中药治疗，可见哮喘发展到这一步是很顽固的。

本方中亦可加大熟地 15 克、胡桃肉（盐水炒）12 克。本方虽说是"参附汤合桂枝龙骨牡蛎汤"，实际上还包括"参蛤散"（即人参、蛤蚧）在内。黑锡丹出自宋《太平惠民和剂局方》。药味如：黑锡、硫磺、附子、肉桂、木香、沉香、补骨脂、阳起石、胡芦巴、肉豆蔻、金铃子。功用是扶元救脱，镇摄肾气。

临床上虚喘往往是肺肾两虚并见，用药则根据所出现症状而随症加减。肺虚偏于阴虚者，症见舌质红，脉细弱。肾虚偏于阳虚者，症见喘促，舌质淡，脉沉细、自汗淋漓等。用生脉散及参附龙牡汤的区别点，在于前者自汗不多，而后者汗多淋漓，四肢清冷不和。哮喘病的治法，一般来说是发作时治标（即治肺），平时治本（即从脾肾着手，如香砂六君、附桂八味等，即"正气存内，邪不可干"之意也）。

三、悬　饮

饮停胸胁证

【病因病机】两胁为阴阳气机升降之道，水饮流于胁间，络道被阻，升降失常，上迫于肺。

【主症】胸胁疼痛，有胀满感，咳嗽则疼痛更甚，呼吸牵引，转侧不利，气急不平，喜卧一侧，脉沉弦，舌苔薄白。

【治则】攻逐水饮。

方用十枣汤加减：净甘遂 6 克　真大戟 6 克　净芫花 6 克　大枣 10 枚　光杏仁 9 克　桑白皮 9 克　炙苏子 9 克　枇杷叶 9 克

【按】"悬饮"多因素体不强，或原患有其他慢性疾病，肺虚卫弱，时邪外袭，肺失宣通，饮停胸胁，而致络气不和，若饮阻气郁，久则可以化火伤阴，或耗伤肺气。

十枣汤不能随便应用，即使辨证准确，本方也只能用 1 剂后即去大戟、芫花、甘遂，切记切记。因这类病人往往正气虚弱，但病邪又实，扶正即碍邪，祛邪即伤正，所以，只能攻一下即改用其他方法治疗，待正气逐渐恢复后，再根据病情攻一下，所谓"攻攻补补"之法也；一般用"十枣汤"要在早晨服。

因服十枣汤后容易腹泻，身体衰弱者可以连续泻十几次，但也有病人服后不泻者。我们在医院为了慎重起见，采取用甘遂粉 0.9 克，每天 2 次，并配合中药煎剂（如果服甘遂粉后腹泻，每天 2~3 次，即减轻剂量，或每天 1 次或隔天 1 次）。如用甘遂粉，就不必再用十枣汤了。除以上所举方例外，葶苈大枣泻肺汤亦可加减应用：甜葶苈子（元米拌炒后去米） 9 克，大枣 10 枚，炙苏子 9 克，光杏仁 9 克，象贝母（杵） 9 克，桑白皮 9 克，陈橘皮 4.5 克，南北沙参各 12 克，枇杷叶 9 克。

本病服药后，如果病情好转，就应着重用养阴清肺药品，如：南北沙参、明天冬、生白芍、光杏仁、川贝母、陈橘皮、炙冬花、炙紫菀、炒竹茹、枇杷叶等。

据临床所见，"悬饮"大多属于西医"胸膜炎"。胸膜炎分干性和渗出性两类。干性胸膜炎起病较急，有畏寒、发

大医精诚 万世师表

热、胸痛，病人常卧于患侧，干咳、食欲不振、呼吸快而浅，局部触痛，腋下第五六肋间可触及磨擦感或听到磨擦音。渗出性胸膜炎发病症状与干性胸膜炎相同，以后胸膜腔内渗出液逐渐增加，患者感呼吸困难。此时，用十枣汤较适合。如果是渗出性胸膜炎，可以考虑胸腔穿刺抽液，但是，必须通过超声波定位确诊，而且，要有条件（设备和手术操作熟练）才可以抽液，不能随便试用。

四、支　饮

寒饮伏肺证

【**病因病机**】感受寒邪，引动内蕴痰饮，肺气不降。

【**主症**】咳嗽痰多白沫，气急不得平卧，形寒意热，遍体骨节酸痛，脉象弦滑，舌苔薄白而腻。

【**治则**】温肺化饮。

方用小青龙汤加减：炙麻黄 2.4 克　大白芍 6 克　川桂枝 1.8 克　五味子 1.8 克　淡干姜 2.4 克　光杏仁 9 克　法半夏 9 克　象贝母 9 克（杵）　陈橘皮 4.5 克　枇杷叶 9 克　鹅管石 12 克（煅）

【**按**】《金匮要略·痰饮咳嗽病》曰："问曰：夫饮有四，何谓也？师曰：有痰饮、有悬饮、有溢饮、有支饮。问曰，四饮何以为异？师曰：其人素盛今瘦，水走肠间，沥沥有声，谓之痰饮。饮后水流在胁下，咳唾引痛，谓之悬饮。饮水流行，归于四肢，当汗出而不汗出，身体疼重，谓之溢饮。咳逆倚息，短气不得卧，其形如肿，谓之支饮。"

"支饮"之病，乃受寒饮冷，久咳致喘，迁延反复伤肺，肺气不能布津，阳虚不运，饮邪留伏，支撑胸膈，上逆迫肺，而致咳逆气喘（急）不得卧等症。本病可以反复发作，有些病人外感寒邪不重，可以没有形寒意热、骨节酸痛，但此方仍可应用，亦可与麻黄射干汤相互参考合用。

　　根据《金匮要略》"四饮"，还有一种"溢饮"。我认为它与"支饮"仅有轻重之别。《金匮要略》中讲到"面部浮肿"者，支饮又似与早期急性肾炎相类似。不过急性肾炎早期，虽也可能有咳嗽，但没有气急、不得平卧症状。由于溢饮在临床上少见，就不再举例了。"支饮"与西医所谓"慢性支气管炎、支气管哮喘、阻塞性肺气肿"相类似，亦经常有咳嗽、气喘症候。总之，凡遇咳嗽、哮喘患者，只要参考"哮喘、支饮"案例，根据其症候分清虚实轻重，辨证施治，即不致误事；所谓"痰饮"，一定是咳嗽痰出泡沫。用桂枝、干姜一定要有痰出泡（白）沫，并无咳嗽带血现象，这一点必须注意。此病治疗中，还可加白果7枚，杵汁冲服。

五、肺　痿

肺阴亏虚证

【病因病机】肺阴不足，虚火内炽，灼伤津液。

【主症】形体消瘦，皮毛干枯，咳嗽迄今半年未已。痰多涎沫，有时夹有黏痰，咳声不扬，气急喘促，口渴咽燥，脉虚数，舌质红苔少。

【治则】滋阴润肺。

方用麦门冬汤加减：天麦冬各 9 克　北沙参 12 克　生甘草 3 克　天花粉 12 克　光杏仁 9 克　川贝母 3 克（杵）　川石斛 12 克　陈橘皮 4.5 克　生竹茹 4.5 克　枇杷叶 9 克

【按】"肺痿"，是指肺叶萎弱不用，为肺脏的慢性虚损性疾患。《金匮要略·肺痿肺痈咳嗽上气病篇》指出："寸口脉数，其人咳，口中反有浊唾涎沫者……为肺痿之病。"根据《金匮要略》旨义以及后世医家的认识，本病多属肺部多种疾患伤肺，进一步演变发展成痿。如肺痈、肺痨、久嗽、哮、喘等伤肺，均有可能转化成为"肺痿"。临床上，以咳吐浊痰涎沫为主症。发病原因是：肺有燥热，或病后津液大伤，肺失濡养，日渐枯萎，故见虚热证候。如痨嗽日久（所谓痨嗽，是指肺结核咳嗽），虚热内灼，肺痈热毒熏蒸，伤阴消渴，津液耗竭等都可以形成肺痿。（明代陈实功《外科正宗》论肺痈云："久嗽劳伤，咳吐痰血，寒热往来，形体消削，咯吐瘀脓，声哑咽痛，其候转为肺痿。"）也有因误治汗、吐、下后，消亡津液所致者（可参考《金匮要略》肺萎篇）。本病有虚寒、虚热之分，《医门法律·肺痿肺痈门》说："肺痿者，其积渐已非一日，其寒热不止一端。"临床上，一般是以虚热证为常见，治疗总以补肺生津为原则，即案例所举。

六、肺　痈

1. 风热犯肺证

【病因病机】外感风热，熏蒸于肺，清肃失司。

大医精诚万世师表

【**主症**】畏寒发热，咳嗽痰黏，挟有白沫量多，咳则胸痛，呼吸不利，脉浮滑而数，舌苔薄黄。

【**治则**】清肺散邪。

方用桑菊饮合银翘散复方加减：冬桑叶 9 克　杭菊花 9 克　金银花 12 克　净连翘 12 克　杏薏仁 各 12 克　玉桔梗 4.5 克　象贝母 9 克（杵）　薄橘红 4.5 克　生甘草 3 克　活芦根 24 克　冬瓜子 15 克

【**按**】"肺痈"是肺叶生疮，形成脓疡的一种病症，属于内痈之一。《金匮要略·肺痿肺痈咳嗽上气病》说："咳而胸满振寒，脉数，咽干不渴，时出浊唾腥臭，久久吐脓如米粥者，为肺痈。"其发病机制，《金匮要略·肺痿肺痈咳嗽上气病》主要从外因立论，认为本病的形成，是由于"风伤皮毛，热伤血脉，风舍于肺……热之所过，血之所过，血为之凝滞，蓄结痈脓。"其基本病因是：感受风热，痰热素盛。外感所致的咳嗽，风热犯肺之证亦属常见。凡感受风热而咳者，轻者桑菊饮，辛凉清解，重则麻石甘汤，清热润燥。肺痈初期与风温极为类似，本证是属于肺痈初起，因此，痰量虽多，但无腥臭之感，故治疗以桑菊饮合银翘散复方加减。本病多因平素嗜酒太过，恣食辛辣煎炸厚味，蕴湿蒸痰化热；或原有其他宿疾，肺经及他脏痰浊瘀热蕴结日久，熏蒸于肺而成。

2. 痰瘀蕴肺证

【**病因病机**】向日好饮，恣啖辛热，挟痰瘀内蕴于肺，蓄结而成肺痈。

【**主症**】咳嗽气急，痰多如脓状，其味腥臭，胸闷疼痛，转侧欠利，不时振寒，口干烦躁，脉滑数，舌苔薄黄。

【治则】清热解毒而化痰瘀。

方用千金苇茎汤加味：鲜苇茎 30 克　生薏仁 24 克　桃仁泥 9 克　冬瓜子 15 克　光杏仁 9 克　象贝母 9 克（杵）　薄橘红 4.5 克　金银花 12 克　净连翘 12 克　生甘草 3 克　鱼腥草 12 克

【按】《柳选四家医案·环溪草堂医案·咳喘门》曰："肺痈之病，皆因邪瘀阻于肺络，久蕴生热，蒸化成脓。……初用疏瘀散邪泻热，可冀其不成脓也，继用通络托脓，是不得散而托之，使速溃也，再用排脓泄热解毒，是既溃而用清泄，使毒热速化而外出也，终用清养补肺，是清化余热，而使其生肌收口也。"咳嗽、胁痛、痰腥，每为肺痈之先兆。若所咳之痰挟有脓血，其味腥臭，则肺痈成矣。本证为肺痈成脓期。所举方药对肺痈效果很好，是临床上常用之方，但必须多服，约 10 剂左右；如果患者热象明显，原方可去橘红，加入酒子芩 6 克，或黑山栀 6 克、上川连 3 克。一般来说，鱼腥草对肺痈有效，但本品腥味很重，应告知患者，以取得患者的接受和认可；如病人怕服，也可去之。如果病情进一步发展，咳吐脓血如米粥样，腥臭异常，说明病情已到溃脓期。原方可去橘红，加败酱草 12 克；如有烦热口渴，可再加酒子芩 9 克、肥知母 12 克；民间验方：鱼腥草 60~120 克，或鲜芦根 30 克，或败酱草 30 克，或金荞麦根 60 克，水煎服。

七、失 音

1. 风寒袭肺证

【**病因病机**】暴感风寒，肺气失宣，寒邪客于会厌，开合不利。

【**主症**】音不能出，卒然声哑，咳嗽不爽，头痛鼻塞，脉浮数，舌苔薄白。

【**治则**】疏风宣肺。

方用桔梗汤加味：玉桔梗 4.5 克　生甘草 3 克　前胡 4.5 克　冬桑叶 9 克　炒荆防各 3 克　净蝉衣 2.4 克　光杏仁 9 克　胖大海 5 枚　香白芷 2.4 克

【**按**】音声不扬，甚至嘶哑，不能出声，称为"失音"，《内经》名曰"喑"。《医学纲目》称为"喉喑"，以示与中风舌强不利、语言蹇涩之"舌喑"有所区别。失音的病因，有内伤、外感之分，故病理机转有属虚、属实之别。大抵暴喑多由风寒客热引起，其证属实；久喑多由内伤肺阴所致，其证属虚。故叶天士有"金实则无声，金破者也无声"之说。习惯上讲："金实则不鸣，金虚亦不鸣"。本证是属于金实则不鸣者。若由外感、秋燥引起音哑者，本方可去香白芷、荆防风，加赤芍 6 克、玉蝴蝶 3 克；也可用清燥救肺汤加减，总之，当随证施治。

2. 肺肾阴虚证

【**病因病机**】病久肺阴大伤，肾阴亦虚，阴液不能上承，会厌受病，金虚不鸣。

【**主症**】咳嗽日久，近来干咳痰少，音声嘶哑，喉间干燥，头昏腰酸，手足心热，脉细数，舌红苔少。

【**治则**】滋阴降火，金水相生。

生熟地各9克　南北沙参各9克　明天冬9克　川百合12克　乌元参9克　川贝母6克（杵）　生甘草3克　玉桔梗2.4克　玉蝴蝶3克

【**按**】失音病变主要在肺系，但关系到肾，因肺脉通会厌，而肾脉夹舌本。肺主气，声由气而发，肾藏精，精足则能化气。精气充足则上承于会厌，鼓动声道而出音，《灵枢·忧患无言》有"会厌者，音声之户也"之说。这里所说病机，是对金虚不鸣而言。金实不鸣者，则不能从肾论治。本证在临床上所见到的症状，一般来说，是属于肺结核后期，中医所谓"哑痨"者。此外，还可出现潮热、盗汗等症状，这种病较难恢复。本证方药中，桔梗用2.4克，是因病机属于肺肾两亏，重点在于滋阴降火（虚火），金水相生。用桔梗者，是取其载药上浮之意也，桔梗能散，所以，只用2.4克。

近年常有演员高声歌唱而引起音哑者，脉舌如常，余无不适，可用桔梗2.4克、生甘草3克、胖大海3枚，煎汤常服或泡服；也可用"铁笛丸"，每次1粒，每天2次。

"铁笛丸"见《医学心悟》。由：桔梗、甘草、薄荷、连翘、生诃子肉、砂仁、大黄、川芎、百药煎。上药研细末，鸡蛋清和蜜为丸，每丸重3克。

八、肺　痨

1. 肺阴虚损证

【病因病机】肺阴虚损，清肃之令不行。

【主症】呛咳痰少，甚则痰中挟有血丝，间或入夜盗汗，手足心热，口燥咽干，神疲肢倦，胃纳尚可，脉细数，舌苔少尖红。

【治则】养阴润肺。

方用月华丸加减：南北沙参各9克　天麦冬各9克　光杏仁9克　川贝粉3克（吞）　仙鹤草9克　小蓟炭9克　大生地9克　阿胶珠9克（烊化）　参三七粉1.5克（吞）　云茯苓9克　枇杷叶9克

【按】肺痨是具有传染性的慢性虚弱疾患，由于劳损在肺，故称"肺痨"。临床上主要以咳嗽、咯血、潮热、盗汗及身体逐渐消瘦为其特征。《医学入门·劳瘵》就肺痨的临床特点指出："潮、汗、咳嗽、或见血、或遗精、泄分轻重，轻者六症间作，重者六症兼作。"非常概要地揭示了"肺痨"的六个主症，《医学正传·劳极》确立了"杀虫与补虚"两大治疗原则。

月华丸见《医学心悟》：天冬、麦冬、生地、熟地、山药、百部、沙参、川贝、云茯苓、阿胶、三七、獭肝（剂量为常用量），研末，用菊花、桑叶煎浓汁，将胶熔化，和药末加炼蜜为丸，每次9克，每天3次。本证改丸为汤。

本证如咳嗽痰中挟血，有时盗汗、手足心热，是明显的肺阴虚损见象；如经 X 线等检查，可能为浸润型肺结核或溶解播散期。如果本例痰中挟血，每口都有，更说明病情严重，原方可去云茯苓，加白及 9 克、藕节炭 9 克。

有一部分肺结核病人，往往没有咳嗽症状。这在城市干部、工人中是常见的，这种病人只要服异烟肼、利福平等正规抗结核治疗就可以了，不必再服中药；如果发生大口咯血，是肺络损伤，以上处方就嫌轻了。可以用以下方药：鲜生地 30 克，明天冬 12 克，丹皮炭 6 克，清阿胶（烊化）9克，蒲黄炭 2.4 克，参三七粉 2.4 克（冲服），小蓟炭 9 克，仙鹤草 9 克，上白及 9 克，藕节炭 12 克（或用鲜藕汁 60 克冲服），十灰散 12 克（包入煎）。

若患者盗汗多，原方可去杏仁、枇杷叶，加煅龙牡各 15克，或浮小麦 12 克、五味子 2.4 克；如有遗精，原方可去云茯苓、杏仁、枇杷叶，加龟板 15 克（先煎）、煅龙牡各15 克、金樱子 12 克（包）；如果痰出黄稠，可去云苓，加瓜蒌皮 12 克、蛤粉 12 克、炙兜铃 4.5 克；民间验方：野马追 60 克、肺痈草 60 克，水煎服，每天 2 次，大蒜 200 克、百合 200 克、白及 50 克、白蔻仁（杵）6 克、母鸡一只炖服。

2. 肺脾两虚证

【病因病机】阴虚肺损，脾土不健，病延已久。

【主症】形瘦色萎，干咳痰少，动则气促，午后潮热，入夜盗汗，食欲不振，大便溏薄，日行二三次，脉细数，舌质红，苔少。

【治则】培土生金，养阴补肺，健脾和中。

南北沙参各12克　明天冬9克　川百合12克　炙草3克
银柴胡3克　地骨皮9克　川贝粉3克（吞）　炒白术9克　淮山
药9克　白扁豆12克　冬虫夏草9克

【按】本证系肺结核延久之候，X线检查提示：肺结核
溶解播散期，或有空洞形成，则病情延至阴虚肺损，而有潮
热，在治法上应当滋阴清热为主。但大便溏薄，日行2～3
次，滋阴药要慎用。因滋阴药偏于清凉，清凉药容易引起便
溏。本方既有沙参、天冬、银柴胡、地骨皮等滋阴，又有白
术、白扁豆、山药健脾和中，是两面兼顾之意。中医认为：
"肺病要胃收功"也，能吃饭才能增强抵抗力。因此，用药
上面要尽量不碍胃。

　　若经X线检查，患者没有空洞，原方可加上白及12克，
亦可嘱病家每日用白及粉12克与鸡蛋一只炖服。有些病人
X线检查有空洞，但外表证状不明显，就是有些消瘦，食欲
也正常，可以服以下丸方：川百合120克，煅牡蛎150克，
上白及120克，五味子30克。上药共研极细末，水泛为丸。
每晨、晚开水送服9克（可以常服）。

　　本方有冬虫夏草，但冬虫夏草很贵，而肺结核是慢性
病，要常年服药。为了减轻病家经济负担，可去冬虫夏草，
加十大功劳叶12克。

大
医
精
诚
万
世
师
表

第三章　心脑疾病

一、胸痹　心痛

1. 痰瘀阻滞证

【病因病机】心阳不足，痰瘀阻滞脉络。

【主症】胸闷如窒而痛，心痛彻背，背痛彻心，固定不移，持续发作，时欲太息，入夜失眠，胸脘痞闷，呕恶痰涎，不思纳谷，大便燥结，脉弦滑，舌苔白滑而腻，舌边有瘀点。

【治则】辛滑通阳，佐以行气活血。

方用瓜蒌薤白半夏汤加减：全瓜蒌 15 克　干薤白 15 克　姜半夏 9 克　陈橘皮 6 克　紫丹参 30 克　杜红花 9 克　西当归 9 克　桃仁泥 9 克　黄郁金 9 克　炒柴胡 6 克　炒枳壳 9 克　紫降香 6 克　川桂枝 3 克　莘芨 9 克

另：冠心苏合丸，每次 1 丸，每天 3 次。

【按】"胸痹、心痛"，相当于现代医学"冠状动脉粥样硬化性心脏病、心绞痛"。"胸痹、心痛"以胸部闷痛，甚则胸痛彻背，短气、喘息不得卧为主症，轻者仅感胸闷如窒，呼吸不畅，重者则有胸痛，严重者心痛彻背、背痛彻心。其发病原因多为心阳不足，不能鼓动血液运行，以致气滞血瘀，脉络痹阻，不通则痛。不足属虚，不通属实，虚实可以相互转化。临床所见，有由虚致实者，有由实致虚者，有以虚为主者，有以实为主者，亦有虚实夹杂者。

本病最早见于《内经》，《灵枢·五邪篇》曰："邪在心，则病心痛。"《灵枢·厥论篇》还说："真心痛，手足青至节，心痛甚，旦发夕死，夕发旦死。"在治疗方面，《内经》提出了针刺治疗穴位和方法；《灵枢·五味篇》有了"心病宜食薤"的记载；《金匮要略》强调以"宣痹通阳"法为主；后世医家总结了前人的经验，提出了"活血化瘀"的治疗方法。

遇到这类患者，首先详细询问病史，并作心电图、心肌酶谱或心血管造影等检查，以明确西医诊断，这类患者抢救要做到分秒必争。方中用柴胡、枳壳，取其柴胡疏肝，枳壳理气，一升一降，调整气机，取"气为血帅，气行则血行"之意。

本证临床上所见胸闷作恶，胃呆便秘，舌苔白滑而腻，质边紫，是脾虚痰湿内生，阻遏阳气，以致心阳不振，痰瘀阻滞脉络见象。虽然脾虚为本，但主要症状是实。故用二陈汤健运脾胃、燥湿化痰，瓜蒌、薤白辛滑通阳，佐以荜茇、降香、丹参、郁金、苏合香丸等理气活血，芳香开窍。俾脾能健运，则痰湿可化。阳气来复，则气行血行，血脉环周不休，则胸痹、心痛可愈。

2. 气阴两虚证

【病因病机】胸痹日久，气阴两虚。

【主症】胸闷隐痛，时作时止，心悸气短，倦怠懒言，面色少华，头晕目眩，遇劳则甚，舌质偏红或有齿印，脉细无力。

【治则】 益气养阴，活血通络。

方用生脉散合人参养营汤复方加减：潞党参 15 克　大麦冬 15 克　五味子 9 克　生黄芪 12 克　炒白术 20 克　云茯苓 9 克　大熟地 12 克　大白芍 9 克　西当归 9 克　炙远志 9 克　紫丹参 30 克　桃仁泥 9 克　黄郁金 9 克　陈橘皮 4.5 克

【按】 本证是在本虚的基础上形成的标实，气虚则无以行血，阴虚则脉络不利，均可使血行不畅，导致气血瘀滞，而使胸阳失运，心脉阻滞发生胸痹心痛或心悸。若胸闷胸痛严重，方中可加参三七、五灵脂、益母草等加强活血通络，必要时当配合西药抢救；若脉结代为气虚血少、血不养心所致，可合炙甘草汤以益气养血，滋阴复脉；胸痹心痛的病因与寒邪内侵、饮食不当、情志失调、年迈体虚等有关。其病位在心，但与脾肾有关。其病机总属本虚标实。本虚为阴阳气血亏虚，标实为阴寒、痰浊、血瘀交互为患。辨证时当分清标本虚实，实证宜用活血化瘀、辛温通阳、泄浊豁痰等法，以治标为主；虚证宜以补正为主，或滋阴益肾，或益气养阴，或温阳补气。在实际临床工作中，所见病例常表现为虚实夹杂，治疗时常按虚实的主次、缓急而兼顾同治，并配合应用有效的中成药，每可取得良好的效果。

二、中　风

1. 络脉空虚，风痰痹阻

【病因病机】 阴虚阳亢，风阳挟痰火横窜经络，证属类中。

【主症】 经常头痛头昏，耳鸣目糊，有时面部升火。今晨猝然口眼㖞斜，舌强言蹇，右（或左）身不遂，脉弦滑，舌质红苔薄黄。

【治则】 平肝潜阳，化痰通络。

方用天麻钩藤饮加减：明天麻 3 克　双钩藤 12 克　生石决 24 克（先煎）　川牛膝 9 克　厚杜仲 9 克　宣木瓜 9 克　木防己 9 克　豨莶草 12 克　炙全蝎 1.5 克　伸筋草 9 克　远志肉 9 克　天竺黄 9 克　桑寄生 12 克

【按】 中风以突然昏仆，不省人事，或口眼㖞斜，语言不利，半身不遂为主症。这与《伤寒论》中所述之中风，名同而实异。

中风的病因，《内经》有"血之与气，并走于上，则为大厥"之说，后人历代有所发挥。清代叶天士认为是"精血衰耗，水不涵木，木少滋荣，故肝阳偏亢"。总之，中风的发病，系属于气血亏虚，与心、肝、肾三经之阴阳失去平衡，加以忧思恼怒，或饮酒饱食，或房室劳累等为诱因，以致阴陷于下，肝阳暴张，阳化风动，血随气逆，挟痰挟火，横窜经络，则㖞僻不遂，蒙蔽清窍则突然昏仆，不省人事，形成上实下虚，阴阳互不维系的危急证候。

临床上，中风分：（中）经在（中）络，入（中）腑入（中）脏。入腑入脏，重点分虚实两大类，即所谓闭证、脱证（闭证属实，脱证属虚）。中经中络，即没有不省人事现象，即所谓"类中"，较入腑入脏轻。一般来说，中经较中络为轻，入脏较入腑为重，即由经而络，入腑入脏，由表及里，轻浅深重之意也。

大医精诚万世师表

本证平时可有头痛头昏，可能存在高血压基础病。此属类中，即中经络现象（中经络症状较轻），处方中杜仲、寄生能降低血压，其次豨莶草、双钩藤、车前草三药，上海高血压病研究所常用于高血压病人煎汤代茶饮，有效。就病机而言，常为"外风引动内风挟痰火窜入络道"。如平时没有头痛头昏，或没有面部升火，脉不弦，则写"外风引动内风挟痰湿窜入络道"，或"络脉空虚，风痰痹阻"。如没有痰火现象，原方可去：生石决、竺黄、远志，加丝瓜络9克，亦可加香独活6克、左秦艽6克，或炒僵蚕12克、西当归9克、京赤芍9克、大川芎2.4克等；如无口眼㖞斜，可去炙全蝎。全蝎大多用全蝎尾一对或0.9克；喉间有痰者，原方可去伸筋草、宣木瓜，加竹沥半夏6克、陈橘络3克。总之，治疗过程中，依据案例处方，随症加减。

2. 风火痰热，内闭经络证（阳闭，中脏腑）

【病因病机】肝风暴动，气血上逆，痰浊蒙蔽清窍，中风闭症。

【主症】形体丰腴，今晨突然昏仆，不省人事，牙关紧闭，两手握固，面赤气粗，喉间痰鸣，脉弦数，舌苔薄黄。

【治则】平肝熄风，开窍豁痰。

方用羚羊角汤加减：羚羊角尖 1.5 克（磨冲）　生石决 30 克（先煎）　明天麻 3 克　天竺黄 9 克　陈胆星 9 克　竹沥半夏 6 克　陈橘皮 4.5 克　黄郁金 6 克　川贝母 9 克（杵）　远志肉 9 克　双钩藤 12 克　九节菖蒲 4.5 克

另：至宝丹一粒，研末，药汁过下。

【按】《景岳全书·非风》谓："非风一证，即时人所谓中风证也。此证多见卒倒，卒倒多由昏愦，本皆内伤积损颓败而然，原非外感风寒所致。""人于中年之后，多有此证，其衰可知。经云：人年四十而阴气自半，正以阴虚为言也。"偶因将息失宜，或情志所伤等诱因，有如巍峨大厦而基础不固，一遇大风，颓然崩倒。一旦发病，大多难以治疗，尤其是卒中昏迷，预后不佳，若能存活，后遗诸症亦往往不能短期恢复和完全恢复，且有"复中"之可能，如果"复中"病情加重者，预后更差。本证相当于西医"脑出血"。这种病很危险，如经过抢救没有好转，而喉间鼾声如雷，甚至遗溺，则危矣。

临床上闭证分阳闭和阴闭，本证系阳闭。如患者猝然昏仆，而面白唇紫，四肢不温，是痰涎闭塞，阳气不能运行，属阴闭。宜先用苏合香丸一粒，以辛温开窍，继以导痰汤（《济生方》：半夏、陈皮、南星、云苓、甘草、枳实）加减。如：明天麻、陈胆星、半夏、陈皮、云茯苓、僵蚕、白芍、桂枝、九节蒲等。

3. 阴阳暴脱证

【病因病机】元气衰微，阴阳将有决离之势，殊防暴脱。

【主症】猝然昏仆，不省人事，目合口开，鼻鼾息微，手撒遗尿，舌痿囊缩，自汗肢冷，喉间痰声漉漉，脉细弱如丝。

【治则】益气回阳。

方用参附汤合桂枝龙骨牡蛎汤加减：别直参9克　熟附片3克　桂枝尖3克　煅龙骨15克　煅牡蛎15克　远志肉9克　五味子3克　大麦冬9克　天竺黄9克　陈胆星9克　九节菖蒲

4.5克

【按】本证为中风脱证，很难挽回。古人有"中风五绝"之说，即目合为肝绝，手撒为脾绝，口开舌痿为心绝，鼻鼾为肺绝，遗尿为肾绝，见此五绝，病必不治。亦有见三绝证，经过抢救治疗而逐渐恢复者。在临床上，一般危重病人，见有舌卷囊缩者，病也很难挽救；参附汤益气回阳（此时独参汤犹恐力有不足，故必加气雄性烈之附子益气回阳），由于症见自汗肢冷，此乃"阴虚阳越"之见象，故用桂枝、龙牡配参附回阳敛汗，加麦冬、五味滋阴酸敛，并含有生脉饮之意；竺黄、胆星、菖蒲开窍豁痰；本证如并见面赤如妆，是肾阴大亏，虚阳浮越，则宜用壮水制火法。用地黄饮子加减，如熟地、萸肉、麦冬、五味、肉桂（肉桂量宜少，0.9~1.5克足矣，取其引火归元）、远志、菖蒲等；本例若经过抢救治疗后，神志清醒，大多有后遗症，如半身不遂，语言蹇涩或口眼㖞斜等，这种情况，经过3~6个月中药、针灸治疗，一部分患者是可以逐步恢复健康的。

就其后遗症的治疗而言：①半身不遂是气血亏虚，瘀阻脉络，治当益气养血、祛瘀通络，如王清任补阳还五汤（当归尾、川芎、桃仁、黄芪、地龙、赤芍、红花）加减，或黄芪桂枝五物汤（见《金匮要略》，组成：黄芪、桂枝、白芍、姜、枣）；②口眼㖞斜是风痰阻于络道，宜祛风涤痰、通利络道，用牵正散（白附子4.5克，炒僵蚕12克，全蝎粉0.9克。研末和匀，每天2次，吞服。牵正散用于面三叉神经麻痹很有效）；③舌瘖不语，是风痰阻于廉泉，宜祛风豁痰、宣窍通络，用解语丹加减（解语丹出自清代程国彭《医学心悟》，组成：白附子、菖蒲、远志、天麻、全蝎、羌活、南星、木香、甘草）。

　　我在临床上遇到中风后遗症，就是根据以上例方加减使用，现举例如下：中风后，右半身麻痹，不能自用，右眼㖞斜，口歪于右，言语蹇涩，脉濡细，舌红苔薄，气血不和，营卫不利，风痰阻于廉泉，横窜络道，法当益气和营，通络化痰。西当归9克，京赤芍9克，明天麻3克，杜红花3克，桃仁泥9克，炒僵蚕12克，陈胆星9克，远志肉9克，炙黄芪9克，陈橘络3克，豨莶草12克，炙全蝎1.5克。方亦可加木瓜、牛膝、杜仲、桑寄生等补肝肾而活络之品，总之，根据症情加减。

　　同时可配合针灸治疗：①昏迷时，可以针刺人迎、廉泉（浅刺，不留针），或针刺人中、承浆、风府、风池等（强刺激不留针，每天1次）；②半身不遂，可取风池、肩髃、曲池、阳陵泉、环跳、绝骨、足三里等穴；③言语障碍，取哑门，或风府、廉泉、天突、通里穴；④面神经麻痹，取颊车、地仓、下关、翳风、承浆、巨髎、四白、阳白、合谷、曲池等。每次取穴4~6个，用弱刺激捻转10多秒钟即起针，一日或间日一次，10~15次为一疗程。

三、不　寐

心肾不交证

【病因病机】心阳偏亢，不能下交于肾，痰湿中阻，胃因不和。胃不和，则卧不安也。

【主症】入夜少寐已久，时轻时剧，甚则竟夜不寐，头昏疲劳，食欲不振，脉弦滑，舌苔薄腻。

【治则】和胃化痰，交通心肾。

方用交泰丸合半夏秫米汤加减：上肉桂 0.3 克　上川连 0.3 克　法半夏 6 克　北秫米 9 克（包）　夜交藤 12 克　炒枣仁 12 克　辰茯苓 9 克　辰远志 4.5 克　柏子仁 9 克　合欢花 4.5 克

【按】不寐乃指经常不能获得正常睡眠为特征的一种病证，亦称失眠、不得眠、不得卧、目不瞑。《素问·逆调论篇》谓："胃下和则卧不安。"《类证治裁·不寐》则谓："思虑伤脾，脾血亏损，经年不寐。"

形成不寐的原因很多，思虑劳倦，内伤心脾；阳不交阴，心肾不交；阴虚火旺，肝阳扰动；心胆气虚，心神不安以及胃不和等因素，均可影响心神而导致不寐。不寐乃系指入夜不能正常睡眠而言，轻者入眠艰难，或睡眠不沉，时寐时醒，乱梦纷纭，严重者可彻夜不眠，其病机有三：即：心脾不足、肾亏肝旺、胃不和。

不寐患者临床上很多，农村较为少见。现代西医大多谓之神经衰弱，所以，患者如果主诉是头昏，首先要问其睡眠情况，因不寐极易引发头昏。本证如果有气血不足见象或平时月经过多，可写"心脾两虚，拟方养心悦脾，归脾汤加减"。用药如下：炒党参 9 克，炙黄芪 9 克，炒白术 6 克，西当归 6 克，大白芍 6 克，云茯苓 9 克，酸枣仁 12 克，炒远志 4.5 克，柏子仁 9 克，红枣 3 枚；不寐患者，还有肝胆之火内炽而用温胆汤者，重点是枳实 4.5 克、炒竹茹 4.5 克，在原方基础上加减可也；若不服煎药，可服天王补心丹，每晚服 9 克；亦可服朱砂安神丸，每晚 9 克，或养血安神片等中成药均可。

第四章 脾胃疾病

一、痰 饮

脾阳不振证

【病因病机】脾胃之阳不振，健运失常，停痰积饮。

【主症】胸胁支满，胃脘水声漉漉，渴不欲饮，饮入易吐，甚则逐日呕吐清水痰涎，盈碗盈盆，自觉背部寒冷如掌大，形体逐渐消瘦，易于头眩心悸，脉沉滑，舌苔薄白或薄腻。

【治则】温运脾胃。

方用苓桂术甘汤加减：云茯苓 12 克 川桂枝 2.4 克 炒茅术 9 克 姜半夏 9 克 青陈皮各 4.5 克 上白蔻 3 克（杵） 大砂仁 3 克（杵） 广木香 3 克 炒枳壳 6 克 六和曲 12 克 淡干姜 3 克

另：大附子 1 枚，用公丁香 49 粒纳入附子内，外以面裹煨熟，研末，每次服 1.5 克，每天 2 次，姜汤过口。

【按】痰饮是体内液体停积，反映于临床的两种不同症候。古人有"积水成饮，饮凝成痰"之说。水、饮、痰之区别是：稠浊者为痰，清稀者为饮，更清者为水。痰饮之产生，与肺、脾、肾三脏关系较为密切。《景岳全书·痰饮》谓："痰之与饮，虽曰同类，而实有不同也。盖饮为水液之

大医精诚 万世师表

属，凡呕吐清水及胸胀膨满，吞酸嗳腐，渥渥有声等证，此皆水谷之余停积不行，是即所谓饮也。若痰有不同于饮者，饮清澈而痰稠浊；饮惟停积肠胃而痰则无处不到。水谷不化而停为饮者，其病全由脾胃；无处不到而化为痰者，凡五脏之伤皆能致之。故治此者，当知所辨，而不可不察其本也。"

痰饮，有广义和狭义之分。广义的痰饮，是《金匮》"四饮"的总称。狭义的痰饮，是指四饮中的痰饮。痰饮病的病机，主要是阳虚阴盛，输化失常，水饮停积。饮为阴邪，遇寒则凝，得温则散。因此，《金匮》对痰饮病的治则有"病痰饮者，当以温药和之"之说。脾阳不振，水饮内停，支撑胸胁，故胸胁支满而有水声。痰饮蓄于中焦，冲激上逆，故呕吐清水黏痰。背属阳，今阴寒内阻，阳气不达，故背部寒冷如掌大。清阳不升，故头目眩昏。水饮上凌心肺，故心悸。脉沉属里，滑属痰，舌苔薄白而滑为阴寒见象，亦水饮内停之征；本案例根据临床观察，类似西医所谓"慢性肥厚性胃炎"，这种病发作起来，频频呕吐黏痰清水，盈碗盈盆，三四日汤水不入。省教育厅及出版社曾有两位同志患此病住院，用中药治疗而愈。但亦有轻型的慢性肥厚性胃炎，症状没有这样重者。丹阳豆庄河西的孙敖斋（兆庆之父），1943 年患此症，呕吐清水黏痰如面条样，每日要吐一面盆，服中药两月而愈；案例所举方案，如药后病情不减，原方可加熟附片 2.4 克。病久体虚者可酌加炒潞党参 9 克，或炒白术 9 克。这样，处方就变为附子理中汤合苓桂术甘汤加减了。因"甘能满中"，故方中不用甘草；当患者病情稳定以后，可以常服"1 号乌甘散"（1 号乌甘散：乌贼骨粉 30 克、炙甘草粉 15 克、广木香粉 9 克、上肉桂粉 9 克。上味和匀，再研细末），每次 3 克，每日 3 次。

二、胃　病

1. 脾胃不和证

【病因病机】脾以升为健，胃以降为和。寒湿内蕴，脾胃升降不和。

【主症】胸膺胀闷，常有隐痛，嗳气作恶，食欲不振，脉濡滑，舌苔薄腻。

【治则】运脾和胃。

方用平胃散加减：炒茅术 6 克　姜川朴 4.5 克　姜半夏 9 克　青陈皮各 4.5 克　广木香 4.5 克　制香附 9 克　炒枳壳 6 克　炒六曲 9 克　大腹皮 9 克　大砂仁 2.4 克（杵）　生姜 2 片

【按】胃病即胃脘痛，是以上腹胃脘部近心窝处经常发生疼痛为主症。《灵枢·邪气脏腑病形篇》指出："胃病者，腹䐜胀，胃脘当心而痛。"《外台秘要·心痛方》说："足阳明为胃之经，气虚逆乘心而痛，其状腹胀归于心而痛甚。谓之胃心痛也。"这里的心痛都是指胃脘痛。在《伤寒论》中所谓"心下痞，按之濡，或心下痞，按之痛"等，实皆指胃部而言。《医学正传·胃脘痛》谓："古方九种心痛，……详其所由，皆在胃脘，而实不在于心也。"明确了古方九种"心痛"之说，亦多指胃病、胃脘痛而言。胃为五脏六腑之大源，主受纳腐熟水谷，当寒邪客胃、饮食伤胃、肝气犯胃、脾胃虚弱皆能引起胃受纳腐熟之功能失常，胃失和降，而发生疼痛。本证当属中焦阳虚，阴霾乃生，阻滞经络，而致疼痛，是本病之病机。本证在西医诊断上符合"慢性胃炎"。如患者胸闷、疼痛、呕酸较重，原方可去大腹皮，加大白芍 6 克、淡吴萸 3 克，生姜易干姜 2.4 克。也可用"1号乌甘散"（1 号乌甘散：乌贼骨粉 30 克、炙甘草粉 15 克、广木香粉 9 克、上肉桂粉 9 克。上味和匀，再研细末），每次 3 克，每日 3 次。患者若不服煎药，可常服 1 号乌甘散，或沉香顺气丸 120 克，每次 6 克，每天 2 次。或香砂枳术丸、平胃丸，各 60 克和匀，每次 6 克，每天 2 次。

2. 痰湿阻中证

【病因病机】痰湿滞阻中，脾胃运化失常。

【主症】向有胃病，近又复发，胸膺痞闷疼痛，频频呕吐酸水痰涎，时有嗳噫，不思纳谷，大便自调，脉沉滑，舌苔薄白厚腻。

【治则】运脾和胃，兼化痰湿。

炒茅术 9 克　姜川朴 4.5 克　姜半夏 9 克　青陈皮各 4.5 克　大砂仁 2.4 克（杵）　广木香 4.5 克　制香附 9 克　炒枳壳 6 克　焦楂曲各 6 克　白蔻仁 2.4 克（杵）　淡干姜 2.4 克

【按】本证如呕吐不止，可加左金丸（左金丸，即吴萸、黄连两味药）2.4 克（包入煎）；如缺左金丸，则改用姜川连 1.5 克、淡吴萸 1.8 克，取苦降辛通之意。据临床所见，慢性肥厚性胃炎，大多舌苔厚腻，但不是所有舌苔厚腻病人都是慢性肥厚性胃炎。对于胃病伴舌苔厚腻者，平胃散适宜，其主药茅术的功效大致有三：其一运脾醒脾，人体脏腑组织功能活动皆依赖于脾胃之转输水谷精微，脾健则四脏皆健，脾衰则四脏亦衰，茅术燥湿而不伤阴，湿去脾自健，脾运湿自化。其二制约纠偏，先贤谓："补脾不如健脾，健脾不如运脾"，盖脾运一健，则气血生化有源，故先人补血常用熟地拌砂仁。其三化阴解凝，痰瘀俱为黏腻之邪，欲化痰瘀，须赖阳气之运化。茅术运脾、化湿、祛痰、逐饮皆其所长，据痰瘀同源以及脾统四脏之观点，在瘀浊久凝时亦常加茅术以速其效，事半功倍。元代朱震亨曰："茅术治湿，上中下皆有用，又能总解诸郁，痰、火、湿、食、气、血六郁，皆因传化失常，不得升降，病在中焦，故药必兼升降，将欲升之，必先降之，将欲降之，必先升之，故茅术为足阳明经药，气味辛烈，强胃健脾，发谷之气，能径入诸药……。"此确是高见。一般慢性肥厚性胃炎服上方5至6剂后，症状即可缓解，以后可以改服"1号乌甘散"。1号乌甘散对制酸定痛效果尚好；除慢性胃炎、慢性肥厚性胃炎外，还有瀑布状胃、浅表性胃炎、胃黏膜脱垂等病，均可按以上两方根据病情加减，总之，随证施治可也。

3. 脾胃虚寒证

【病因病机】胃阳不振，降化失常。

【主症】胃病已有数年，胸膺痞闷，不思纳谷，食后作胀，频频嗳气，不呕吐酸水，面少华色，形容消瘦，脉细滑，舌苔薄。

【治则】温运胃阳。

熟附片3克　炒白术9克　西当归6克　青陈皮各4.5克炒枳壳6克　焦楂曲各9克　广木香4.5克　五味子3克　乌梅肉9克　贡沉香1.5克　佛手3克

【按】本证相当于西医萎缩性胃炎。萎缩性胃炎的主要症状是胸闷作胀，不泛酸水。可嘱其吃菜时放些酸醋，这样食欲要好些。本病不易治愈，长久下去，有些容易转变为胃癌，尤其是胃镜检查存在有"肠上皮化生或异型增生"者，对这类患者，还应强调必需配合心理疏导，消除患者的"恐癌"焦虑情绪，才会更有利于疾病的康复；胃酸少的病人，一般不要用半夏。而且"十八反"上说"半夏攻乌"（乌即乌头，附子之母），最好不同用。实际上同用也无多大妨碍，不过应当注意。本病在医院可以通过胃镜检查和胃液分析，以便确诊。在农村可以根据其症状辨证施治。

4. 肝胃不和证

【病因病机】肝主疏泄，胃主降和，肝胃不和，气滞于中，降化失常。

【主症】胸脘疼痛，甚则涉及两胁，时有嗳气作恶，食欲不振，脉细弦，舌苔薄腻。

【治则】疏肝和胃。

老苏梗 6 克　　大白芍 9 克　　姜半夏 9 克　　青陈皮 各 4.5 克　制香附 9 克　　黄郁金 6 克　　广木香 3 克　　炒枳壳 6 克　　大砂壳 3 克　　延胡索 9 克　　佛手 3 克　　生姜 2 片

【按】《临证指南医案》曰："肝为起病之源，胃为传病之所。"又云："初病气结在经，久病则血伤入络，""久病胃痛，瘀血积于胃络。"病延日久，情志不遂，肝郁不舒，肝失疏泄，横逆犯胃，肝胃气滞，胃络不和，则胸脘疼痛，甚则涉甚及两胁；日久则脾土虚弱，脾失健运，则时有嗳气作恶，食欲不振。本证相当于西医的"胃神经官能症"。胃神经官能症应通过钡餐、胃镜等多次检查，排除器质性病变后，才可初步怀疑为本病。而且，一定要与胃溃疡病、慢性胃炎、慢性胆囊炎等作鉴别诊断。有些病人症状很多，一时不能治愈。如有头昏、失眠等症状，可根据病人当时症情，酌情减去上方药味，加入辰云苓 9 克、炒枣仁 12 克、柏子仁 9 克、白蒺藜 12 克等。

5. 脾虚失运证

【**病因病机**】舌苔薄，中气不足，脾胃运化失常。

【**主症**】胃病复发，近来食后胀痛，时有嗳气，甚则呕吐宿食，完谷不化。大便自调，脉濡细。

【**治则**】调中理气。

炒白术 9 克　姜半夏 9 克　青陈皮各 4.5 克　青升麻 3 克
炒枳壳 6 克　炒建曲 12 克　大砂仁 2.4 克（杵）　广木香 4.5 克
淡干姜 3 克　炙甘草 3 克　香橼皮 9 克

【**按**】本证类似西医的"胃下垂"。一般来说：胃下垂多见于人体瘦弱者，可嘱其除服药外，每日少吃多餐，食后卧床 20 分钟左右，症状可以缓解。丹阳访仙吴洪福，即先有胃下垂，以后又有胃溃疡。丹阳杨城周立也是胃下垂，多因人体消瘦之故。本病根治很难，只有少吃多餐，食后卧床 20 分钟左右，佐以服药，逐步减轻症状；病人身体虚弱，原方可去枳壳、香橼皮，加潞党参 12 克、炙黄芪 12 克，这样就是补中益气汤加减了；若呕酸多，也可服"1 号乌甘散"（1 号乌甘散：乌贼骨粉 30 克、炙甘草粉 15 克、广木香粉 9 克、上肉桂粉 9 克。上味和匀，再研细末），每次 3 克，每日 3 次。

大医精诚万世师表

三、胃 痛

1. 中虚气滞证

【病因病机】 暴痛属实，久痛属虚。证属中虚气滞。

【主症】 胃痛有年，近年发作尤甚，饥饿即发，得食则安，时有嗳气泛酸，大便自调，脉濡，苔少。

【治则】 调中理气。

炒白术9克　炙黄芪9克　姜半夏9克　青陈皮各4.5克　广木香4.5克　大砂仁2.4克（杵）　大白芍9克　延胡索9克　炒建曲12克　炙甘草3克　煨姜2片　红枣3枚

【按】 《景岳全书·心腹痛》谓："痛有虚实，……辨之之法，但察其可按者为虚，拒按者为实；久痛者多虚，暴痛者多实；得食稍可者为虚，胀满畏食者为实；痛徐而缓，莫得其处者多虚；痛剧而坚定不移者为实；痛在肠脏中，有物有滞者，多实；痛在腔胁，经络不于中脏而牵连腰背，无胀无滞者，多虚。脉与证参，虚实自辨。"

本证胃痛发作，饥饿时为甚，得食则安，此乃胃虚得食，则产热助正以抗邪，所以进食痛止；小建中汤温脾散寒，缓急止痛，所以，本证治疗以小建中汤加减。如患者有恶寒、怯冷之阳气不振见象，大便没有黑色，原方可加川桂枝2.4克，亦可加西当归9克；一般来说：用黄芪不用枳壳，因枳壳破气，黄芪补气。实际上同用也无多大妨碍。由于本方用木香理气，故治法写调中理气，而不写补中益气。本证患者如不愿服汤剂，亦可服用"1号乌甘散"（1号乌甘散：乌贼骨粉 30 克、炙甘草粉 15 克、广木香粉 9 克、上肉桂粉 9 克。上味和匀，再研细末），每次 3 克，每日 3 次。

2. 脾气虚弱证

【病因病机】中虚气滞，阴络暗伤见象。

【主症】胃痛发作，饥饿时疼痛尤甚，得食稍安，大便色如咖啡，脉濡细，苔薄。

【治则】调中安络。

炒白术 9 克　大白芍 9 克　广木香 3 克　延胡索 9 克　乌贼骨 12 克　炙甘草 3 克　地榆炭 12 克　侧柏炭 12 克　白及片 9 克　参三七粉 1.8 克（吞）　炒枳壳 6 克　干荷叶炭 9 克

【按】本证大便色如咖啡，提示"消化道出血"见象。如大便隐血试验阳性（++）～（+++），即可拟诊为胃溃疡出血（西医称"溃疡病活动期"）。应予休息，吃软食或半流食，禁食刺激性及难消化食物，或配合西医治疗措施，此时单服煎药，似嫌不够，应加用"2号乌甘散"或"乌及散"，每次 3 克，每天 3 次。（2号乌甘散：乌贼骨粉 30 克、白及粉 30 克、炙甘草粉 15 克，上味和匀再研细粉，每次 6 克，每天 3 次；乌及散：乌贼骨粉 60 克、白及粉 60 克，上味和匀再研细粉，每次 6 克，每天 3 次，温开水送服）。如果病人先有胃痛，而后发生上下出血（即呕吐鲜血，大便柏油色，日 3～4 次），可用犀角地黄汤加减，生地炭 15 克（有鲜生地可用鲜生地 30～60 克），京赤芍 6 克，丹皮炭 9 克，仙鹤草 9 克，小蓟炭 9 克，茜根炭 9 克，白及片 9 克，参三七粉（吞）2.4 克，地榆炭 12 克，侧柏炭 12 克，清阿胶（蒲黄 2.4 克拌炒）9 克，干荷叶炭 9 克；可佐以 2 号乌甘散或乌及散同服；民间单方验方：乌贼骨 30 克、煅瓦楞子 60 克、炙甘草 15 克，共研细末，每次 9 克，每天 3 次，用于胃酸较多者；乌贼骨 15 克、上白及 10 克（或侧柏叶 10克，可作煎剂或煎汤泛丸），用于溃疡出血者；广木香 15克、五灵脂 30 克，共研细末，每次 3 克，每天 2 次，温开水送服，适用于慢性胃炎上腹部胀痛者；艾叶（盐卤炒）3克、高良姜 3 克，水煎服，适用于胃炎受寒后诱发者。

四、噎　膈

痰瘀搏结证

【病因病机】痰瘀搏结，胃气不降。

【主症】常觉咽喉有异物感，介介不舒。食物时胸骨后有轻微压迫不适，近来噎塞之感尤为明显，大便燥结，脉濡滑，舌苔薄腻。

【治则】和胃降逆兼化痰瘀。

旋覆花 6 克（包）　代赭石 15 克　姜半夏 9 克　青陈皮各 4.5克　广木香 3 克　黄郁金 9 克　贡沉香 1.5 克　桃仁泥 9 克　半枝莲 15 克　石打穿 15 克

【按】本证类似西医"食管癌"症状，应首先让患者作胃镜等相关检查。如确诊"食管癌"，且又失去手术机会或放弃手术、放疗等治疗，在服中药汤剂的基础上，加服 1 号消瘤散或 2 号消瘤散。

1 号消瘤散：

木鳖子 7.5 克（文火炒黄，去皮）　明雄黄 4.5 克　五灵脂 4.5 克

桃仁4.5克　生甘草4.5克　蜣螂4.5克　血余炭4.5克　炮山甲4.5克　炙乳香4.5克

上味共研极细粉末，每次0.9克，每天3次。适用于肿块型胃癌。

2号消瘤散：

木鳖子7.5克（文火炒黄，去皮）　生甘草4.5克　血余炭4.5克　大黄炭6克　参三七粉6克

上味共研极细粉末，每次1.5克，每天3次。本方适用于溃疡型胃癌。

1、2号消瘤散是我院（江苏省江苏医院）医务科、肿瘤科叫我拟的方子。1号消瘤散对胃癌均可应用，2号消瘤散用于溃疡型胃癌，经多年临床观察，疗效令人满意。其中"木鳖子、甘草"两药，是1960年以前沈阳医科大学"神农丸"处方，近年来，有用蟾酥者，也有用乌龟肝治疗者，有待临床验证。虽然"梅核气（见"肝气"案中）"有咽喉介介不舒之症状，但饮食如常。本证则进食有不适感。如果喉中不适达一年之久，而人体无其他变化（如消瘦不能进食等），说明是"梅核气"，临床当进行鉴别。

五、关　格

痰瘀阻膈证

【病因病机】饮食不入谓之格，大便不通谓之关。肝乘于胃，胃气不降，关格之象。

【主症】胃脘疼痛，食不能入，大便燥结如栗，形体消

瘦，脉弦滑，舌苔薄腻。

【治则】和肝降胃，而化痰瘀。

姜川连 1.8 克　淡干姜 3 克　姜半夏 9 克　青陈皮各 4.5 克
黄郁金 9 克　西当归 9 克　桃仁泥 9 克　贡沉香 1.5 克　半枝莲
24 克　石打穿 24 克

【按】关格，即今之食道癌或胃癌（幽门癌肿常有呕吐咖啡样渣滓状物，胃底癌症状不明显而较难发现）。病势至此，已到晚期，处方用药不过尽人事而已。1 号消瘤散亦可服。不服煎药，也可采取半枝莲 30 克、石打穿 30 克，每日煎服。

六、呃　逆

肝气犯胃证

【病因病机】肝气上逆，胃失降和，而致肝胃不和。

【主症】呃逆频频，食后尤甚，脉细滑，舌苔薄。

【治则】疏肝和胃，理气降逆。

方用旋覆代赭汤加减：旋覆花 4.5 克（包）　代赭石 15 克
姜半夏 9 克　青陈皮各 4.5 克　公丁香 1.8 克（杵）　左金丸 1.8 克
（包入煎）　炒枳实 6 克　柿蒂 5 枚　刀豆子 9 克　贡沉香 1.2 克

【按】呃逆以气逆上冲，喉间呃呃连声，声短而频，令人不能自制为主症。古称"哕"，又称"哕逆"。《素问·宣明五气篇》说："胃为气逆为哕……。"《灵枢·口问篇》说："谷入于胃，胃气上注于肺，……今有故寒气与新谷气俱还入于胃，新故相混，真邪相干，气并相逆于胃，而胃腑不受，复出于胃，故呃逆也。"呃逆总由胃气上逆动膈而成。因手太阴肺经之脉，循胃口、上膈，属肺；肺胃之气又同主于降，故两脏在功能上互相促进，在病理上变化时亦互为影响。当各种病因乘袭肺胃之时，亦每使膈间之气不畅，故胃气上逆时，往往断续冲出喉间，而引起呃逆之证。在治疗方面，则以和胃降气平呃为原则。治呃逆常用两张方子，一是丁香柿蒂散，一是橘皮竹茹汤。前者偏温，治胃寒呃逆；后者偏凉，治胃热呃逆。实际上两方除竹茹外，可以合用；一般呃逆服本方即可，注意用公丁香不能用郁金，因"十九畏"中有"丁香莫与郁金见"之说。虽然不见得有什么严重反应，但慎之为是。还有一种呃逆，是大病后虚弱，胃气上逆之胃阴不足证，可用养阴和胃法。处方：西洋参6克，大麦冬9克，法半夏6克，橘皮4.5克，左金丸1.5克（包），代赭石15克，旋覆花4.5克（包），姜竹茹4.5克，柿蒂5枚，刀豆子9克。

七、泄　泻

1. 湿热蕴肠证

【病因病机】寒暑湿滞，蕴结肠胃。

【主症】发热少汗，水泄溲少，间或挟有黏液脓血，日夜二十余次，胸闷呕恶，腹痛肠鸣，脉小数，舌苔薄腻。

【治则】芳香化浊，佐以渗利。

广藿佩各6克　姜川朴4.5克　姜川连1.8克　煨木香3克
姜半夏9克　青陈皮各4.5克　炒枳壳6克　焦楂曲各9克　上白

蔻 1.8 克（杵）　猪茯苓各 12 克　车前子 12 克（包）　生姜 2 片　青荷叶 1 角

　　另：玉枢丹 0.6 克，温开水先送下。

　　【按】泄泻是指排便次数增多，粪便稀薄，甚至泻出如水样而言。《灵枢·百病始生》云："虚邪之中人也，……留而不去，传舍于肠胃，在肠胃之时，贲响腹胀，多寒则肠鸣飧泄不化。"其证多兼表证，故初起当疏解。但泄泻一症，多由水谷不分，凡泄泻不止而小溲短少者，以分利为上策。所谓"利小便正所以实大便"是也。本证相当于西医的"急性胃肠炎"，案例中霍香、佩兰辛温散寒，芳香化湿，是为主药；姜川朴、猪茯苓、车前子（包）、青陈皮、炒枳壳、姜川连、煨木香、上白蔻（杵）、焦楂曲健脾利湿，理气消满，疏利气机；姜半夏醒脾燥湿；生姜、青荷叶解表散寒，和中醒脾。诸药共奏化湿除满、疏风散寒、健脾宽中、调理脾胃之效，使湿滞内化，风寒外解，脾胃功能得到恢复，而泄泻自止矣；若泄泻症状很重，有失水现象，可一面服药，一面输液补充生理盐水，或加用抗生素，效果更好。

2. 暑湿蕴肠证

【病因病机】感受暑湿，挟滞蕴结肠腑。

【主症】水泄溲少，日夜十余次，小腹隐痛，肠鸣漉漉，胸膺痞闷，脉小数，苔薄腻。

【治则】和中分利，利小便正所以实大便也。

　　粉葛根 6 克　姜川朴 4.5 克　姜川连 1.8 克　煨木香 3 克福泽泻 9 克　猪茯苓各 12 克　车前子 12 克（包）　炒枳壳 6 克六和曲 12 克　生姜 2 片　青荷叶 1 角

【按】《素问》曰："湿胜则为濡泻，寒甚为泄，暑热乘之亦为泄。"但暑必兼湿，泄泻每与湿有关，所谓"湿多成五泄"。而内伤饮食，也是一个重要原因。李东垣说："饮食内伤，起居不时，损其胃气，则上升清华之气反而下降而为飧泄矣。"本案例系外感暑湿，内伤饮食，表里皆实。夏令暑湿伤及肠胃，传化失常，故而泄泻。故用葛根芩连、益元散复方加减。李东垣说："脾胃实者，用黄连、枳实泻之，脾胃虚者，用党参、白术、陈皮补之。"可谓要言不烦。

3. 脾虚失运证

【病因病机】脾土不健，肠腑薄弱。

【主症】月前便泄，此后经常大便溏薄，日行 3~5 次，腹痛肠鸣，食欲如常，脉濡细，舌苔少。

【治则】健脾和中。

炒白术 9 克　淮山药 9 克　白扁豆 12 克　炙甘草 3 克　炮姜 3 克　煨木香 3 克　煨肉蔻 9 克　炒枳壳 6 克　乌梅肉 9 克　石榴皮 12 克　干荷叶 1 角

【按】《古今医鉴·泄泻》指出："夫泄泻者，注下之症也，盖大肠为传送之官，脾胃为水谷之海，或为饮食生冷之所伤，或为暑湿风寒之所感，脾胃停滞，以致阑门清浊不分，发注于下，而泄泻也。"泄泻有外感内伤之别，其治疗，《景岳全书·泄泻》谓："泄泻之病，多见小水不利，水谷分则泻自止"，故曰："治泻不利小水，非其治也"。本证腹泻日久，可知其脾气本虚，脾不健运，运化失常，故腹胀腹泻，大便水样，日行 3~5 次；舌质淡、苔薄白均为脾虚失运之象。本证与西医的"慢性肠炎"类似，一时很难治愈。

临床上曾遇有几例病人延至 2~3 年，病情未有好转，经上方加减，服数十剂而愈；农村服煎药不方便，也可嘱服四神丸，每次 9 克，每天 2 次。有一种肠功能紊乱，症状亦与此类似，可酌情加减。肠结核亦可加减用本方。

4. 脾肾阳虚证

【病因病机】 暴泻属实，久泻为虚，脾肾阳虚，火不生土。

【主症】 五更飧泄，挟有完谷不化。形寒怯冷，小溲不利，日形消瘦，胃纳如常，脉细苔少。

方用四神丸加味：熟附片 3 克　上肉桂 2.4 克　炒白术 9 克　补骨脂 9 克　淡吴萸 2.4 克　煨肉果 9 克　五味子 3 克　炮姜 3 克　炙甘草 3 克　淮山药 9 克　石榴皮 12 克　干荷叶 1 角

【按】 五更飧泻，是指逐日天欲亮时，连续泄泻 3~5 次，四神丸主之，《汤头歌》有记载；如无形寒怯冷等阳虚证状，原方可去附片、肉桂，加炒党参 12 克、白扁豆 12 克；久泄多属脾肾虚寒。此症虽然亦见小溲不利，但与风寒泄泻，暑热泄泻不同。张景岳云："脾虚作泻而小水不利者，以土不制水，" "命门火衰作泻而小水不利者，以真阴亏损。"因此，利小便虽作为治泻要法，但须分清虚实。张景岳又云："病久者不可利，阴不足者不可利，脉证多寒者不可利，形虚气弱者不可利。"治病必求其本，观本案例而益信；如系局限性肠炎或过敏性结肠炎，虽不是五更飧泄，本方去附片、肉桂，或酌情加减也同样可服。

岐黄之术自有传承

八、痢　疾

1. 湿热蕴结证

【病因病机】感受寒暑，挟湿滞蕴结肠胃。

【主症】形寒发热，头痛胸痞，利下赤白，日夜 20 余次，腹痛里急气坠，脉小数，舌苔薄腻。

【治则】苦降辛通。

粉葛根 6 克　姜川朴 4.5 克　姜川连 2.4 克　酒子芩 6 克煨木香 3 克　大白芍 6 克　淡吴萸 2.4 克　炒枳壳 6 克　海南子 9 克　生姜 2 片　青荷叶 1 角

【按】痢疾是以腹痛、里急后重、下痢赤白脓血为主症。《证治汇补·下窍门》指出："饮食不节，起居不时，……闭塞滞下，为飧泄肠癖。滞下者，谓气食滞于下焦；肠癖者，谓湿热积于肠中，即今之痢疾也，故曰无积不痢，痢乃湿热食积三者。"又说："生冷油腻，留滞于内，湿蒸热瘀，伏而不作。偶为调摄失宜，风寒暑湿，干触秽浊，故为此疾。其多发于夏秋者，因脾主长夏，脾感酷暑，肺金亦病，至秋阳气收敛，火气下降，肺传大肠，并迫而为病也。"就其治疗，《景岳全书·痢疾》说："凡治痢疾，最当察虚实，辨寒热，此泻痢中最大关系。"

本证乃"感受寒暑挟湿滞，蕴结肠胃"，故治当苦降辛通，葛根黄芩黄连汤加减主之。此为治痢疾初起一般处方，本方既可说苦降辛通，也可说葛根芩连汤加减。

如里急不爽甚者，可加生军炭 9 克；如体温高，有呕恶

大医精诚 万世师表

现象者，可加玉枢丹0.6克，温开水先送下；若病情轻，可不服煎药，单用香连丸每次3克，每天2次即可；若有中毒性痢疾症状，如高烧（40℃左右），嗜睡或昏迷，甚则惊厥者可用下方：粉葛根4.5克，姜川连2.4克，酒子芩9克，金银花15克，净连翘12克，煨木香4.5克，白头翁9克，九节菖蒲3克，生姜2片，另用安宫牛黄丸1粒，温开水先送下，或紫雪丹1瓶，分2次服。

本证所举症状，有用当归者，治则可写"行气和血，通因通用"。即刘河间所谓："调气则后重自除，行血则便脓自愈。"是也；细菌性痢疾，尤其是中毒性痢疾用西药抗生素，较单用中药收效更好，应配合西药治疗；民间验方："痢疾丹"组成：杏仁（去皮油）26枚，大黄15克，羌活60克，草乌（面裹煨）15克，炒茅术60克（米泔水浸），上药研末。赤白痢，红糖姜汤调服9克；泄泻，灯芯汤调服9克；孕妇忌服。痢疾丹，对一般有痢疾症状者，服之亦可痊愈，符合"简、便、廉、效"之原则，值得基层医院推广使用。

2. 正虚邪恋证

【病因病机】 病久正虚邪恋，犯胃克脾，殊防噤口。

【主症】 赤白痢，腹痛里急，甚则滑脱不禁，食欲不振，时有恶意，脉细数，舌苔薄。

【治则】 初痢宜通，久痢宜涩。健脾和胃，佐以止涩。

炒党参9克　炒白术9克　淮山药9克　白扁豆12克　炙甘草3克　煨木香3克　大砂仁2.4克（杵）　青升麻2.4克　石榴皮12克　乌梅炭9克　赤石脂9克　禹余粮12克

【按】 下痢不能进食，或呕不能食者，称为噤口痢。其证有虚有实，实证多由湿热、疫毒蕴结肠中，上攻于胃，胃失和降所致，症见：下痢、胸闷、呕逆不食，口气秽臭，舌苔黄腻，脉滑数。治宜泄热和胃，苦辛通降，方选开噤散加减。虚证多由脾胃素虚，或久痢以致胃虚气逆，症见：呕恶，不思纳谷，或食入即吐，口淡不渴，舌淡，脉弱。治宜健脾和胃为主，方选六君子汤加减。

本证当防噤口痢；由于存在滑脱不禁，故治疗中加青升麻、炙甘草升提举陷。

3. 热毒炽盛证

【病因病机】暑湿滞蕴结肠腑，侵犯血分。

【主症】赤痢挟有黏液，日夜二十余次，腹痛里急后重，食欲不振，脉小数，舌苔薄。

方用白头翁汤加减：白头翁12克　北秦皮9克　川黄柏6克　姜川连1.8克　煨木香3克　酒子芩6克　银花炭12克　地榆炭12克　炒枳壳6克　六和曲12克　青荷叶1角

【按】《景岳全书·痢疾篇》指出："痢疾之病，多病于夏秋之交，古法相传，皆谓炎暑大行，相火司令，酷热之毒蓄积为痢。"一般认为：湿热伤于气分，则为白痢；伤于血分，则为赤痢；气血俱伤，则为赤白痢。习惯上，赤痢属热（即《伤寒论》热痢下重者，白头翁汤主之），白痢属寒，赤白痢属湿热。此皆指痢疾初起言也。一般说来，赤白痢相当于西医的细菌性痢疾，赤痢相当于西医的阿米巴痢；但临床上并不尽然，有些赤痢，经检查不一定是阿米巴痢。因此，如痢疾赤多白少，有发热现象，白头翁汤同样可用，亦可与葛根芩连汤配合应用；若经检查确系阿米巴痢，除服此方外，可另用鸦胆子（去壳）每 10 粒装 1 胶囊（若无胶囊，可用桂圆肉包裹），每次服 1 胶囊，每天 2 次，连服一星期，以观疗效；新感染之血吸虫病患者，亦可有痢疾症状，如赤多白少，亦可用本方加减。

九、肠　痈

湿瘀搏结证

【病因病机】湿瘀搏结，肠腑气血凝滞。

【主症】右下腹疼痛，手不可按，便秘，作恶，脉弦数，舌苔薄腻。

方用大黄丹皮汤加减：生军 9 克（后入）　京赤芍 9 克　粉丹皮 6 克　忍冬藤 12 克　净连翘 12 克　生薏仁 15 克　桃仁泥 9 克　冬瓜子 12 克　广木香 4.5 克　红藤 15 克　败酱草 12 克

【按】肠痈即西医的阑尾炎，服本方有效。《金匮要略》对肠痈有"脓未成、脓已成"之说，因此，有大黄丹皮汤、附子薏仁败酱散之分。实际上，两方在临床上可以加减合用。本方即大黄丹皮汤合薏仁败酱散加减。虽未成脓，但薏仁、败酱草祛瘀渗湿，仍然有效；若大便畅通者，可将大黄酌情减轻剂量；民间验方：红藤 60 克、败酱草 30 克水煎服，或银花 30 克、地丁草 30 克、红花 30 克水煎服。

外治法：大蒜八个、芒硝 100 克、大黄粉 15 克，先将大蒜去皮与芒硝捣成糊状，然后将右下腹压痛处用醋洗净，再将以上药糊外敷（约高 3 厘米），半小时后去掉敷药并洗净，局部以醋调大黄粉外敷，一次不愈再复之；芙蓉叶 30

克、大黄 30 克、黄芩 25 克、黄连 25 克、黄柏 25 克、泽兰叶 25 克、冰片 10 克共研末，用黄酒煎成麻酱稠度，敷患处，日换 2 至 3 次（用于急性期）；生半夏 30 克、生南星 30 克、生川乌 30 克、猪牙皂 30 克、土母贝 30 克、姜黄 30 克、黄芩 30 克、大黄 30 克、黄柏 60 克、穿山甲 50 克、败酱草 60 克、芙蓉叶 60 克、白芷 15 克共研末，加凡士林调成糊状，敷患处，日换 1 次（用于阑尾脓肿）。

大医精诚 万世师表

第五章　肝胆疾病

一、胁　痛

1. 肝胃湿热证

【病因病机】湿热交阻，脾胃运化不健。

【主症】近一星期来，头昏胸痞作恶，食欲不振，右胁下隐痛不适，小溲淡黄，大便自调，脉弦细，舌苔薄白带腻。

【治则】运脾和胃，渗利湿热。

方用平胃散加减：炒茅术 9 克　姜川朴 3 克　姜半夏 6 克　青陈皮各 4.5 克　制香附 9 克　广木香 3 克　炒枳壳 9 克　川楝子 9 克　福泽泻 9 克　生薏仁 15 克　云茯苓 9 克　玉米须 12 克

【按】胁痛是以一侧或两侧胁肋疼痛为主要表现的病症，也是临床上比较多见的一种自觉症状。《灵枢·五邪篇》说："邪在肝，则两胁中痛。"《素问·藏气法时论篇》说："肝病者，两胁下痛引少腹。"《素问·缪刺论篇》也说："邪客于足少阳之络，令人胁痛不得息。"胁痛之发生主要由于肝、胆病变，肝居胁下，其经脉布于两胁，胆附于肝，其脉亦循于胁，所以，胁痛之病，主要责于肝胆。即《景岳全书·胁痛篇》所说："胁痛之病本属肝胆二经，以二经之脉皆循胁肋故也。"

胁痛之辨证，当以气血为主。大抵胀痛多属气郁，且疼痛呈游走无定；刺痛多属血瘀，而且痛有定所；隐痛多属阴虚，其痛绵绵。故《景岳全书·胁痛篇》说："但察其有形无形，可知之矣。盖血积有形而不移，或坚硬而拒按，气痛流行而无迹，或倏聚倏散。"明确了从痛的不同情况来分辨属气属血。临床上见上述案例症状，除辨证施治处方服药外，要考虑到"病毒性肝炎（无黄疸型）、胆囊炎"等，当做"尿三胆"、肝功能、上腹部 B 超等相关检查。怀疑"肝炎"的要点是：胸痞、胃呆，右胁痛、小溲黄。若患者小便不黄，可去泽泻、薏仁、玉米须，加大砂仁（杵）2.4 克、六和曲 12 克。

2. 肝胃不和证

　　【病因病机】肝郁气滞，脾胃不和。

　　【主症】右胁下隐痛不适，胸膺痞闷，食欲不振，大便自调，小溲淡黄，脉弦细，舌苔薄。

　　【治则】疏肝理气，运脾和胃。

　　方用逍遥散加减：炒柴胡根 4.5 克　西当归 6 克　赤白芍各 4.5 克　川楝子 9 克　延胡索 6 克　制香附 9 克　广木香 3 克　炒茅术 6 克　炒枳壳 6 克　黄郁金 6 克　青陈皮各 4.5 克　焦麦芽 9 克

　　【按】本证相当于"慢性病毒性肝炎（无黄疸型）"一类。在祖国医学中无"慢性病毒性肝炎"之病名，根据其临床特点，属于中医"胁痛、黄疸、臌胀、癥瘕"范畴。现代医学所谓的慢性肝炎是指病程超过 6 个月以上，肝组织病理学呈实质性改变的一类疾病。病毒感染（尤其是乙肝病毒、丙肝病毒和丁肝病毒）、机体免疫功能紊乱、代谢紊乱、酗酒、长期使用损肝药、某些微量元素缺乏等均可导致本病发生。其病机不外乎正虚邪恋和气血失调两方面。

辨证时应注意：①辨清虚实寒热；②辨明标本缓急；③辨气血失调与否。临床上慢性肝病（炎）的常见证型包括：肝气郁结证、肝阴（血）不足证、肝风内动证、肝胆湿热证、肝郁脾虚证、肝胃不和证、寒湿阻遏证、肝胆瘀热证、痰湿瘀结证、肝郁血瘀证、瘀血内阻证、肝肾阴虚证、热盛动血证、阴绝阳脱证等。为便于掌握，根据我多年临床所见，慢性肝炎常见证型为"肝郁脾虚型、湿热蕴结型、肝肾阴虚型和气滞血瘀型"四个。

如果查肝功能正常，当属中医所谓"肝气"一类，那么本方可去茅术；若肝功能异常，小便黄，上方可加茯苓、泽泻之类渗利湿热之药；本证之肝炎，即中医所谓：肝郁气滞型。

3. 肝郁血瘀证

【病因病机】肝郁血瘀，脾胃不和。

【主症】右胁下疼痛如刺，已有数月，胸痞胃呆，头昏肢倦，面色不华，脉细弦，舌苔薄质紫。

【治则】理气活血，佐以健运脾胃。

柴胡根 4.5 克　西当归 6 克　赤白芍 各 4.5 克　紫丹参 12 克 桃仁泥 9 克　杜红花 3 克　川楝子 9 克　延胡索 6 克　炒茅白术 各 6 克　大砂壳 3 克　焦谷麦芽 各 9 克

【按】本证属于肝炎延久，早期肝硬化，中医之肝郁血瘀型。病到此时，有的患者肝功能反而正常。如果右胁下有癥块摸到，疼痛更甚，而胃纳尚可，原方可去茅术、谷麦芽、砂壳，加炙鳖甲（先煎）15克、京三棱9克、蓬莪术9克、炙甘草3克。不过，这种病不是短时间内或两三个月内能痊愈的；本病如不能常服煎药，可常服鳖甲煎丸，每晚9克。

4. 肝郁脾虚证

【病因病机】肝病延久，木来乘土，脾受其制。

【主症】经常右胁下隐痛，胸膺痞闷，腹胀，大便溏薄，日行1~2次，头昏疲劳，午后下肢浮肿，脉濡细而弦，舌苔薄腻。

【治则】疏肝健脾。

柴胡根4.5克　炒白术9克　川楝子9克　延胡索6克　制香附9克　煨木香2.4克　炒枳壳6克　炒白扁豆12克　大腹皮9克　紫丹参12克　焦谷麦芽各9克

【按】肝病到此时，即中医所谓肝木乘（克）土型。肝属木，脾胃属土，病由胁痛开始，以后引起胸痞、腹胀、便溏。因肝主疏泄，肝病不能疏泄，也就是木不条达，那么就犯胃克脾，所以，有胸痞、腹胀、便溏等症。午后下肢浮肿，或工作一天下来疲劳而肿，四肢属脾，故下肢肿属脾虚。当然，便溏也属脾虚。

如胸膺不痞闷，右胁疼痛不甚，可去香附、延胡，加炒潞党参9克、炙甘草3克；若无大便溏薄现象，可去扁豆，加大白芍6克、云茯苓9克（白芍治肝痛，茯苓利小便治肿）。

5. 肝失疏泄证

【病因病机】湿阻气滞，肝胆疏泄不利，脾胃运化失常。

【主症】右胁下疼痛有胀感，胸脘痞闷不适，厌闻油腻，食欲不振，小溲淡黄，大便自调，脉弦滑，舌苔薄腻。

【治则】疏肝利胆，运脾和胃，化湿理气。

柴胡根 4.5 克　赤白芍 各 4.5 克　川楝子 9 克（醋炒）　延胡索 6 克（酒炒）　炒茅术 6 克　青陈皮 各 4.5 克　炒枳壳 6 克　六和曲 12 克　制香附 9 克　黄郁金 6 克　云茯苓 9 克　焦谷麦芽 各 9 克

【按】胸闷、厌闻油腻，胃呆、苔薄腻，是湿阻脾胃见象；溲黄也是湿热下趋见证。弦脉为肝旺，胁痛是肝气郁滞，因肝主疏泄，胆附于肝，所以说肝胆疏泄不利；临床上急性胆囊炎，也可以引起"黄疸"，但本证为慢性胆囊炎。

胆囊炎特征是右胁下胀痛，平时厌食油腻，甚至见到油腻就要呕恶，当然还有小溲淡黄等症。现代医学认为：胆汁是消化脂肪的，胆囊有病所以厌闻油腻；临床发现，大多数肝病后期，均有上述这种类似症状，经过胆囊造影，发现大多数胆囊功能收缩不好，说明肝病可以影响胆囊排空功能。可见中医书上说"胆附于肝"这句话是有一定道理的，也是符合现代解剖学的。方中"香附、郁金、枳壳、木香"，经实践证明均有利胆作用。

如果检查确诊是"胆结石"，本方当去茅术、谷麦芽、六和曲，加金钱草 24 克；如果因剧痛后（右胁下剧疼痛后）而出现黄疸，除加金钱草 24 克外，还可根据症状加西茵陈 12 克、福泽泻 9 克、方通草 3 克。

要把结石排出来确非易事，虽常有治愈胆结石的报道，但据我个人经验，能有结石排出来的病例还是很少；颜师亦鲁治疗胆结石，除服汤药外，还喜欢用石首鱼脑石粉 15 克、郁金粉 9 克、元明粉 6 克和匀，每次 1.5 克，每天 3 次，常服；因为书上和杂志上有报道：金钱草对胆结石有效，所以可加金钱草 24 克。叶橘泉厅长对金钱草很赏识。

6. 关于胁痛（肝病）治疗的几点体会

（1）首先说明，胁痛是一个症状，也可以说是中医的一个病名，不能包括现代医学的肝炎，只能说肝炎有胁痛症状；而后期的肝硬化，则属于中医"癥积"之类。

（2）有关病毒性肝炎的中医病机。根据多年临床体会及有关报道来看，脾病及肝、由气及血是肝病的主要病机。首先是脾胃为湿所困，脾胃运化失健，则湿邪易生，导致土虚而木侮，或土壅而木郁（肝气郁滞）。关键是脾病在先，肝病继发于后，最后土败木贼（贼：作"害"字解释，即"克"字之意，也就是木来乘土型）；病久正虚，气血失于流畅，由气滞而发展成血瘀（肝郁血瘀型）。络脉瘀阻，于是右胁下癥积，有形不散（肝硬化后期）。治疗不及时，气血一再凝滞，中土不运，则清阳不升，浊阴不降，而臌胀成矣（肝硬化腹水）。

（3）胁痛，若为脾胃湿困，用平胃散加减；肝郁气滞，用逍遥散加减；例三是肝郁血瘀，所以，在肝郁气滞方的基础上加减，重点是加了祛瘀破血之品，如桃仁、红花、丹参。根据近年来的临床体会，以及多数学者的观点，丹参对肝病治疗的效用是多方面的。因丹参祛瘀活血，《本草》谓"一味丹参散，功兼四物汤"。而肝病是由气及血，同时中医

大医精诚 万世师表

认为"肝藏血"。病在肝经，用祛瘀活血之丹参很为适宜。所以，肝炎不论初期后期，均可使用丹参。第4个证型是肝病延久，脾土虚弱，所以，有下肢浮肿、便溏，故治疗中加用白术、扁豆。临床上往往在慢性肝炎后期，易出现以上症状，此时，肝功能多正常，但白蛋白、球蛋白不正常或倒置。如果胸部不闷，原方还可加用党参、黄芪。肝病拖延时间最长，往往患病 1~2 年而肝功能不正常者，出现肝肾阴虚见象，可用一贯煎（沙参、麦冬、川楝子等）治疗。总之，治疗胁痛，按以上所举 4 案例处方加减变通，自能得心应手。

（4）在肝病用药过程中，一般认为：丹参、白芍、炙甘草对任何一型肝病都必须用。丹参祛瘀生新，白芍敛阴止痛，炙甘草扶正（胸闷、胃呆者慎用，因甘能满中）。有些肝炎病人，肝功能其他指标均正常，就是转氨酶高（转氨酶40 单位以下为正常），用夏枯草 12 克效果好。我在临床上除煎药内用夏枯草 12 克外，另用夏枯草膏，每次 10 克，每天 2 次，对降转氨酶效果好。

（5）肝病除服以上处方外，如煎药有困难者，可服逍遥丸，每次 9 克，每天 2 次；或舒肝丸，每次 9 克，每天 2 次。如病情延久，形成肝硬化，可服鳖甲煎丸，每次 9 克，每天 2 次。

（6）代偿功能不良性肝病，肝功能同样不正常，但不是病毒引起，症状是面浮、肢肿（不甚显著）、头昏疲劳、胃呆胁痛，用药按肝郁脾虚处方加减，如茅白术、党参、柴胡、当归、白芍、炙甘草、丹参、炙黄芪、青陈皮、茯苓皮等。

（7）以上所举，例一至例四是肝病胁痛，例五是胆囊炎胁痛（肝气胁痛）。总之，中医是辨证施治，有是证，用是方，加减可也。

（8）至于喜按与拒按的区别，主要是指胃脘疼痛而言。我认为：胃病用平胃散者是指实痛，拒按；用黄芪建中汤是指虚痛，喜按。当然，疼痛喜按、拒按，是指所有疼痛而言，不仅指胃痛也，不过胃痛用之为多。

二、肝　气

肝郁气滞证

【病因病机】郁怒伤肝，气郁于中。

【主症】胸膺痞闷，嗳噫，两胁隐痛无定处，胃纳如常，脉细弦，舌苔薄。

【治则】疏肝理气。

老苏梗 4.5 克　代赭石 15 克（先煎）　法半夏 4.5 克　陈橘皮 4.5 克　制香附 9 克　黄郁金 6 克　白蒺藜 12 克　广木香 2.4 克　炒枳壳 4.5 克　佛手 2.4 克　金橘皮 5 枚

【按】本证乃肝气郁滞证，治疗当疏肝理气。若方中去苏梗，加旋覆花（包）6 克，即旋覆代赭汤加减。本来旋覆花、代赭石是常用之品，但近几年来临床观察发现，有些病人服旋覆花后有呕吐反应，因此，把旋覆花改为老苏梗，苏梗也能疏肝理气也。

本证处方，假使梅核气病人，同样可服。不过，病案需要改写为"肝胃不和，痰气搏结"。亦可加贡沉香 4.5 克或金果榄 4.5 克。胁痛重，还可加大白芍 6 克、延胡索 6 克、川楝子9克，那么可酌情去金橘皮、佛手等。梅核气，《金匮要略》谓："妇人咽中如有炙脔。"其临床见症是：咽喉梗阻如卡（似有物阻塞，吐之不出，咽之不下），介介不舒，但胃纳如常，这一点非常重要（如果喉间真有物梗阻，就食不下了）。梅核气，《金匮》用半夏厚朴汤。

三、肝　阳

肾虚肝旺证

【**病因病机**】肾阴不足，肝阳上升见象。

【**主症**】头痛头昏，两耳蝉鸣，有时面部升火，入夜少寐，脉弦滑，舌苔薄黄。

【**治则**】滋肾平肝。

大生地12克　京赤芍6克　生石决24克（先煎）　白蒺藜12克　杭菊花9克　女贞子12克　枸杞子9克　夏枯草9克　辰茯苓9克　磁珠丸12克（包）

【**按**】中医所谓肝阳，经检查有些人是高血压病，但也有血压不高者。总之，不问血压高不高，凡具有上述症状者，本方照常可服，因生石决、夏枯草均有降压（平肝潜阳）之功。据临床实验记载，杜仲、金钱草、决明子、马兜铃、牛膝均有降血压作用，因此，如果系高血压引起的这些症状，可适当加入这些药物。

本证病人如胸痞、胃呆，可去生地、杭菊花，加明天麻2.4克、炒白术4.5克、法半夏4.5克，这样在处方后面可写"天麻半夏白术汤加减"，那么病机就不能写"肾阴不足，肝阳上升"，而应写"肝阳挟痰浊上升"，方中可去石决，加珍珠母（先煎）15克；还有些病人平时有遗精，由于"肾虚精关不固"而引起者，原方可去石决，加远志苗4.5克、煅龙骨15克、石莲子10枚。

四、肝　风

肝阳上亢证

【**病因病机**】肾阴不足，肝阳化风上扰。

【**主症**】头目眩昏，甚则泛泛作恶，如欲跌仆，入夜少寐，有时耳鸣，脉象细弦，舌苔薄。

方用天麻钩藤饮加减：明天麻2.4克　双钩藤12克　珍珠母15克（先煎）　白蒺藜12克　女贞子12克　枸杞子9克　辰茯苓9克　陈橘皮4.5克　磁珠丸12克（包）

【**按**】肝风是肝阳进一步化风（风，即肝风，是内风，属虚风）。这种病人，也有一部分有高血压，可加杜仲9克、夏枯草9克、金钱草15克。这类高血压者，当做血生化、脑血流图、颈动脉B超等相关检查，必要时配合西医西药治疗，同时应交待患者，走路当心，不要跌跤，谨防中风等意外发生。

肝风实际上属于虚证，属于肝内风动也。

有些妇女月经过多者也会引起本证，那么，病机就不能写"肾阴不足"，而写"血虚肝阳化风上扰"。处方上可加：西当归6克、大川芎2.4克。一般来说：男子写肾虚，女子写血虚较为确切。这类病人，若血压不高，西医大多谓"神

大医精诚 万世师表

经衰弱"。若是 50 岁左右的妇女，平时月经量过多，则考虑"更年期综合征"。

五、黄 疸

1. 脾胃湿热证

【病因病机】湿热内蕴，熏蒸阳明，胆热液泄。

【主症】始而寒热，继而面目一身悉黄，口渴心烦，右胁下疼痛，大便燥结，小溲混赤，食欲不振，脉象弦数，舌苔薄黄。

【治则】清热利湿。

方用茵陈蒿汤合栀子柏皮汤复方加减：西茵陈 15 克　大黄 9 克（后入）　黑山栀 6 克　川黄柏 6 克　炒柴胡 4.5 克　京赤芍 9 克　川楝子 9 克（醋炒）　延胡索 6 克（酒炒）　福泽泻 9 克　猪茯苓各 12 克　方通草 3 克　生薏仁 15 克

【按】《素问·平人气象论篇》说："溺黄赤安卧者，黄疸……目黄者曰黄疸。"引起黄疸的病因，关键是湿。《金匮要略·黄疸病》指出："黄家所得，从湿得之。"由于湿阻中焦，脾胃升降功能失常，影响肝胆的疏泄，以致胆液不循常道，渗入血液，溢于肌肤，而发生黄疸。古人对黄疸的分类很复杂，但自明清以来，一般都分为阴、阳两大类。实际上阴、阳为八纲中之总纲，掌握阴阳，即可以执简驭繁。一般来说，阳黄属实，阴黄属虚。本证属阳黄，热重于湿。相当于西医"病毒性肝炎，黄疸型"。

中医对黄疸的认识是"湿热郁蒸发黄"。朱丹溪所谓：

"如盦酱然"，又谓："治湿不利小便，非其治也"，"小便利白，其黄自退"。所以，治黄疸重点在于利小便。临床证实，朱丹溪的说法确系经验之谈，尤其对阳黄者，效果更为明显。

口渴心烦、便结溲赤、脉数，皆为热象，若兼有胸闷，可去山栀，加炒枳壳6克、黄郁金6克；呕恶可去黄柏，加姜半夏6克、陈橘皮4.5克。

2. 脾虚失运，肝气郁滞证

【病因病机】湿热相交，肝脾不调。

【主症】目珠色黄似橘，已有五日，右肋隐痛，胸痛痞闷，食欲不振，疲劳肢倦，小溲浑黄，脉弦滑，舌苔薄腻。

【治则】疏肝运脾，渗利湿热。

方用茵陈四苓散合平胃散复方加减：西茵陈15克　福泽泻9克　猪茯苓各12克　车前子12克（包）　炒茅术6克　姜川朴3克　青陈皮各4.5克　炒柴胡1.5克　制香附9克　炒枳壳6克　川楝子9克（醋炒）　玉米须12克

【按】本证属于阳黄，湿重于热。目珠色黄是湿热熏蒸，胁痛是肝气郁滞，胸痞胃呆是脾胃湿困，脉弦为肝旺，溲黄是湿热，所以说是湿重于热。茵陈四苓散（茵陈、泽泻、猪茯苓、白术）健脾渗利湿热（平胃散有茅术，本病不需要健脾而需要运脾，所以用茅术），平胃散运中化湿，加柴胡、香附、枳壳、川楝子疏肝理气定痛，玉米须利小便。

黄疸病人，首先应检查肝功能。如肝功能不正常，即证明是西医所谓黄疸型传染性肝炎；如肝功能正常，可能是胆囊炎之类，本方仍可服用。

3. 寒湿困脾证

【病因病机】脾胃阳虚，寒湿内停不化。

【主症】目珠发黄，面目黄色，黯晦不华，右胁下隐痛，胸痛痞闷，食欲不振，神疲肢倦，形寒怯冷，便溏溲黄，脉濡细，舌苔薄腻。

【治则】温运脾阳而化寒湿。

方用附子理中汤合茵陈五苓散复方加减：熟附片2.4克　炒茅白术各6克　上官桂1.8克　福泽泻9克　西茵陈12克　姜半夏6克　青陈皮各4.5克　猪茯苓各12克　川楝子9克　炒枳壳6克　煨姜2片

【按】本证系黄疸之阴黄病例。阴黄，大多是失治或误治迁延日久。病久形寒怯冷是脾胃阳虚，便溏也是脾虚，胸痞、胃呆是脾胃运化失常，胁痛是肝郁气滞。本方临床用之不多。一般来说，附片、官桂、煨姜，对黄疸病人不常用，一定要有这种典型症状才能使用（即阴黄病人出现形寒肢冷时方可使用）。如没有形寒怯冷，就去附片、官桂、煨姜，加制香附9克、大砂壳2.4克、焦谷芽12克，以健脾和胃为主。小便不黄则去泽泻、猪苓，加延胡索（酒炒）6克、黄郁金6克。大便不溏薄，可加大白芍6克。

六、积　聚

气积血瘀证

【病因病机】湿瘀搏结为患，病久阴虚，消散不易。

【主症】两胁肿块已数年，左大于右，按之疼痛，食欲不振，日形消瘦，小腹作胀，脉沉迟，舌苔薄质红。

【治则】疏肝运脾，佐以养阴化瘀。

炒白术9克　西当归9克　赤白芍各6克　炙鳖甲15克　杜
红花4.5克　桃仁泥9克　京三棱9克　蓬莪术9克　炒枳壳6克
大砂壳3克　香橼皮9克　小青皮4.5克

【按】肝之积曰"肥气"，在右胁下；脾之积曰"痞
气"，在左胁下。"积聚"相当于脾块（巨脾症）及腹内未
查明原因之肿块患者。中药治疗最多改善症状，最好选择手
术治疗。本证可常服人参鳖甲煎丸，每次9克，每天2次；
亦可佐以外敷膏药，内加阿魏粉3克、麝香0.15克贴之。
我们苏南地区的脾块患者，大多见于晚期血吸虫病。至于由
长期疟疾引起的脾块（中医称疟母），较少见；中医书上还
有一种"癥瘕"病名，癥者真也，瘕者假也，癥为有形，瘕
为无形，所谓癥，即积聚成癥块之意，瘕是指气块而言，有
时自觉有块，有时则无。病名"积聚"，故把"肥气、痞
气"写在一起。实际上肝脾肿大病人迁延日久，大多是脾块
（巨脾症）多见，肝不过仅肿大而已。如果肝肿大成块，按
之坚硬疼痛，应考虑原发性肝癌或转移性肝癌。但肝癌病
人，不一定有巨脾症。

七、臌 胀

肝脾血瘀证

【病因病机】肝脾郁积血瘀，湿瘀搏结化水，溢于皮肤，
不易图治。

【**主症**】胁下痞块疼痛有年，腹胀日以益大，状如怀子，下肢浮肿，食欲不振，大便自调，小溲短少，脉细，舌苔薄，边紫有瘀点。

【**治则**】健脾和肝，佐以分消。

炒白术9克　西当归9克　赤白芍各6克　福泽泻9克　猪苓苓各12克　车前子12克（包）　上官桂2.4克　炒枳壳6克　大腹皮9克　青陈皮各4.5克　冬瓜皮12克　陈葫芦瓢15克

另：平满无忧丹，每次4.5克，每天3次，空腹服。

附：平满无忧丹

赤茯苓各300克　猪苓皮240克　大茴香300克　炒茅术240克　炒白术240克　大砂仁120克　净甘遂240克

上药共研细末，用大蒜头二斤半，剥去外衣，置炭火上烤熟后，加适量水置锅内熬煮成膏，待冷却后与上药粉混合为丸，每次服4.5克，每天2次。

【**按**】臌胀是指腹部胀大如鼓而命名。《灵枢·水胀篇》说："臌胀何如？岐伯曰：腹胀，身皆大，大与肤胀等也，色苍黄，腹筋起，此其候也。"本病的病因主要由于酒食不节，情志所伤，血吸虫感染，以及其他疾病转变等；其病机是由于肝、脾、肾三脏受病，气、血、水瘀积腹内，以致腹部日渐胀大，而成臌胀。

中医所称臌胀，大致不外肝硬化及肾炎引起的腹水两种。若患者抵抗力尚可，服上方及平满无忧丹，月余后症状可以减轻；如一时不能配平满无忧丹，可在原方内加净甘遂9克。

臌胀（腹水）病人除服药外，应嘱其低盐饮食或短期忌盐（当视血电解质情况而定）。

有些肝硬化腹水病人，往往有食道静脉曲张，在后期可引起大出血死亡。因此，用温燥药，如附子、肉桂等要慎之。本方所用官桂，是取"膀胱化气加官桂"之意也，但也不能久用。

　　治疗晚期血吸虫性肝硬化腹水方药甚多，治法主要是攻攻补补，补补攻攻，先攻后补或先补后攻，或攻补兼施等。总之，临床上应根据病情而定，我所举例方较稳妥有效。民间验方：甘遂粉 0.6 克，每天 2 次，空腹服下，以知为度；马鞭草 30 克、半边莲 30 克水煎服，每日 1 剂。

第六章　肾系疾病

一、遗　尿

肾气不足证

【病因病机】肾气不足，膀胱约束失司。

【主症】自幼入夜遗尿，迄今未愈。

【治则】补益肾气。

大熟地 9 克　生黄芪 12 克　煅龙牡各 15 克　五味子 3 克 覆盆子 12 克　益智仁 9 克　补骨脂 12 克　桑螵蛸 12 克

【按】小儿遗尿一般收效较慢，西医也无理想药品。可一面服上方，一面佐以针灸。也可不服汤药，改服五子补肾丸，每晚 9 克。我在江苏医院工作时，给服补骨脂粉，每晚 3 克，有时效果尚可（因长期服煎药太不经济）。一般来说，此症到发育时期即不治自愈。民间验方：蚕茧 10 克、乌梅 10 克、红枣 3 枚水煎服；或桑螵蛸 12 克水煎服；或补骨脂 6 克，每晚吞服。

二、遗　精

肾气不固证

【病因病机】肾阴不足，精关不固。

岐黄之术自有传承

【主症】入夜遗精，或有梦或无梦。头昏腰酸，脉细，苔少。

【治则】益肾固精。

大熟地 9 克　　淮山药 9 克　　煅龙牡 各 15 克　　潼蒺藜 12 克　芡实 12 克　　远志苗 4.5 克　　菟丝子 12 克　　五味子 3 克　　金樱子 12 克（去毛）　　石莲子 10 枚

【按】不因性生活而精液遗泄的病症，称为遗精。其中有梦而遗精的名为梦遗；无梦而遗精，甚至清醒时精液流出者名为滑精。《景岳全书·遗精篇》说："梦遗滑精，总皆失精之病，虽其证有不同，而所致之本则一。"说明二者之病因基本是一致的。必须指出：凡成年未婚男子，或婚后夫妻分居者，一月遗精 1～2 次，属生理现象，即《景岳全书·遗精篇》所谓："有壮年气盛，久节房欲而遗者，此满而溢者也。"

遗精一症，中医认为：有梦为相火旺，治法是滋肾降火，用知柏地黄丸加减；无梦为肾亏，治法是益肾固精，即上述例方。实际上有梦、无梦与辨证意义并不十分大。若病人有面部升火现象，或身体壮实者，上方去五味子、潼蒺藜，加川黄柏 6 克、肥知母 6 克可也。这种慢性病，不需常服煎剂，可改服六味地黄丸、金锁固精丸各 90 克，和匀早晚各服 9 克。

三、阳　痿

肾阳不足证

【病因病机】肾阳不足。

【主症】始而遗精早泄，继之阳事不振，已有年余。

【治则】益肾壮阳。

大熟地 12 克　淫羊藿 15 克　琐阳 9 克　仙茅 9 克　阳起石 12 克　海狗肾 9 克

【按】平时身体衰弱，或精神紧张，或有慢性前列腺炎等均可引起本证，一般服本方尚有效。除服煎药外，另再把上方加至 10 倍剂量，配制成丸嘱病家常服。

方中海狗肾昂贵，可根据患者经济情况决定取舍；西药有淫羊藿酊，也有一定效用；还可嘱患者服羊睾丸。另有一种病人，不是阳痿，但查男子精液无精子或少，或精子成活率少，不能生育，也可服羊睾丸，并可常服鱼籽。亦可配丸药常服，处方如下：大熟地 120 克，琐阳 90 克，菟丝子 120 克，补骨脂 120 克，淮山药 90 克，苁蓉 90 克，鹿角片 90 克，海狗肾 90 克。上味研末，水泛为丸，每晨晚服 9 克。

四、水　肿

1. 风水泛滥证

【病因病机】风湿相搏于肺脾。

【主症】面浮肢肿腹胀，发热少汗，咳嗽有痰，小水不多，大便自调，脉小数，舌苔薄。

【治则】疏风肃肺，健脾利水。

麻黄 1.5 克　桂枝木 1.5 克　猪茯苓皮各 12 克　福泽泻 9 克车前子 12 克　防风己各 4.5 克　杏薏仁各 9 克　川黄柏 6 克　冬瓜皮 12 克　玉米须 12 克　炒白术 6 克

【按】水肿乃指体内水液潴留，泛滥肌肤，引起眼睑、头面、四肢、腹背甚至全身浮肿，严重者可伴有胸水、腹水等。《丹溪心法·水肿》指出："若遍身肿，烦渴，小便赤涩，大便闭，此属阳水；若遍身肿，不烦渴，大便溏，小便少，不赤涩，此属阴水。"《医宗必读·水肿胀满》提出："阳证必热，热者多实；阴证必寒，寒者多虚。"本证相当于西医的急性肾炎。《金匮要略》称："风水其脉自浮，外证骨节疼痛，恶风。"风邪外袭，气机不利，风湿相博，其浮肿自上而下，故用宣肺利水法治疗，即所谓"开鬼门（指发汗）洁净府（指利大小便）"。方中麻黄 1.5 克，就是出汗解表法；服药 2 剂后，病情好转，即不要再用麻黄、桂枝，而加炒白术 6 克等健脾之品巩固治疗；遇有发热、面浮、目胞浮肿，小溲短少等患者，首先就要考虑"急性肾炎"，应先检查尿常规。如尿常规检查有蛋白，再加上管型，就可诊断为急性肾炎。

民间验方：益母草 60～120 克，或用浮萍草 30 克、车前草 30 克、白茅根 30 克，水煎服。

2. 肾阴不足，湿热下注证

【病因病机】肾阴不足，湿热下注。

【主症】面部浮肿，小腹有胀感，小溲混赤不爽，脉濡滑，苔薄腻。

【治则】滋肾化湿。

大生地 9 克　川黄柏 6 克　福泽泻 9 克　车前子 12 克（包）生薏仁 15 克　猪茯苓皮各 12 克　肥知母 4.5 克　玉米须 12 克防风己各 4.5 克　冬瓜皮 12 克

【按】临床上遇此类患者，应首先查尿常规。若尿蛋白

（＋）或有脓细胞等，那么病机即可写"肾阴不足，湿热下注"（即西医的急性肾炎）；黄柏、知母、生地滋肾，黄柏利下焦湿热，治疗急性肾炎，黄柏不能少。如果患者胸闷、不思纳谷，可去生地、知母，加炒茅白术各4.5克，青陈皮各4.5克。这类病人，查小便有蛋白，有些有管型（＋），但症状不明显，所以要查尿常规；以后可服知柏地黄丸，每晨、晚各服6克。

3. 脾肾两虚证

【病因病机】脾肾两虚，湿热有余。

【主症】面浮肢肿日久，小溲不多，大便自调，头昏腰酸，疲劳肢倦，食欲不振，脉濡细，舌苔薄。病延半年。

【治则】健脾滋肾，渗利湿热。

炒茅白术各6克　净萸肉6克　淮山药9克　菟丝子12克
川续断9克　厚杜仲9克　生黄芪15克　芡实12克　川黄柏6克
云茯苓12克　玉米须12克

【按】有肾炎史的病人，首先应化验小便，观察尿蛋白情况。本证相当于西医的慢性肾炎，属脾肾阳虚，不能制水。每于脾虚日久，延变而成。肾者，胃之关，藏命门之火，肾阳不振，不能温煦脾胃，以致运化无权，阴霾内生，治当取"离照当空，阴霾自消"。患者如果食欲很好，可去茅术，加大熟地12克。

慢性肾炎为什么中医说是脾肾两虚？因为中医认为：脾主四肢，脾虚不能运化湿浊即肿；本方的重点是补肾，补脾次之，略佐渗利湿热之品，如黄柏、云茯苓、玉米须；黄芪可重用。还有一种治疗办法，黄芪每日30克，加红枣30

克、大米 60 克煮粥服，称黄芪粥，不过一定要常服。有时病人自觉无症状，但检查小便仍有蛋白，可常服桂附八味丸，每次 6 克，每天 2 次。最好是服济生肾气丸（即桂附八味丸加牛膝、车前子），每次 6 克，每天 2 次。

大医精诚 万世师表

第七章　气血津液疾病及其他

一、淋　浊

1. 热淋证

【**病因病机**】肾阴不足，湿热下注。

【**主症**】小溲频数不爽，其色浑黄，溺时管痛，腰间酸楚，胃纳如常，脉濡，苔薄腻。

【**治则**】滋肾利湿。

大生地 9 克　川黄柏 6 克　福泽泻 9 克　正滑石 12 克　甘草梢 3 克　萹蓄草 9 克　方木通 3 克　黑山栀 4.5 克　猪茯苓各 9 克玉米须 12 克　车前子 12 克（包）

【**按**】《金匮要略·消渴小便不利淋病篇》描述："淋之为病，小便如粟状，小腹弦急，痛引齐中。"其病因，《诸病源候论·淋病诸候》谓："诸淋者，由肾虚而膀胱热故也。"后世医家认为，本病多由于热积膀胱，但亦有由于气郁或肾虚而发者。其治疗基本原则是：实则清利，虚者补益。本证当属实证，故治疗以八正散加减。

中医所谓淋浊，类似西医的"肾盂肾炎或尿路感染"。因此，遇有此类病人，首先要查尿常规。如尿常规示：蛋白尿、脓细胞、红细胞，即可能是肾盂肾炎。诊断肾盂肾炎，还要做尿培养加药敏，以明确临床诊断。但无论是肾盂肾炎还是尿路感染。本方均可应用，所谓"有是证，用是方"是也。

若患者有胸闷、胃呆，可去生地、山栀，加炒茅术 4.5克、炒薏仁 15 克（茅术、黄柏加牛膝是三妙丸。茅术燥中焦之湿，黄柏利下焦湿热，是常用药）。

民间验方：车前子（包）30 克、萹蓄草 30 克水煎服；或鸭跖草 30 克、海金沙 30 克，或蒲公英 30 克、白茅根 15克，水煎服。

2. 白浊证

【**病因病机**】肾阴不足，湿热凝结下焦。

【**主症**】小溲乳白，如米泔水样，头昏腰酸，脉象濡滑，舌苔薄腻。

方用萆薢分清饮加减：粉萆薢 12 克　福泽泻 9 克　猪茯苓各 12 克　甘草梢 3 克　车前子 12 克（包）　正滑石 12 克　台乌药 4.5 克　生薏仁 15 克　青升麻 1.5 克　玉米须 12 克

【**按**】中医"白浊"，西医谓"乳糜尿"。乳糜尿如果时间长，身体虚弱，可用补中益气汤加减。如用补中益气汤，病案中病机就要改为中气不足，湿热乘虚下注，拟补中益气汤加减。附方如下：炒潞党参 9 克，生黄芪 9 克，炒白术 6克，炒柴胡 1.5 克，升麻 1.5 克，陈橘皮 4.5 克，炙甘草 2.4 克，粉萆薢 12 克，生、熟薏仁各 9 克，云茯苓 9 克，玉米须 12 克。

民间验方：荠菜花、龙须草、飞廉任选 1~2 种，各 60克，水煎服。

大医精诚 万世师表

3. 石淋证

【病因病机】湿热郁结下焦，热迫血分，膀胱宣化失司。

【主症】小溲勤迫，挟有血丝，淋沥不净，溺时管痛，上引小腹及腰部，脉濡，苔薄。

【治则】渗利湿热。

粉草薢 12 克　福泽泻 9 克　猪茯苓各 12 克　生甘草梢 3 克　正滑石 12 克　黑山栀 4.5 克　丹皮炭 4.5 克　小蓟炭 9 克　方通草 3 克　海金沙 12 克（包）

【按】石淋是指尿中时挟砂石，小便艰涩，或排尿时突然中断，尿道窘迫疼痛，小腹拘急，或腰腹绞痛难忍，尿中带血，此乃湿热下注，煎熬尿液，结为砂石，故为石淋。据临床体会，小溲有血丝，溺时疼痛至小腹及腰部，很可能是膀胱结石或输尿管结石。如果已有小石块从小便而出，那么很明显是结石症了，亦即中医所谓"石淋"也。

原方可加金钱草 24 克。如果病人已确诊为"输尿管结石"，可嘱病家在服药后经常跳蹦，以利结石下行；同时予以金钱草 60 克、海金沙 30 克，或车前草 30 克、生鸡内金 6 克，或鱼脑石粉 15 克、元明粉 12 克、玄胡索 12 克、广木香 10 克研末，每次 3 克，每天 3 次；或两头尖 30 粒、牛膝 10 克、炮山甲 10 克、当归尾 10 克、川楝子 10 克、京赤芍 12 克、大麦冬 12 克，水煎服；若药后血尿已止，可去丹皮炭、小蓟炭，加车前子（包）12 克、生薏仁 15 克。若复诊时患者告知：小便中已有小结石利下，则病案中病机当改为"湿浊凝结为石，膀胱宣化失司"；如果患者溺时疼痛剧烈，原方可加琥珀粉 0.9 克，每天 2 次，吞服。若没有结石利下，中医当谓之"血淋"。

岐黄之术自有传承

4. 膏淋证

【病因病机】肾阴暗亏，精关不固。

【主症】溲后有白色黏液，淋沥不净，头昏腰酸，脉细，舌苔少。

【治则】益肾固精。

大熟地 9 克（盐水炒）　净萸肉 9 克（盐水炒）　淮山药 9 克
菟丝子 12 克　芡实 12 克　潼蒺藜 12 克（盐水炒）　云茯苓 9 克
桑螵蛸 12 克（盐水炒）　石莲子 10 枚

【按】本证与遗精有区别。相当于西医的"前列腺炎"。本病还可以有小腹坠胀感，此时可加台乌药 4.5 克；且在治法下面还可以加一句："六味地黄汤加减"。由于本病是慢性病，短期内不易收效，若患者不服煎药或服煎药不便，也可用六味地黄丸与金锁固精丸等量和匀，每次 9 克，每天 2 次。

二、消　渴

肺胃燥热证

【病因病机】多饮属肺，善饥属胃，溲多属肾，肾虚火炎，消烁肺金，胃受其制，消渴症也。

【主症】食后易饥，口渴引饮，小便增多，日形消瘦，头昏疲劳，脉细数，舌苔薄。

【治则】滋阴固肾。

方用六味地黄汤加减：大生地 12 克　淮山药 9 克　净萸肉 9 克　云茯苓 9 克　川黄柏 6 克　天花粉 15 克　川石斛 12 克
生黄芪 9 克　芡实 12 克　肥知母 4.5 克　石莲子 10 枚

大医精诚 万世师表

【按】消渴是以多饮、多食、多尿、身体消瘦，或尿浊、尿有甜味为特征为病证。《古今录验》说："渴而饮水多，小便数，有脂，似麸片甜者，皆是消渴病也。"消渴一证，西医名为"糖尿病"。古人以口渴善饮属上消，多食善饥为中消，溲多为下消，又有"小溲如膏曰下消。饮一溲二为下消，死不治"之说，把"消渴"分为上、中、下三消癥，其实不越阴亏阳亢，津涸热淫，即基本病机是阴虚为本，燥热为标。根据其临床所见，糖尿病大多有多饮、多食、多尿"三多"症状。当临床上遇到此种"三多"症状，应当首先嘱病人查空腹血糖、餐后2小时血糖和糖化血红蛋白，据其结果来确定诊断。《外台秘要》有"消渴病人小便至甜"之说，说明我国唐朝对本病即有认识。本病还有"脾瘅、消瘅、肺消、膈消、消中"等名称。《黄帝内经素问·气厥论》还有："大肠移热于胃，善食而瘦，又谓之食亦"之说。

民间验方：猪胰一具、山药30克煎服；或僵蚕研末，每次3枚，每天2次。

三、吐　血

1. 热伤胃络证

【病因病机】脉络瘀滞，络伤血溢。

【主症】向有脘痛，经常举发，猝然巨口吐血，鲜紫夹杂，盈碗盈盆，脉象滑数，舌苔薄黄。

【治则】清胃泻火，化瘀止血。

方用犀角地黄汤加减：鲜生地 30克　京赤芍 6克　丹皮

炭 6 克　仙鹤草 9 克　茜根炭 9 克　小蓟炭 9 克　清阿胶 12 克（烊冲）　蒲黄炭 2.4 克　黑山栀 6 克　藕节炭 9 克　十灰散 12 克（包入煎，或温水先下）

【按】吐血，是指胃部出血，可由饮食不节，胃中积热，或肝郁化火，脉络瘀滞，逆乘于胃，阳络损伤所致。在治法上，以降逆清火止血为大法。清代缪仲淳认为，治吐血有三诀："宜行血不宜止血"，行血乃使血循经络不致瘀蓄；"宜补肝不宜伐肝"，伐肝则损肝之体，使肝愈虚而血不藏；"宜降气不宜降火"，气有余便是火，故降气即所以降火。缪氏之论，是有一定参考价值。

我在临床应用中，对吐血病人大多采用安络止血法。方选犀角地黄汤加减，而重用鲜生地。根据病情，鲜生地可用至 90 克；若无鲜生地，可用生地炭 15 克。

胃出血病人，根据近年来临床所见，大多属于"食道静脉曲张破裂出血"（胃溃疡出血，大多是大便酱色者为多），易死亡，需配合西医抢救。

在临床上，也有因"劳力伤络或暴饮暴食"而引起大量出血者。1956 年，我在丹阳纱厂工作，和束球暑同志俩人骑自行车由访仙桥回丹阳，途中遇暴雨，车黏泥土难行，后来雨过天晴，气候闷热，汗出如雨，及至赶到纱厂，口渴饮一杯开水，旋至食堂吃面一碗，未几即呕吐食物，继之大口吐血，约一碗余。未服药，即卧床休息而血自止。当时怀疑胃溃疡出血，越日到丹阳人民医院查大便隐血阴性，未找到出血原因。后来我想：一定是空腹喝了滚开水烫伤胃或食道黏膜血管而出血。

治吐血方药很多，但大多采用降逆清火、止血安络法。

缪仲淳虽有"宜行血不宜止血，宜补肝不宜伐肝，宜降气不宜降火"之说，但巨口吐血病人，大多猝然发作，此时急则治标，以止血安络为主。止血药大多偏于寒凉（炙炭使用），因此止血药实际上即清火之意。

至于降逆法，我是这样使用的：若吐血病人兼有大便秘结者，在止血方药中加大黄炭9克。至于行血、补肝、降气之说，我在临床上很少应用，我认为即使使用，也只能配伍1~2味。如果肝气之火上逆，胃络受伤而出血，并有胁痛、善怒等症者，可考虑这种治法，如丹栀逍遥散去云茯苓、生姜、薄荷、白术，加小蓟炭9克、茜根炭9克等。

2. 胃络瘀阻证

【病因病机】暴痛在经，久痛在络，络伤血溢。

【主症】脘痛有年，痛时按之则舒，得食亦可较安。猝然呕吐鲜血，挟有紫块，大便溏薄如酱色，面色不华，脉濡细，舌苔薄。

【治则】止血安络。

生地炭 15 克　　白术炭 9 克　　小蓟炭 9 克　　蒲黄炒阿胶 12 克　仙鹤草 9 克　　白及片 9 克　　乌贼骨 12 克　　丹皮炭 6 克　　地榆炭 12 克　侧柏炭 12 克　　藕节炭 9 克

另：乌贼骨粉 30 克、白及粉 60 克，和匀再研极细末，每次 6 克，每天 3 次。

【按】本证病人多向有脘痛，而且痛时按之较舒，得食亦安，很似"胃、十二指肠溃疡"出血，用上方颇效。省农林厅一同志患胃溃疡，大便呈酱色，隐血试验强阳性，嘱其住院未住，服乌贼骨白及粉而愈。

如吐血甚多而有虚脱现象者，可用独参汤。即别直参 9 克煎浓汁先服。亦可不用别直参，在原方内加入潞党参 15 克、炙黄芪 15 克。

四、溲　血

阴虚火旺，络伤血溢证

【病因病机】肾阴不足，君相之火下移。

【主症】小溲带血，溺管不痛，腰间酸楚，脉细数，舌红苔少。

【治则】育阴降火。

大生地 12 克　黄柏炭 4.5 克　阿胶珠 9 克　蒲黄炭 4.5 克 大龟板 15 克（先煎）　生甘草 3 克　云茯苓 9 克　小蓟炭 4.5 克 黑山栀 4.5 克　藕节炭 9 克

【按】溺血之症，痛者为血淋，不痛者为尿血。溲血乃湿热下注膀胱，热盛伤络，迫血妄行，以致小便涩痛有血；血块堵塞尿道路，故疼痛满急加剧。本证还可加上川连 0.9 克；如药后尿血已止，可去蒲黄炭、小蓟炭、藕节炭、黑山栀，加净萸肉 6 克、淮山药 9 克、女贞子 12 克、旱莲草 9 克。

五、便　血

湿热蕴结证

【病因病机】湿热下注大肠，灼伤阴络，脾虚不能摄血。

【**主症**】便后出血如注，其色鲜红，大便不畅，胃纳如常，脉濡，舌苔薄。

【**治则**】清热化湿，健脾摄血。

荆防炭各 3 克　地榆炭 12 克　侧柏炭 12 克　槐花 9 克　生地炭 12 克　小蓟炭 9 克　炒白术 9 克　当归炭 9 克　茜草炭 9 克　干荷叶炭 9 克

【**按**】凡血从大便而下，在大便前后下血，或单纯下血者，统称为便血。

《金匮要略》有远血、近血之分。张景岳指出："血在便后来者，其来远，远者或在小肠或在胃；血在便前来者，其来近，近者或在广肠或在肛门。"《证治要诀》认为："血清而色鲜者为肠风，浊而黯者为脏毒。"其实，便血大多在便后，至于"肠风、脏毒"之说，是中医的一个病名。据临床观察，血色鲜红或夹有紫黯者，大多是局部病灶，即广肠（大肠、直肠）、肛门；如血色黯晦或如酱色，则大多是胃或小肠。

本病多由脾虚不能统摄，或湿热下注大肠，损伤阴络所致，治法上以补脾益气、清热化湿为基本原则。本证相当于内痔、肛门裂、直肠息肉等引起的便血，也有因直肠溃疡引起出血者，均可加减使用本方。中医对便血分劳倦内伤与湿热蕴蒸，本方是两种原因并治。如白术健脾，生地、槐花、地榆、侧柏炭等清热化湿止血，其中地榆炭为大便出血不可少之主药。

临床上治疗便血，在上述例方基础上，根据其证情，随症加减。如因出血久而面无华色，神疲、肢倦、懒言、便溏、脉细等，用归脾汤加减；便血延久，引起脱肛者，用补中益气汤加减；便血引起脾虚中寒，出现脉细、神疲、肢寒者，当用黄土汤加减；便血鲜红，大便不畅，则当用赤小豆当归散合地榆散复方加减；血下如溅（肠风），舌红脉数，用槐花散或唐氏槐角丸加减；血下污浊（脏毒），当地榆散加茅术、黄柏清热化湿。如偏于脾虚贫血，症见面黄，便溏、食欲不振，加白术、黄芪；便不溏稀者，再加当归；偏于湿热者（如痔疾者）加川黄柏；有下坠脱肛者，加用补中益气丸，或在例方内加青升麻 2.4 克，或柴胡 2.4 克，或乌梅肉 9 克；或加用榆槐脏连丸（或脏连丸），每晚服 9 克。

便血病人，经过上述治疗，若症状不减，仍然每日 3～5 次，便血甚多，鲜紫夹杂，则须进行肠镜等检查确诊。另：有些子宫癌病人，至后期转移到大肠，或直肠癌患者，都可以出现便血，这类患者，需谨慎对待。

六、咳　血

1. 风热犯肺证

【**病因病机**】风热伤肺，化火伤阴，络脉受损。

【**主症**】咳嗽痰中带血，咽喉作痒，口干鼻燥，脉浮数，舌红苔薄。

【**治则**】清肺止咳而安血络。

冬桑叶 9 克　光杏仁 9 克　川贝母 3 克（杵）　丹皮炭 6 克瓜蒌皮 12 克　小蓟炭 9 克　茜根炭 9 克　仙鹤草 9 克　枇杷叶 9 克　藕节炭 9 克　黑山栀 6 克

【**按**】咳血多由肺而来，经气道咳嗽而出，痰血相兼，

大医精诚 万世师表

或痰中挟有血丝，或纯血鲜红，间夹泡沫，均称为咳血。也有称之谓嗽血者。《丹溪心法·咳血》说："咳血者，嗽出痰内有血者。"《症因脉治·嗽血论》说："咳血即嗽血。"咳血总由肺络受损所致，因肺为娇脏，又为脏腑之华盖，喜润恶燥，喜清恶浊，耐寒热，故邪气犯肺，使肺失清肃发为咳嗽，损伤肺络，血溢脉外，则为咳血。在治法上，主要采取清热润肺，或平肝止血等法。

此证咳血系肺阴不足，复感风热燥邪而致咳嗽痰中带血者。所以，治疗以桑杏汤加减。桑杏汤见《温病条辨》，组成：桑叶、杏仁、沙参、象贝、豆豉、栀皮、梨皮。

2. 肝火犯肺证

【病因病机】 肝脉络于两胁，肝火偏旺，火邪迫肺，肺阴受耗，灼伤阳络。

【主症】 两胁经常隐痛，近来咳嗽痰中挟血，有时纯血鲜红，易于烦躁动怒，大便干燥，脉弦数，舌苔薄黄。

【治则】 清肝润肺，安络止血。

桑白皮 9 克　　瓜蒌皮 12 克　　黛蛤散 9 克（包）　茜根炭 9 克
小蓟炭 9 克　　阿胶珠 9 克　　仙鹤草 9 克　　参三七粉 1.5 克（冲服）
丹皮炭 6 克　　生竹茹 4.5 克　　藕节炭 9 克

【按】 本证乃肝火上逆犯肺，使肺失清肃，肺络受损，故咳嗽痰中挟血，有时纯血鲜红，肝之脉络布于胁肋，肝火偏亢，脉络壅滞，故两胁经常隐痛。脉弦数，舌苔薄黄均为肝火偏亢之佐证。所以，治疗以泻白散加减，清泻肺热，清肺化痰，清肝凉血，泻火止血。泻白散见于《小儿药证直诀》，处方为：桑白皮、地骨皮、甘草、粳米。

本证属于木火刑金。两胁痛，易于烦躁、善怒等症，是肝火旺见象。

七、咯 血

阴虚肺热证

【**病因病机**】肺阴素虚，心肝之火上升，络脉受损，络伤血溢。

【**主症**】经常咳嗽，痰中挟血，近来猝然巨口咯红，盈碗盈盆，面部升火，脉细数，舌质红，苔薄。

【**治则**】滋阴降火，清金安络。

方用沙参麦冬汤合犀角地黄汤复方加减：北沙参 12 克　天麦冬各 9 克　生地炭 15 克　参三七粉 1.8 克（冲服）　清阿胶 12 克　蒲黄炭 2.4 克　茜根炭 9 克　小蓟炭 9 克　仙鹤草 9 克　京赤芍 6 克　丹皮炭 6 克　藕汁 30 克（冲服）

【**按**】咯血以血一咯即出为主症。病久阴虚肺热，肺失清肃，肺络受损，则咳嗽，痰中挟血；火热灼肺，络伤血溢脉外，故病程中可猝然巨口咯红，盈碗盈盆，面部升火，舌质红，苔薄乃阴虚有热之象。本证类似西医的支气管扩张症。

支气管扩张病人经常咳嗽出血，但 X 线检查，不一定查出病灶，有时需作碘油造影或胸部 CT 才能确诊。原江苏省劳动厅厅长许靖，原来确诊为："支气管扩张症"，每次吐血服上方即止，以后复查发现肺底有一包囊状物，经军区总院手术根治后，近两年未发作。所以，诊断一个疾病的诊断很

大医精诚万世师表

是不易。

患者如果服以上方后血不止，原方可去生地炭，加鲜生地 60 克；若经济条件许可，亦可加犀角尖 1.8 克，磨细冲服；如经常吐血身体衰弱，而最近又大口吐血，出现自汗、气急、颧红等亡阴证象，原方可加入生脉散（即原方加五味子 3 克），再加煅龙骨 15 克、煅牡蛎 15 克。

八、衄　血

1. 鼻衄　风热犯肺证

【病因病机】鼻为肺窍，阳明经脉上交鼻额，肺有蕴热，阴液被耗，血热妄行，上循其窍而为衄血。

【主症】鼻衄经常举发，口干鼻燥，脉细数，舌红苔薄。

【治则】清肺止血。

冬桑叶9克　杭菊花9克　乌元参9克　大麦冬9克　黑山栀6克　丹皮炭6克　小蓟炭9克　茜根炭9克　藕节炭9克白茅花9克（炒黑，包）

【按】衄血是指鼻、齿龈、耳、舌以及皮肤等不因外伤而出血的病症。由于出血部位不同，所以有齿衄、鼻衄、舌衄等名称。

鼻为肺窍，齿龈属胃络，肺胃热盛，迫血妄行，或肝肾阴虚，虚火上炎，损伤脉络，血溢于上而成衄血。在治法上，大多以养阴、清热、止血为基本原则。

临床上常见的鼻衄，以小儿为多，亦有大人因饮酒过度，胃热熏蒸，迫血妄行所致，均可服用本方。药后如鼻衄不止，原方可去桑叶、菊花，加生地炭 12 克、阿胶珠 9 克；小儿经常鼻衄，如出血不多，除服以上煎药外，可用白茅花（炒黑，包） 15 克、藕节 5 个、豆腐一块蒸熟，饮汤吃豆腐，可连续服 2～3 天；鼻衄病人如口渴引饮，鼻燥烦热，脉洪数，舌红，苔薄黄，是阳明热盛，消灼阴液之肺胃蕴热证，可用玉女煎加减：生石膏 18 克，肥知母 9 克，生地炭 15 克，大麦冬 9 克，丹皮炭 6 克，小蓟炭 9 克，茜根炭 9 克，藕节炭 9 克，白茅花（炒黑包） 12 克。

2. 齿衄　脾胃蕴热证

【病因病机】齿龈属胃，胃热炽盛，上循其络，络伤血溢。

【主症】齿衄血色鲜红，齿龈红肿疼痛，大便秘结，脉小数，舌苔薄。

【治则】清胃泻火。

生地炭 15 克　丹皮炭 6 克　京赤芍 6 克　上川连 1.5 克（酒炒）　小蓟炭 9 克　茜根炭 9 克　黑山栀 6 克　肥知母 4.5 克　藕节炭 9 克　大黄炭 9 克

【按】齿龈出血为齿衄。因阳明经脉入于齿龈，下龈属手阳明，上龈属足阳明。齿为骨之余，故齿衄主要与脾胃及肾的病变有关。当胃火炽盛，循阳明经脉上熏，以致齿龈红肿疼痛，络损血溢，则齿龈出血。治疗当清胃泻火，凉血止血。本证用加味清胃散加减（加味清胃散，出自李东垣《脾胃论》，组成：生地、犀角、丹皮、连翘、黄连、当归、甘草）。

齿衄，中医亦名牙宣。在西医来说，血小板减少症、维生素 C 缺乏症、白血病等均可导致。除白血病外，血小板减少症亦比较难以治愈，维生素 C 缺乏症可以治愈。本证病人有齿龈红肿疼痛，属于胃火上升，不属于西医上面说的几种病，亦不属于中医所谓"牙宣"。牙宣病人没有齿龈红肿疼痛。

对临床上出现齿衄的病人，需要注意三种病，一是血小板减少性紫癜；二是白血病；三是再生障碍性贫血。兹将其治疗情况分述如下：

（1）白血病

发热有汗，口干喜饮，头昏耳鸣，面色苍白乏力，齿衄鼻衄，皮肤有紫癜，口腔破溃，脉细数，舌红苔剥。此乃阴虚阳亢，络伤血溢。法当养阴清热，安络止血。

生地炭 15 克　天麦冬各 9 克　清阿胶 12 克（烊冲）　大龟板 15 克　炙鳖甲 15 克　京赤芍 6 克　丹皮炭 6 克　小蓟炭 9 克　茜根炭 9 克　藕节炭 9 克　连翘心 12 克

另：①黑山栀粉，搐鼻。②生蒲黄 15 克，煎汤漱口。

【按】本为阴虚阳亢，络伤血溢证，所以，治疗予以养阴清热，安络止血。若患者齿衄甚多，生地炭可改用鲜生地 30 克，藕节炭改用鲜藕汁 60 克冲服（若胃部有不适者，可不用鲜藕汁）；口腔破溃者可用柳华散、西黄散各 0.3 克，和匀外吹，或用锡类散、喉症散也可。

白血病在西医学上分类很复杂，其特征是：白细胞增多，周围血液中出现未成熟的白细胞。按病情的缓急，通常分为急性和慢性两种；按白细胞的类型，则分为髓性白血病和淋巴性白血病。

急性白血病多见于儿童和青年，起病急（数周或数月），病程短，预后不良。患者极度贫血、体温高、衰弱，有口腔溃疡及皮肤黏膜出血（即皮肤青紫）。由于血液中缺少正常成熟的白细胞，因而吞噬机能（免疫功能）消失，于是出现严重的进行性贫血，淋巴结和脾脏肿大不甚显著，胸骨常有压痛。诊断主要根据起病急，发热、坏死性咽峡炎和出血倾向，周围血涂片中有大量不成熟的白细胞细胞和骨髓检查来确诊。

慢性白血病起病慢，病程长（2~3 年），患者面色苍白，全身乏力，头昏发热出汗，鼻、齿龈和皮肤等处出血，亦常有腹胀腹泻。胸骨压痛，肝脾淋巴结肿大，脾显著增大，是慢性白血病的特点，临床诊断同样也需要作骨髓检查确诊。

白血病我在临床上治疗过几十例。若治疗得当，可以延长生命。大部分慢性白血病患者，经过治疗，虽然有贫血现象，但能饮食如常，做一般轻工作。白血病可分为阴虚型、阴阳两虚型、瘀血型、温热型、阳虚型等。①阴虚型，即本证型；②阴阳两虚型：面色㿠白，乏力、自汗盗汗、出血发热、骨节酸痛、形寒潮热、脉沉细或数、舌质淡等，处方可用党参、黄芪、当归、白术、白芍、鳖甲、阿胶、熟地炭、补骨脂、炙甘草，亦可常服牛骨髓、胎盘等；③瘀血型：肝脾肿大、大便发黑、胸痞、关节痛，妇女可出现月经过多等，用药如生熟地炭、当归、赤芍、阿胶、蒲黄炭、陈棕炭、血余炭（月经不多者，不用陈棕、血余）、地榆炭、侧柏炭（大便不黑不用）、陈皮、炒白术、制首乌等；④湿热型：高热神昏，四肢有出血点，甚则尿血、便血，口干而渴，脉数舌绛等。用药按温病治则处理，如：鲜生地、京赤芍、丹皮炭、小蓟炭、茜根炭、清阿胶、蒲黄炭、鲜藕汁、黑山栀、安宫牛黄丸或紫雪丹等（白细胞偏低者，紫雪丹慎用），亦可加用连翘心；⑤阳虚型者，如鼻衄、齿衄不多，可酌情在阴阳两虚型处方中，加附子2.4克、鹿角胶或片9克。根据我多年临床体会，白血病很难治愈，以阴阳两虚型居多，只要根据其临床症状辨证施治，对改善临床症状，提高生活质量，具有非常重要的作用。

（2）血小板减少症（紫癜）

经常鼻衄，牙龈出血，全身皮肤有紫癜，面少华色，神疲乏力，脉细数，舌质红。热壅脉络，迫血妄行。拟犀角地黄汤加减。

鲜生地30克　京赤芍6克　粉丹皮6克　仙鹤草9克　小蓟炭9克　茜根炭9克　清阿胶12克（烊冲）蒲黄炭2.4克　明天冬9克　连翘心12克　藕节炭9克　红枣3枚

【按】血液溢于肌肤之间，皮肤表现出血点、青紫斑、斑块者称之谓紫斑或紫癜，也有称肌衄、葡萄疫者。《医宗金鉴·失血总括》说："皮肤出血曰肌衄。"《外科正宗·葡萄疫》说："感受四时不正之气，郁于皮肤不散，结成大小青紫斑点，色若葡萄，发在遍体头面，……邪毒传胃，牙龈出血，久则虚人，斑渐方退。"本证乃热壅脉络，迫血妄行，血出于肌腠之间，故见青紫斑点或斑块；若热毒极甚，损伤鼻、齿、肠、胃等处之脉络，则可伴见鼻衄、齿衄、便血、尿血；随病程发展，可出现精神萎靡，食少，脉细弱，原方可去鲜生地，加生熟地炭各12克、西当归6克、炙黄芪30克、龟板胶12克（如缺龟板胶，可改用大龟板24克）；若出血不涌，而身体衰弱，不思纳谷。原方可去鲜生地、清阿胶、连翘心、蒲黄炭，加炒潞党参 12 克、炙黄芪 30 克、西当归 6 克、炒白术 6 克、熟地炭 12 克；如鼻衄较多，原方加白茅花（炒黑，包）9 克。

　　西医将血小板减少症分为原发性和继发性两种。前者原因尚未明了，多发于青年人或妇女，后者多见于其他血液病和慢性肝病、肝硬化等。原发性血小板减少性紫癜，主要是皮肤和黏膜多发性出血，如鼻、牙龈、子宫、消化道或皮肤的溢血。内脏出血有时可危及生命。清代张石顽氏，著有《张氏医通》谓："衄血种种，各有所从，不独出于鼻者为衄也……如诸窍一齐涌出……肝肾疲极，五脏内崩也，多不可治。"这类患者，平时若轻微碰伤，常能引起明显的皮下出血，脾脏常有肿大，血液检查：红白细胞无明显变化，血小板显著减少，出血时间显著延长，血凝时间正常，止血带（束臂试验）试验阳性。

　　临床上还有一种过敏性紫癜（出血性毛细血管中毒病），是变态反应性疾病，主要由于血管壁渗透性和脆性增高所致。患者有紫癜，如丘疹状，多见于下肢关节附近，很少有大量出血和鼻、齿衄等情况。查血小板及血凝时间正常，如服中药，将所举例方减轻剂量即可。

　　（3）再生障碍性贫血

　　面少华色，爪甲苍白，头昏耳鸣，神疲乏力，易于心悸怔忡，食欲不振，脉象濡细，舌质淡白。一派气血两虚见象，血虚则气少，气虚则不能生血。法当益气生血，当归补血汤合归脾汤复方加减。

　　炙黄芪 30 克　　西当归 9 克　　炒潞党参 9 克　　炒白术 9 克　　大熟地 12 克　　制首乌 12 克　　炒枣仁 12 克　　远志肉 4.5 克　　鹿角胶 9

大医精诚 万世师表

克　大砂仁 2.4 克（杵）　煨姜 2 片　红枣 3 枚

【按】本证乃脏腑亏损，气血阴阳不足，筋脉百骸失于濡养所引起的一种病症。《医宗金鉴·虚劳总括》说："虚者，阴阳、气血、荣卫、精神、骨髓、津液下足是也。"本病若久延不愈，亦可引起血小板减少而致鼻衄出血，或皮肤有出血点，或有青紫块。若出现这种情况，原方可去鹿角胶、砂仁、白术、党参，加小蓟炭 12 克、茜根炭 9 克，熟地改为生地炭。本证是用补气生血法，亦有用养阴补血法者，药如当归、熟地、首乌、龟板胶、清阿胶、炙鳖甲、枣仁、远志、红枣等。治疗中可增加：①人参粉 1.5 克、鹿茸粉 0.3 克，每晚服；②牛骨髓粉 15 克、河车粉 10 克、参茸粉 0.3 克和匀，每天 3 次；③仙鹤草 60 克、红枣 10 枚水煎服。

九、痹　证

1. 风湿痹阻证

【病因病机】肝肾不足，风寒湿三气杂至合而为痹。

【主症】遍体关节疼痛，游走无定，有时重着麻木，气候阴雨尤甚，脉濡，苔薄腻。

【治则】祛风逐寒，通络化湿。

炒苍术 9 克　香独活 6 克　左秦艽 6 克　西当归 9 克　桂枝尖 3 克　海风藤 9 克　宣木瓜 9 克　威灵仙 9 克　炙乳末各 2.4 克　丝瓜络 9 克　桑寄生 12 克

【按】痹即闭阻不通之意。人体肌表经络受外邪侵袭后，气血不能畅通，引起肢体关节等处疼痛、酸楚、重着麻木等一类疾患，均称为痹证。主要由于风、寒、湿三气侵袭人体，流注经络，致气血不和而成。但三气常有偏胜，故《内经》有"风气胜者为行痹，寒气胜者为痛痹，湿气胜者为着痹"之说。如关节疼痛、游走无定为行痹，治疗以防风汤为主方（防风汤：当归、云苓、秦艽、葛根、杏仁、黄芩、麻黄、甘草）；关节痛处颇剧而有定处，得热则减为痛痹，治疗以乌头汤为主方（乌头汤：川乌、麻黄、芍药、黄芪、甘草）；关节疼痛、重着麻木为湿痹，治疗以薏仁汤为主方（薏仁汤：西当归、麻黄、桂枝、甘草、薏仁、防风、羌独活、川芎、茅术、生姜）。

以上是根据偏胜举例，其实，风寒湿三气杂至，临床上很难截然分开，即使有偏胜症状，亦要根据病情加减，不能生搬硬套。本证用当归养血和营，是"治风先治血，血行风自灭"之意。关节痛病人不易治愈，服3~5剂汤药，症状好转后，可改服小（或大）活络丹，每晚服一粒。并嘱其注意保暖，不受寒凉侵袭，以冀减少发作。

临床上治疗痹证，可以在上述案例处方基础上，根据关节疼痛的具体情况选择药物。我在临床的选药原则是：①上肢多用驱风药，如羌活、独活、姜黄、桂枝尖、防风；②下肢多用逐湿药，如茅术、防己、五加皮、牛膝、宣木瓜；③腰部多用补肝肾活络之品，如杜仲、川续断、寄生、金狗脊、桑寄生、巴戟天；④骨关节疼痛严重伴麻木者：加千年健、寻骨风、追地风、骨碎补、伸筋草、海风藤，若重着麻木较重，可加制川草乌各2.4克、炙草3克。甘草配川草乌，可制其刚烈之性；其次，用川草乌要嘱咐病家煎药（小火）一小时，因川草乌少煎有毒，多煎则毒轻而效果好；

⑤痹证日久不愈，出现气血不足现象，原方可加炙黄芪 9 克（习惯上两肩关节疼痛，抬举不利者，用黄芪 9 克、防风 2.4 克拌炒。《本草》上所谓"相畏相使"，能上达肩背者）；⑥"肝主筋，肾主骨"，肝肾不足，风寒湿三气着络，病久出现腰部酸痛，而有肝肾不足或虚寒现象者，原方可加鹿角片 9 克、淡苁蓉 9 克、金狗脊 12 克；⑦病久气血运行不畅，瘀血凝滞者，可用桃红饮（《类证治裁》方，组成：桃仁、红花、川芎、当归尾、威灵仙），另可加紫丹参、炙地龙、炙乳香、炙全蝎之类；⑧关节痛久治不愈，可在例方基础上，加用虫类药。昔日马培之有用虫类药治关节痛丸方。近年来，南通朱良春亦有用虫类药治关节痛的报道。对久治不愈者，我常在一般处方上酌加虫类药，如：炙蜂房 9 克、乌梢蛇 9 克、蜈蚣 6 克、地鳖虫 6 克、炙全蝎 1.5 克、炙地龙 9 克（地龙常在下肢关节有红肿时使用）。

民间验方：威灵仙或寻骨风 15 克、白酒 500 毫升浸煮，每次 30 毫升，每天 2 次。

2. 风湿热痹证

【**病因速机**】风寒湿久郁化热。

【**主症**】遍体关节疼痛，局部灼热红肿，得冷则舒，活动不能自如，脉滑数，舌苔薄黄。

【**治则**】清热化湿。

方用桂枝白虎汤加减：生石膏 15 克　川桂枝 3 克　肥知母 6 克　海桐皮 12 克　忍冬藤 12 克　川黄柏 9 克　京赤芍 9 克　木防己 9 克　晚蚕沙 12 克（包）　酒桑枝 15 克

【**按**】临床上所遇痹证，如果病程较长，在阴雨天气时，局部关节可有肿胀及活动不利情况。我经常在例一处方上加海桐皮 12 克、川黄柏 9 克（黄柏用于下肢肿胀较好）、忍冬藤 12 克。

我自 1960 年开始感觉两膝关节疼痛，但天晴则愈。至 1963 年，天将下雨时，两手指关节肿胀，不能弯屈，及至 1～2 天后，不服药亦能自愈。关节疼痛属于慢性病，不易治愈，服汤药症状缓解后，可以用药浸酒常服。但开酒药方时，一定要询问病人有无吐血史。有吐血史者，不能服酒药，肝、肺疾患者也属禁忌。

民间外治验方：鲜乌蔹莓或活地龙捣烂，外敷于肿痛关节处；或鲜毛茛叶或威灵仙根（或茎叶）捣烂，外敷约 5 至 6 小时，冬天略长一些，有灼热感即可去之，用消毒针头抽去外敷所发之泡中液体，涂以龙胆紫，纱布包好。

十、痿　证

肝肾亏损证

【病因病机】肝主筋，肾主骨，肝肾亏虚，不能濡养筋骨经脉。

【主症】两足逐渐痿弱不能自用，腰间酸楚，头昏耳鸣，有时梦遗，脉细数，舌红。

【治则】补益肝肾。

方用虎潜丸加减：大熟地 12 克　　西当归 9 克　　大龟板 18 克　怀牛膝 9 克　　厚杜仲 9 克　　琐阳 9 克　　虎骨 9 克　　桑寄生 12 克　肥知母 6 克　　川黄柏 9 克

大医精诚万世师表

【按】痿证是指肢体的筋脉弛缓，手足痿软无力而言，以两足痿软、不能随意运动及行走为多见。下肢大多瘦削枯痿，易于辨认。《素问·痿论篇》有"肺热叶焦，发为痿躄"，又有"五脏使人痿"之说，并从肺主皮毛，心主血脉，肝主筋膜，脾主肌肉，肾主骨髓等关系，将痿证分为：痿躄、脉痿、筋痿、肉痿、骨痿等五种。在病因上大多分为：肺热叶焦、肝肾亏虚、湿热浸淫等三种。在病机上，大多与脾胃津液枯槁有关，故痿证大多属热、属虚。在治疗上，《素问·痿论篇》有："阳明者、五藏六府之海，主润宗筋，宗筋主束骨而利机关也。"《临证指南·痿》邹滋九按："阳明为宗筋之长，阳明虚则宗筋纵，宗筋纵则不能束筋骨以流利机关，此不能步履，痿弱筋缩之症作矣。"故治疗以滋阴清热为原则，亦即"治痿独取阳明"之意。所谓独取阳明，即补后天为治疗原则之意，因肺之津液来源于脾胃，肝肾之精血，亦赖脾胃之不断补充也。

由于肺热熏灼大多得之于温病后期，症见手足不能握物，足不能任地，而有咳呛、口干、脉数、舌红等，治疗宜养肺益胃，如清燥救肺汤（见喻嘉言《医门法律》，组成：桑叶、杏仁、石膏、甘草、麦冬、人参、阿胶、黑芝麻、枇杷叶），益胃汤（见《温病条辨》，组成：沙参、麦冬、生地、玉竹、冰糖）加减（因土为金母，益胃即所以养肺）；肝肾亏虚者，症见下肢痿弱不用，兼有头眩、遗精等症，治疗以虎潜丸为主方（虎潜丸见《丹溪心法》，组成：鹿角、黄柏、知母、熟地、当归、白芍、琐阳、陈皮、虎骨、牛膝）加减；湿热浸淫者，如症见两足痿软或微肿，胸痞，溲赤，面黄等症，治疗以二妙散（茅术、黄柏）或加味二妙散

（见《丹溪心法》，组成：黄柏、茅术、当归、牛膝、防己、萆芥、龟板）加减。

本病与痹证的主要鉴别是：痹证疼痛而痿证不痛。这种慢性病，服汤药难易速效。一旦症状缓解，可改服虎潜丸，每次 9 克，每天 2 次。

十一、月经不调

1. 肝气郁滞证

【病因病机】两乳胁为肝之分野，肝气郁滞，荣卫不和。

【主症】经事每次先期，经前两乳房胀痛，手不可按，经来则舒。脉细弦，舌苔薄。

【治则】疏肝调经。

炒柴胡 4.5 克　　西当归 9 克　　京赤芍 9 克　　川楝子 9 克　　延胡索 9 克　制香附 9 克　黄郁金 9 克　广木香 3 克　白蒺藜 12 克蒲公英 12 克　金橘叶 12 克

【按】本方即逍遥散加减。这种病人（肝气郁滞型月经不调者），每次月经前服上方至经净为止，可以减轻症状。在农村常服煎药困难，可单用蒲公英 12 克、金橘叶 12 克煎汤每日服；也可配合逍遥丸，每日 12 克。

经前乳房胀痛者很多，一般都是性情较为急躁者。有些病人乳房按之有块，即疑为肿瘤。我的体会是：经来乳房胀痛消失，即使仍按之有块，可能是乳腺小叶增生。如果经来后乳房积块仍有疼痛，且按之坚硬，则可能乳癌见象，应请外科确诊（或活检等）治疗。周济仁用望江南子研末，每日服9克，据说对乳腺癌有效，虽病例不多，亦可试服。

2. 血热肝旺证

【病因病机】冲任两伤，血热肝旺。

【主症】经事先期，来则量多有块色深，小腹隐痛，脉弦细，舌苔少。

【治则】养阴摄血。

西当归6克　生地炭12克　大白芍6克　丹参炭9克　陈棕炭9克　血余炭9克　香附炭9克　丹皮炭6克　黄芩炭9克　白术炭9克　炙艾绒4.5克

【按】本证系四物汤加减。这种病人大多见于输卵管结扎后，可于每次经来时服用3~5剂，平时可服养血归脾丸，每晚9克。如有胸闷作恶现象，可去黄芩炭。

3. 气虚血滞，冲任失调证

【病因病机】气血不足，冲任失调。

【主症】经事每次愆期，来则量少色淡，小腹隐痛。面少华色，脉细，苔薄白。

【治则】养血调经。

西当归9克　大白芍6克　大熟地12克　大川芎2.4克　淡吴萸2.4克　制香附9克　广木香3克　紫丹参12克　川桂枝2.4克　杜红花4.5克　生姜2片　红枣3枚

【按】经事不调，中医一般认为先期属热，后期属寒（寒字，应作虚寒理解）。

本证用四物汤加味，重在养血调经，加吴萸、桂枝、生姜偏温之品；若经常小腹隐痛，将生姜改为"守而不走"之炮姜 3 克、炙甘草 3 克亦可；平时可将益母八珍丸、四制香附丸各 90 克和匀，每早晚各服 9 克。

4. 冲任失调证

【病因病机】冲任失调。

【主症】经事先后不一，来则量少，色正，甚则淋漓不净，延绵时日，小腹疼痛。

【治则】调摄冲任。

西当归 9 克　大白芍 6 克　淡吴萸 1.8 克　大熟地 12 克　制香附 9 克　广木香 3 克　益母草 9 克　杜红花 3 克　紫丹参炭 9 克　炙艾绒 3 克　月季花 5 朵

注：经净后，可常服益母八珍丸，每晚 9 克。

5. 寒瘀博结证

【病因病机】荣卫不和，寒瘀搏结。

【主症】每次经前腹痛甚剧，小腹作胀拒按，经来量可色深有块，脉沉迟，苔薄白。

【治则】温化寒瘀。

西当归 9 克　大白芍 9 克　淡吴萸 3 克　广木香 4.5 克　炮姜 3 克　炙甘草 3 克　上肉桂 3 克　延胡索 9 克　制香附 9 克台乌药 9 克　炙艾绒 3 克

【按】中医对痛经的认识，一般认为是寒瘀博结，气滞不通，不通则痛。故用药偏温。又，气为血帅，气行则血行。故方中佐以香附、木香、乌药等理气之品。

本方有衄血者禁服，因有炮姜、吴萸、肉桂等温燥品也。

6. 肝经郁火证

【病因病机】肝阳偏旺，气血不顺注冲任，而反冲激妄行，上溢清窍，有倒经之象。古人谓"天下倒流之水由乎风，人身逆行之血由乎气"。

【主症】月事初潮量少，鼻衄甚多，小腹隐痛不适，脉有弦象，舌苔少。

【治则】顺气祛瘀，清肝降火。

西当归9克　京赤芍6克　丹皮炭6克　生地炭12克　牛膝炭9克　制香附9克　广木香3克　小蓟炭9克　白茅花9克（炒黑，包）　黑山栀6克

【按】本证中医俗称"倒经"，相当于西医的"子宫内膜异位症"。大多见于青年妇女，可每月经期服上方3～5剂；平时服龙胆泻肝丸，每次9克，每天2次。

7. 气虚血滞证

【病因病机】气血不足，气虚血瘀。

【主症】经事半年未行，面少华色，头昏腰酸，脉细，舌质淡苔少。

【治则】调和气血。

西当归9克　大白芍6克　大川芎2.4克　大熟地12克　炒党参9克　炒白术9克　益母草9克　杜红花4.5克　上肉桂2.4克　广木香4.5克　生姜2片　红枣3枚

【按】闭经的原因很多，本证为气血不足之闭经。可常服益母八珍丸。如果小腹部按之有块，可请妇科医生会诊检查；另一方面也可服大黄䗪虫丸，每次6～9克，每天2次。如果闭经不属于贫血引起，原方可去党参、白术、熟地，加

泽兰 6 克、制香附 9 克。若因情绪，或改换环境而引起者（如本来住在南方而今迁到北方），服四制香附丸，每日 9 克即可。

8. 湿瘀阻滞证

【病因病机】湿瘀阻滞，经闭不行。

【主症】经事尚能应期，惟平时常有小腹痛胀感，经来尤为明显。

【治则】引气活血。

西当归 9 克　京赤芍 6 克　大川芎 2.4 克　杜红花 4.5 克桃仁泥 9 克　上肉桂 2.4 克　制香附 9 克　怀牛膝 9 克　广木香 3克　延胡索 9 克　木防己 4.5 克　云茯苓 9 克

另：甘遂 120 克、麝香 0.09 克，研末蜜调糊，分四次涂于小腹部患处；起疱疹可用龙胆紫外涂后，隔日再敷。

【按】输卵管积水可引起本证。

十二、崩　漏

肝脾藏统失司证

【病因病机】肝藏血，脾统血，肝脾藏统失司，冲任两伤。

【主症】经事来潮，量多如崩，色鲜有块，腰酸腹痛。平时经来达旬日之久，头昏心悸。脉细，苔少。

【治则】调肝脾，和冲任。

炒党参 9 克　炙黄芪 9 克　白术炭 9 克　西当归 6 克　大白

芍6克　熟地炭12克　丹参炭12克　陈棕炭9克　血余炭9克　清阿胶9克（烊化）　蒲黄炭2.4克　炙艾绒3克

【按】崩，作山崩解释，形容血来甚涌；漏，为屋漏水之意，即淋漓不净。崩漏乃两种症状之统称。

如崩漏延久，腹部隐痛，可酌情去其他药味，加炮姜炭1.8克、炙草3克。用炮姜、炙甘草是取炮姜炭"守而不走，温摄止血"之意。平时可常服养血归脾丸，每日9克；如果开始量多，以后即漏下淋沥不净，达10~20天之久，且每月如此，应作B超检查，排除子宫肌瘤可能。

女性大多在49岁左右绝经。如果妇女到此年龄，每次经来量多如崩，延绵时日，头昏心悸，少寐、食欲不振，需考虑更年期综合征，证属心脾两虚，仍用上方加减。处方如下：炒党参9克，炙黄芪9克，炒白术6克，西当归6克，大川芎2.4克，辰茯苓9克，辰远志4.5克，炒枣仁12克，女贞子12克，枸杞子12克，龙眼肉9克，红枣3枚。

十三、带　下

1. 脾虚湿热证

【病因病机】带脉属脾，脾虚湿热下注，带脉失调。

【主症】带下色白而黏，量多，有腥臭味，阴道作痒，胃纳尚可，脉濡苔薄。

【治则】健脾摄带，佐以渗利湿热。

炒茅白术各6克　墓头茴12克　椿根皮12克　川黄柏6克生薏仁15克　乌贼骨12克　芡实12克　川续断9克　香白芷3

克　石莲子 10 枚

　　另：黄柏 12 克、苦参 12 克、枯矾 3 克煎汤，坐浴 15 分钟左右。早晚各一次。

　　【按】带多有腥臭味，阴道痒，应由妇科作白带常规检查，检查有无滴虫或霉菌感染。若滴虫、霉菌均未查到，则可用本方。如患者白带多而有腥臭味，并挟有血液，阴道不痒，时间已有数月，应考虑是否有肿瘤。可转妇科作相关检查，一般白带病人，可常服愈带丸，每日 9 克。

2. 肝肾两虚证

　　【病因病机】冲带隶属肝肾，肝肾不足，带脉不固。

　　【主症】带下绵绵，色白清稀，头昏腰酸，食欲不振，脉濡细，舌苔少。

　　【治则】补益肝肾，而摄带脉。

　　炒白术 9 克　　大白芍 6 克　　大熟地 12 克　　淮山药 9 克　　煅龙牡各 15 克　　乌贼骨 12 克　　川续断 9 克　　芡实 12 克　　云茯苓 9 克　　石莲子 10 枚

　　【按】对带下病的辨证是：带下黏白，有腥臭味，或阴道作痒，属湿热（属实）；带下清稀，头昏腰酸，属虚寒（属虚）。本证亦可在平时服乌鸡白凤丸，每晚一粒。

　　注：证一属湿热，故用蔂头回、椿根皮、黄柏等渗利湿热，佐以乌贼骨、芡实、莲子、白术等健脾固摄之品（亦可说通补兼施）。证二属虚，故用白术、山药、龙牡、乌贼、莲子等扶正固摄之品。

大医精诚万世师表

十四、产前子痫

肝风内动证

【病因病机】血虚肝旺，肝阳化风上扰。

【主症】孕妇常诉头痛头昏，猝然牙关强紧，全身抽搐，神志昏迷，脉弦数，舌红苔薄白。

【治则】平肝熄风。

方用定痫汤加减：生石决 120 克　　天竺黄 9 克　　陈胆星 4.5 克　　远志肉 4.5 克　　黄郁金 6 克　　白蒺藜 12 克　　双钩藤 12 克　　陈橘络 3 克　　九节菖蒲 9 克

【按】产前子痫大多有高血压、头痛等先兆症状。胎前检查若发现血压高，查尿常规有蛋白，平时有头痛，怀孕七八月，即称谓先兆子痫。子痫之病因自隋巢元方指出由体虚受风所致，后历代医家在临床观察中不断补充和发挥，《女科辑要》谓："阳虚失纳，孤阳上逆，或阴亏不及，肝阳内风暴动。"我在 1966 年第 2 期《江苏中医》上写过一篇治疗产前子痫的文章，可以参阅。丹阳豆庄蒋怀堂潘大泡爱人在丹阳人民医院即服本方而安。狄家庄一妇女，亦是服本方而安。

十五、妊娠恶阻

痰湿阻中证

【病因病机】痰湿阻中，脾胃不和。

【主症】孕妇头昏肢倦，胸膺痞闷，频频呕恶，不思纳谷，大便自调，脉象小滑，舌苔薄。

【治则】运脾和胃。

左金丸2.1克（包）　陈橘皮4.5克　大砂仁2.4克（杵）　白蔻衣4.5克　炒枳壳4.5克　佛手2.4克　生姜2片

【按】对月经不调病人，如怀疑有妊娠反应，应当首先询问病人，以前月经是否每月正常？如果以前月经正常，而现在两月不来，再加上有胸痞呕恶、不思纳谷，那么就很可能是妊娠反应；在没有确定是否怀孕之前，遇有类似病人，用药要谨慎。一般行气和血之品，如丹参、香附、木香、益母草、红花等都不能用。古人谓"半夏碍胎"，虽不尽然，但在这种病人身上，半夏亦避而不用，以免无谓议论。这种病人如腹痛，可加大白芍6克至9克，但是，不能用吴萸和木香，因吴萸能通经，木香能行气和血；如果身体瘦弱，而有腹痛、腰痛，应照应病家防止流产，腰痛最是注意点。

本方中左金丸，治肝经火郁吐酸（左金丸为吴萸、黄连，苦降辛通是妊娠反应常用之药，但是单独吴萸不要用），砂仁、白蔻、生姜和胃止呕，陈橘皮、枳壳理气和胃，治胸闷不思食。佛手舒气，合而为剂，为和胃止呕。这些药的剂量都要轻。

十六、子宫下垂

气虚下陷证

【病因病机】中气不足，子脏随之下陷。

【主症】产后失调，子脏下垂，劳动后尤甚，脉细苔薄。

【治则】补中益气。

炒党参9克　炙黄芪12克　炒白术9克　西当归6克　炒柴胡2.4克　青升麻2.4克　炙甘草3克　生姜2片　红枣3枚

【按】本方即补中益气汤加减。子宫下垂多用本方加减，但本病不易治愈。即使好转，劳动后仍可复发。由于服煎药不经济，可用补中益气丸，每次9克，每天2次。

民间验方：草乌9克、白及9克，研末为丸（约3克重），塞阴道，三天换一次，连用三至四次。配合针灸治疗，并注意不做重体力劳动。

十七、妊娠痢疾

湿滞蕴结证

【病因病机】湿滞蕴结肠胃。

【主症】孕妇赤白痢，腹痛里急气坠，日夜十余次，胸痞作恶，不思纳谷，脉滑数，舌苔薄。

【治则】苦降辛通。

煨葛根4.5克　姜川朴1.8克　姜川连1.5克　煨木香1.8克　炒白术6克　酒子芩4.5克　炒枳壳4.5克　六和曲9克　陈橘皮4.5克　生姜2片　青荷叶1角

【按】孕妇有三种病，在临床上最须注意。第一是疟疾，因疟疾有高热；第二是痢疾，痢疾有腹痛里急气坠；第三是咳嗽，咳嗽使全身震动。这三种病都容易引起流产或早产，看病时必须和病家交代清楚。如果这三种病再加上腰痛很重，那就很明显是要流产或早产了。

患者如果发热，原方煨葛根改粉葛根，加香青蒿 6 克。怀孕病人本忌用行气和血药，但痢疾病人不能不用，因患者存在里急后重不爽，但是剂量要轻，病情好转则立即停用。白术和酒子芩是安胎好药，这两种药对这类病人很为适合。怀孕咳嗽，可按一般咳嗽处理。但半夏慎用，甚至禁用；苏子能降气亦要少用，即使用，剂量也要轻；至于白芥子、莱菔子更要谨慎。

十八、产后发热

1. 产后外感证

【病因病机】气血未复，又感外邪。

【主症】产后恶露已净，寒热不为汗而解，头痛头昏，胸膺痞闷，口渴作恶，大便自调，脉细数，舌苔薄。

【治则】解表达邪。

荆芥穗 3 克　香白薇 9 克（炒）　法半夏 6 克　陈橘皮 4.5 克　炒枳壳 6 克　大白芍 6 克（桂枝尖 1.2 克拌炒）　云茯苓 9 克　生姜 2 片　红枣 3 枚

【按】产后病人就诊，第一句应首先询问恶露净否？如果恶露未净，应当加祛瘀生新之品。本证病人如果恶露未净，可加用当归 6 克；如患者经常恶寒，可加用炒柴胡 2.4 克；如果恶露未净，而腹部有胀痛感，恶露夹有紫块，可加用焦山楂 9 克；如果患者热度已退，口渴作恶均止，惟腹胀痛，恶露有紫块，去荆芥穗、白薇、半夏、陈皮，生姜改煨姜。加

大医精诚 万世师表

丹参 12 克、桃仁泥 9 克、炮姜 2.4 克、炙甘草 2.4 克。因为，生姜能解表；如热度已退，可用煨姜，煨姜是和中止呕也。

2. 瘀血交阻胞宫证

【病因病机】瘀血交阻胞宫，燥矢内蕴肠腑，热邪侵入营血趋势。

【主症】产后恶露甚少，小腹胀痛拒按，壮热有汗不解，时有呓语，大便多日未行，脉弦数，舌苔灰黄。

【治则】清营凉血，化瘀导滞，以冀转机。

鲜生地 30 克　生熟军各 6 克　桃仁泥 9 克　粉丹皮 9 克　香白薇 9 克　西当归 6 克　焦山楂 12 克　生甘草 3 克　鲜藕 60 克（切片）　生姜汁 9 克（冲入）

【按】产后属虚，但是患者有腹胀痛拒按、恶露少、大便多日未行，而且壮热，这些症状又是实证见象，并且病情严重，此时应当舍本救末，先治实证。如果药后恶露畅行，腹胀痛均退，就不能再用，所谓"中病即止"。"胎前一团热，产后一团冰"。意思是说，胎前可用清凉一些的药，产后可用温性一些的药，这是常规。但若遇本例情况就属于例外了，病急应先救急，所谓"急则治其标"也。

十九、疟疾（正疟）

邪伏二阳证

【病因病机】伏邪挟湿滞蕴结二阳。

【主症】间日疟，发时头痛寒热，逾三四小时得汗而解，胸痞作恶，脉弦数，舌苔薄腻。

【治则】和解二阳。

炒柴胡 4.5 克　香青蒿 6 克　大白芍 6 克　川桂枝 1.8 克
姜半夏 9 克　青陈皮各 4.5 克　酒子芩 4.5 克　草菓霜 3 克　炒常
山 4.5 克　海南子 9 克　生姜 2 片　红枣 3 枚

【按】中医将疟疾分为逐日疟、间日疟、三日疟（三日
疟延久即称"三阴疟"，病机可写"疟邪久伏"。三阴疟治
法可写"扶正达邪，佐以和解"。本方去青蒿，加炒白术 9
克，或再加炒党参 9 克，亦可）。本案例治则处方，不论逐
日、间日、三日疟同样可服。但疟疾服西药效果更快。

二十、便　秘

肠胃积热证

【病因病机】此肠腑津液不足，传导失司。

【主症】大便燥结如栗，或 5~6 日一行，或旬日一行，
小腹作胀不适，胃纳如常。

【治则】润肠通便。

全瓜蒌 15 克　光杏仁 9 克　火麻仁 12 克　郁李仁 9 克　炒
枳实 6 克　焦查曲各 9 克　生军 6 克（后下）

【按】便秘乃指大便秘结不通，排便时间延长，或欲大
便而艰涩不畅的一种病症。"胃为水谷之海，肠为传导之
官"，饮食入胃，经过脾胃运化，吸收其精华之后，所剩糟
粕，最后由大肠传送而出，形成大便。如果肠胃功能正常，
则大便畅通，不致发生便秘。若肠胃受病，或燥热内结、或

大医精诚 万世师表

气滞不行、或气虚传化无力、血虚肠道干涩，以及阴寒凝结等皆能导致各种不同性质的便秘。本证便秘属肠胃积热，耗伤津液，致大便干结，相当于西医所谓"习惯性便秘"。一般来说，老年人较为多见。可嘱其常服脾约麻仁丸，每晚9克；亦可嘱其多服粗纤维食物、麻油。

二十一、癃 闭

膀胱湿热证

【**病因病机**】湿热蕴结下焦，膀胱气化失司。

【**主症**】始而小溲淋沥不爽，继之点滴不下，小腹作胀难忍，脉濡，苔薄。

【**治则**】化气渗利。

炒白术 6 克　　上官桂 2.4 克　　福泽泻 9 克　　猪茯苓各 12 克
车前子 12 克（包）　　冬葵子 12 克　　玉桔梗 4.5 克　　怀牛膝 9 克
瞿麦 12 克　　蟋蟀 1 对

【**按**】癃闭是指小便量少，点滴而出，甚则小便闭塞不通为主症的一种疾患。其中又以小便不利，点滴而短少，病势较缓者称为"癃"；以小便闭塞，点滴不通，病势较急者称为"闭"。癃和闭虽有区别，但都是指排尿困难，只是程度上有不同，因此，习惯上通称为"癃闭"。《类证治裁·闭癃遗溺篇》谓："闭者，小便不通，癃者，小便不利……闭为暴病，癃为久病。闭则点滴难通，……癃为滴沥不爽。"正常人小便畅通，有赖于三焦气化正常，而三焦气化主要又依靠肺、脾、肾三脏来维持。所以，本病除与肾有密切关系外，还常常和肺、脾、三焦有关。肺主肃降，通调水道。由于肺气的肃降，使上焦的水液不断地下输于膀胱，从而保持着小便的通利；若肺失肃降，不能通调水道，下输膀胱，就可导致癃闭的发生。就其治疗，李用粹在《证治汇补·癃闭》中详细阐述了癃闭治法："一身之气关于肺，肺清则气行，肺浊则气壅。故小便不通，由肺气不能宣布者居多，宜清金降气为主，并参他症治之。若肺燥不能生水，当滋肾涤热。夫滋肾涤热，名为正治。……"本方中用桔梗，就是取其开肺气，所谓"开上而下自行"，即提壶揭盖之意也。尚可配合针灸关元、中极、水道、三阴交。

二十二、腰　痛

肾虚腰痛证

【病因病机】腰为肾腑，肾虚络脉不和。

【主症】腰间酸痛，俯仰不利，已有年余，胃纳二便如常，脉平苔净。

【治则】益肾和络。

西当归9克　大白芍6克　大熟地12克　香独活9克　金狗脊9克（去毛）　川续断9克　怀牛膝9克　广木香3克　桑寄生12克

【按】本证类似腰肌劳损，根治不易；如系急性腰扭伤，原方可去熟地、金狗脊，加炙乳末各3克、杜红花3克、桃仁泥9克。另：七厘散1瓶，分2次服。若系腰椎间盘突出或肥大性脊柱炎，都可按上方加减。若系肾下垂、腰酸坠胀（肾下垂大多见于瘦弱之人），原方可去木香、独活、怀牛膝，加炙黄芪 12 克、青升麻 2.4 克、炙甘草 3 克、炒党参 9 克。可另用补中益气丸、五子补肾丸各 90 克，和匀，早晚各服 9 克。

二十三、汗　病

营卫不和证

【**病因病机**】营失内守，阳失外卫。

【**主症**】入夜盗汗淋漓，余无不适，脉平苔少。

【**治则**】养营固卫。

西当归 9 克　大白芍 6 克　川桂枝 2.4 克　炒党参 9 克　炙黄芪 12 克　煅龙牡各 15 克　五味子 4.5 克　炙甘草 3 克　浮小麦 15 克　糯稻根须 12 克　红枣 3 枚

【**按**】本病若不服煎药，可用五倍子粉 9 克，用米汤调成饼状外敷脐穴；亦可单用炙黄芪 9 克、浮小麦 15 克、糯稻根须 12 克、红枣 3 个煎服。

二十四、面瘫（周围性面瘫）

【**病因病机**】风寒侵袭阳明之络。

【**主症**】晨起猝然口眼㖞斜，口歪于左，眼睑不能闭合自如，饮食不利。

方用牵正散加味：白附子 3 克　炒僵蚕 12 克　香白芷 2.4

克　炒防风 3 克　生甘草 3 克　炙金蝎 1.5 克

二十五、诸　虫

1. 蛔虫

【主症】经常腹痛，面黄不华，查大便有蛔虫。

使君子 12 克　川楝子 9 克　海南子 9 克　广木香 3 克　淡吴萸 1.8 克　鹤虱 3 克　川百部 12 克　芜荑 3 克　生姜 2 片

【按】治疗蛔虫症，西药较方便。如系小孩，可单用使君子肉 12 克，炒微香口服之，每岁一粒；或使君子肉炒 12 克、榧子肉（炒）12 克、花槟榔 15 克、苦楝根皮 10 克、雷丸 10 克、乌梅肉 5 克、制大黄 5 克，水煎服（此方亦治蛲虫病）；苦楝根皮 30 克，水煎服；槟榔 60 克、雷丸 60 克、乌梅 60 克研末，每次 6 克，每天 2 次，连服 3 天。

2. 胆道蛔虫

【病因病机】湿滞挟虫积为患。

【主症】右上腹疼痛，时愈时发，痛甚向腰背部放射，间有恶意，脉弦滑，舌苔薄腻。

方用乌梅丸加减：姜川连 1.8 克　淡干姜 1.8 克　乌梅肉 9 克　广木香 4.5 克　川桂枝 1.8 克　海南子 9 克　使君子 12 克 生姜 2 片　川椒 1.5 克

【按】本方效果很好，也可以说是连梅安蛔汤加减。腹痛甚可加延胡索 9 克。

大医精诚万世师表

3. 丝虫

【病因病机】湿块凝结血分。

【主症】畏寒发热，胯间掀核，红肿疼痛，脉小数，舌苔薄。

【治则】清血渗利。

老苏叶 6 克　京赤芍 9 克　粉丹皮 6 克　川黄柏 6 克　海南子 9 克　威灵仙 9 克　淡吴萸 1.8 克　怀牛膝 9 克　忍冬藤 12 克　净连翘 12 克　云茯苓 9 克　生姜 2 片

【按】本方是鸡鸣散加减。鸡鸣散治脚气病的，但丝虫病不一定是中医的脚气病。若怀疑血丝虫，要嘱病家在晚上八、九时左右抽血查血丝虫。若查到血丝虫，待热度退后，可予以下丸方：海南子 30 克，威灵仙 30 克，怀牛膝 30 克，淡吴萸 9 克，炒茅术 30 克，明雄黄 9 克，水蛭 9 克。上味研末，水泛为丸，每次 6 克，每天 3 次。如出现乳糜尿，可按淋浊（乳糜尿）方治之。后期若出现粗腿（橡皮腿）现象，即难消退。

4. 钩虫

本病服西药较好。中药雷丸 60 克，研末，每次 9 克，每天 2 次，连服三日亦有效。

5. 蛲虫

本病主症为肛门周围作痒，夜间尤甚。应每晚用下方煎汤，坐浴外洗，并更换裤子。本病小孩可以传染给大人。

附外洗方：百部 12 克，苦楝根皮 15 克，乌梅 9 克，每早晚煎汤坐浴。亦可服雷丸粉，小儿剂量减半即可，或用

20%大蒜液 20~40 毫升，保留灌肠，每天 1 次，连用 4 至 5 天。

6. 姜片虫

槟榔（即海南子）45 克至 60 克煎汤，空腹时服，小儿剂量减半。

岐黄之术自有传承

中　篇

临床治病医案医话

第一章 温 病

一、风温辨证治疗

温病是多种急性热病的总称，亦是外感热病的一大类型。风温是温病的一种，它的特性是热象较盛，同时在发病过程中，容易化燥伤津，后期又多阴枯液涸现象。

我们知道，温病有新感、伏邪两大类型。

新感，是感受六淫之邪，随时发作的疾病。它的病理机制是由表入里，先卫后气而营而血。新感温病包括风温、暑温、湿温、冬温等，所以，风温是新感温病之一种。

伏邪，是感邪后不即时发作，伏于体内，逾时而发的疾病。它的病理机制是由里出表，如先血后营而气而卫（亦有新感引动伏邪者）。伏邪又称伏气，伏气温病包括春温、伏暑、湿温等。

讨论风温，亦有必要复习一下"卫气营血"、"三焦分证"问题。我们知道，所谓卫气营血，是叶天士借用《内经》的营卫气血，将温病发展规律划分为四个不同的浅深、轻重层次作为我们的临床依据。三焦，是吴鞠通根据叶天士"仲景伤寒，先分六经，河间温热，须究三焦"之说法，进一步对温病学说的补充和发展，是说明温病在发展过程中的三个阶段，所以卫气营血和三焦，是用来归类症状（卫气营血）、划分病期（上焦初期、中焦极期、下焦末期）、指示病位（上焦肺、心包，中焦脾、胃，下焦肝、肾），以便于辨证治疗。和《伤寒论》六经分证一样，因此，上中下焦，不能无卫气营血的分辨；卫气营血也不能离开上中下三焦的存在。下面讨论风温：

1. 定义

它的定义是，春令感受风热之邪，即时发作的，属于新感温病范畴之内的一种疾病。初起时必有发热、恶风、咳嗽等手太阴一系列表证。

2. 性质

暴感风热之邪，变局多端的一种新感温病。在气热方张之时，往往出现风火内旋变局（风火内旋：身热烦渴，神志欲蒙，脉弦数）。

因初春开始，厥阴风木行令，其气已温，而且风为阳邪，善行数变，同时温应火、风应木，风和温相应，便成壮火，壮火盛则伤肺。所以，风火内旋，与它的性质攸关。

3. 源流

本病名称，最早见于仲景《伤寒论》："若发汗已，身灼热者，名曰风温。"但这是属于伏气温病，误汗后的一种变症，与这里新感不同。

晋代王叔和谓："病中更感异气，而变为风温。"宋代朱肱《活人书》"风温治在少阴厥阴，不可发汗"，这是指伏气温病而言。

大医精诚 万世师表

清代雷少逸、俞根初等氏亦未易其说。至叶天士、吴鞠通始确定本病属于新感范畴。柳宝诒也说："另有一种风温之邪，当春夏间，感受温风，邪郁于肺，咳嗽发热……皆指此一种暴感风温而言也。其病与伏气温病之表里出入途径各殊，其治法之轻重浅深亦属不同。"迄此，风温一病，始有专章讨论，理法具详。

4. 病因

叶天士谓："风温者，春月受风，其气已温。"

吴鞠通说："风温者，初春阳气始开，厥阴行令，风夹温也。"

吴坤安说："凡天时晴燥，温风过暖，感其气者，即是风温之邪，阳气熏灼，先伤上焦。"

陆子贤说："冬春久暖，雨泽愆期，风阳化燥，鼓荡寰宇，而人于气交之中，素禀阴亏者，极易凑袭。"这说明了风温气暖，感邪内郁，肺失清肃，腠理失密，而发本病。

风温证的病理机转，由表入里，由卫而气而及营血，不是伏气温病。（雷少逸谓："冬伤于寒，至春感风而发，谓风温；感寒而发谓春温，所感不同，伏气则一。"但根据多数学者及我们临床体会，认为这不是伏气温病，而是新感。）

5. 症状

在未讨论证状之前，先谈一谈风温的病理机转。

叶天士在《内经·太阴阳明论》"伤于风者，上先受之"的理论基础上，认为"温邪上受，首先犯肺"。同时，他进一步体会到本病初期容易有恶化机转，所以继续说"逆传心包"。这说明温病之机，有两种转归。

　　叶氏虽未指出顺传途径，但从他《外感温病篇》的记载："卫之后方言气，营之后方言血"，王孟英译其议论，则以邪从气分下行为顺，邪入营分内陷为逆。

　　由此，我们可以知道，顺传途径是由卫到气，自营入血也。就是说由手太阴肺卫而顺传阳明、气分为顺，径入心包为逆。兹将风温传变示意说明如下：

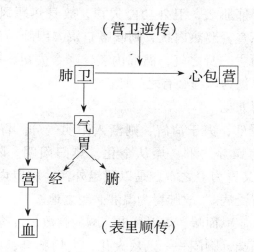

　　温邪由口鼻吸入，手太阴肺卫受邪，下行阳明、气分，渐入营血，由表入里，是为表里顺传。

　　另一途径，手太阴肺卫受邪，既不外解，又不下行，直逼心包。因心肺同居上焦，部位相连，邪由肺卫径入心营，称为卫营逆传。

　　两者不同点：表里顺传是在阳明气分，燥热不解的基础上，由营入血。逆传是不经过阳明、气分阶段，而直接侵入心包，故称逆传。

大医精诚 万世师表

（1）顺传

①肺卫症状

身热恶风，头痛咳嗽，口渴，脉浮，苔薄白。

温邪上受，肺卫受邪，肺合皮毛，卫气通于肺。吴鞠通说："温病由口鼻而入，自上而下，鼻通于肺，肺者，皮毛之合也。"经云："人之肺属金，温者火之气，风者火之母，火能克金"，故初起见到肺卫证状。风为阳邪，必伤阴络，故头痛；邪郁肌表，卫外功能失司，故身热恶风；温邪袭肺，肺气不宣，邪热内扰，则咳嗽口渴。因肺为清肃之脏，司治节，而主一身之气，温邪内袭，降令失司，火热内燔，故咳嗽、口渴为风温必有之见证。

②肺胃兼见

肺卫受邪，失于清解，则渐入阳明气分。胃属阳明燥土，风温为燥热之邪，燥从金化，热归阳明。陈平伯说："肺主卫，又胃为卫之本，是以风温外薄，肺胃内应。风温内袭，肺胃受病。"故肺胃为温邪必犯之地。

症状：咳嗽而喘，烦渴汗出，胸闷脉数，舌苔微黄。

咳嗽而喘，胸闷——风从火化，上灼肺金，肺热炽盛，肃降失司；烦渴汗出——阳明燥热，内燔则烦。逼津外泄则汗出，引水自救则渴。苔微黄，邪入气分，化热之证。

③邪入阳明

脏热移腑，顺传阳明，表现经腑二证：

阳明经证——汗大出，口大渴，大烦，脉洪大，身灼热，舌赤苔黄。

阳明腑证——谵语，便秘，脉沉弦而数，或大便微利者。

邪入阳明，化燥伤津，在经可见四大证状。如经证失治，燥热里结，则见便秘、谵语、腑实证状。大便下利者乃温邪内逼，下注大肠，脏热移腑，邪有下行之路。王孟英称"腑气通则脏气安"，治之较易。

邪在阳明、气分阶段，经常出现白痦、红疹，或痦疹并见。

$$风邪 \longrightarrow 阳明气分 \begin{cases} 与营热相并 \longrightarrow 斑疹 \\ \\ 与湿邪相合 \longrightarrow 痦 \end{cases} \left.\begin{matrix} \\ \\ \end{matrix}\right\} 痦疹并见，气营两燔。$$

温邪留于肺胃气分，若太阳原有伏湿风热，与湿热相合，汗出不彻，郁于卫分，气化失宣，留连不解，由肌肉而外连皮毛，发为白痦。

邪入阳明之络，气分郁闭，与营热相并，则发为疹。叶天士说："斑属血者恒多，疹属气者不少。"即此之谓。若气营两燔，则疹痦并见。

④深入营血

斑疹并见，谵语神昏，或不语如尸厥，手足瘛疭，舌绛，脉弦数。营血症状往往混合出现。此邪热盛极，深入营血，与三焦风火相煽，内窜心包，逼乱神明，闭塞脉络，以致昏迷不语，其状如尸，发痉发厥，险象毕呈。

（2）逆传

谵语神昏，热渴烦闷，舌绛脉数。

新感温病，正常传变次序是外邪初入，先伤卫分之气，继则渐伤营血，令邪气由卫逐入营分而见神志紊乱症状，叶天士认为是："肺主气而居膈上，与包络脂膜相连，故经邪

大医精诚 万世师表

入脏易传心包。"章虚谷谓："心属火，肺属金，或火克金，而肺邪反传于心，故曰逆传。"

所谓逆传，也就是"侮其所胜"。特点是卫分症状未罢，即出现营血症状。阳明、气分出现谵语，但神志有时清爽，有时昏迷。心肺同居膈上，包络虽受邪害，而肺气也同时受累，金受火困，故有热渴烦闷、气分燥热之症。此又与深入营血之候不同。

6. 诊断

本病与春温颇有近似处，应与春温作鉴别。

风温春温鉴别表

风　　温	春　　温
初起必感恶风，旋即身热自汗。	初起径发热不必恶寒。由新感触发者，始有恶寒之感。
咳嗽为必有之症。	除患有咳嗽宿疾，或兼新感伤及肺络者，一般均无咳嗽现象。
初起脉多浮而兼数，表邪消失后则不浮单数。	初起脉大多弦或数，若兼新感者则兼见浮象。若表邪消失后，则浮弦渐减，转见洪盛证象。
初起苔多薄白。	初起舌红无苔，待伏邪转出气分或传入胃腑，始生白苔。
易于逆传心包。	易于陷入阴枯液涸之境。

7. 治法

叶天士："在卫，汗之可也，到气才可清气，入营犹可透热转气，入血就恐耗血动血，直须凉血散血。"这是治疗风温的大法。

（1）表里顺传

①邪在卫分

表证重（身热恶风，咳嗽口渴）——辛凉平剂，银翘散（银花、连翘、桔梗、薄荷、竹叶、生甘草、荆芥穗、豆豉、牛蒡）清肃上焦，轻以去实。

表证轻（但咳，身不甚热）——辛凉轻剂，桑菊饮（桑叶、菊花、甘草、连翘、杏仁、薄荷、桔梗、芦根）轻苦微辛，宣肺清络。

②肺胃兼见

咳而且喘，汗出身热——麻杏甘石汤，开肺平喘，直清里热。

热灼肺胃，风火内旋——羚羊角、川贝母、连翘、麦冬、石斛、青蒿、知母、天花粉——泄热和阴。

温邪侵袭肺胃之络，所以出现烦渴、脉弦数、神志欲蒙症状，因此急须泄热和阴，防止风火相煽。

③邪入于胃

经证——白虎汤（石膏、知母、甘草、粳米）合益胃汤（沙参、麦冬、冰糖、细生地、玉竹），去冰糖加鲜石斛。白虎清阳明之热，益胃滋阳明之液。

腑证——大便秘结——调胃承气汤（芒硝、大黄、甘草），泻热存阴。

大便不结而微利者——黄芩汤（白芍、黄芩、甘草），清热存阴。

白痦——湿与热合——银翘散去荆芥，加芦根、滑石、薏仁、通草。

王孟英："白痦虽挟湿邪，久不愈而从热化，似非荆防

大医精诚 万世师表

之可再表，宜易滑石、芦根、通草，其不合凉解之法。"银翘散，为辛凉苦甘、清肃上焦之剂，今去荆芥之解散，加芦根、滑石、通草、薏仁之淡渗利湿，正合甘淡渗湿之旨。

④深入营血

热邪入营，有轻重深浅之别。

入营
- 初入营分——清营汤（犀角、生地、竹叶心、麦冬、丹参）去黄连，透热转气。
- 深入营分——清宫汤（元参心、莲子心、竹叶卷心、连翘心、犀角尖、连翘心、麦冬）送服牛黄丸，清心开窍。

邪热由气入营，蒸腾营气上升，口反不渴，营气通心，谵语时作。邪初入营，神明欲乱，此时急宜开达，转出气分而解。清营汤能清营分之热，顾护营阴之虚。去黄连者，不欲其深入也。本方为邪初入营、透热转气之有效方剂。

若热邪深入，走窜包络，逼乱神明，昏愦，时时谵语者，急宜清膻中、利诸窍，清宫汤合牛黄丸并用，泻火腑、保肾水而安心体，为咸寒甘苦、芳香开窍之竣法。初起逆传心包，亦可选用。

营分受热，则血液受劫，热甚血燥，郁于肌表血分则发斑。

发斑——化斑汤（石膏、知母、甘草、元参，犀角、白粳米）主之——热淫于内，治以咸寒，佐以苦甘——托斑外出，败毒辟瘟。

（2）逆传

热渴烦闷，谵语神昏——犀角、连翘、鲜菖蒲、远志、麦冬、川贝调服牛黄丸；或至宝丹——泄热通络。亦可用深入营血方法治之。

邪入营分，经治疗后，转出气分，仍从气分论治。临证细推，知犯何逆，随证治之。

总之，风温治疗原则，是遵照《内经》"风淫于内，治以辛凉，佐以苦甘"。叶天士说："此证初因发热而咳嗽，首用辛凉清肃上焦。若色苍热甚烦渴，用石膏、竹叶辛寒清散。至热邪内传膻中，神昏目瞑，鼻无涕液，诸窍欲闭，必用至宝丹或牛黄清心丸。病减后余热，只甘寒清养胃阴足矣。"这一段记载，把风温整个过程各阶段的治疗大法，以及顺传、逆传等关键问题，做了原则性的启示。我们如能掌握这一原则，施于临床，自有得心应手之妙。

8. 小结

（1）风温，是春季感受风热之邪的一种新感温病。在发病过程中变化多端，由于风性善行而数变，在气热方张之际，每易发生风火内旋的变局，这与它的性质有关。

（2）风温病名创自仲景。但仲景所指的是伏气温病误汗后的变局。清代叶天士始确定本病属于新感范畴。

（3）本病发病机转由表入里，有"表里顺传"与"营卫逆传"两条途径。表里顺传，由卫气而营血。营血逆传，由卫分不经过气分阶段，直接侵入营分，这是由于心肺部位相联的缘故。

（4）本病治疗，初起宜辛凉解表。顺传气分，则宜清气热而保胃津。逆传心包，出现谵语神昏，急宜清宫利窍，使其转出气分而解。若出现斑疹者，斑宜凉血，疹宜清营。若

大医精诚 万世师表

湿与热合发为白痦，则宜渗湿于热下，不与热相搏（持），则邪热易解也。

二、中医对乙脑的认识与治疗

乙脑好发于夏秋季节，临床症候主要有高热、抽风、昏迷和呼吸衰竭。这些证候表现属于祖国医学中暑温、暑风、暑厥等疾病。中医认为这些暑病有严格的季节性。如《内经》有："先夏至日者为病温，后夏至日者为病暑"（注：语出《素问·热论》），与乙脑好发于夏秋季节（据传染病院统计，从五月中旬起到九月下旬止，我院亦是同样情况）是相符合的。

暑温、暑风、暑厥，是属于温病范畴，但与一般温病的传变规律有所不同。

一般温病是由表入里，即由卫分而气分、营分、血分。而本病迅速、善变，往往卫分症状刚出现，即传入气分、营分，或者气营两燔，甚至不经过卫分、气分而直中营血，发生阴阳衰竭。

中西医结合治疗乙脑，我们先从温病谈起。

1. 什么叫温病

温病是感受四时不同温热病邪（毒）所引起（或称：感染性疾病，如流感、乙脑、肺炎、菌痢等）的急性热病的总称。由于四时气候变化不同，所产生的病邪有异，所以发生的病证各具特点。因此，温病就有很多类型，如以四时主气命名的，有春温、暑温、冬温等。

2. 温病学说的形成

在清代以前，中医治疗外感热病，都是根据张仲景《伤寒论》的六经分证治疗（六经：太阳、阳明、少阳、太阴、少阴、厥阴）。但后世医家在临床实践上逐步体会到仅用六经分证，不能适应错综复杂的热性病的症候群。于是在《内经》"冬伤于寒，春必病温"的提示下，提出了治疗热病的初步意见。如晋代王叔和提出"时行之气"，宋代朱肱提出用古方应根据地区气候加减，明代王安道提出温病不得混称"伤寒"而治疗温病应以清里热为主，明代汪石山并指出外感热病有新感、伏邪两种等……对温病学说均有不同阐发。到清代，叶天士、王孟英、吴鞠通就形成了一整套理论体系，而他们三人以叶天士贡献最大。

3. 卫气营血的来源和运用

《内经》："人受气于谷，谷入于胃，以传与肺，五脏六腑皆以受气。其清者为营，浊者为卫，营在脉中，卫在脉外，营周不休"，又"营气者，泌其津液，注之于脉，化以为血。"

从《内经》上的有关论述，我们知道，卫是代表人体防御机能；气是代表维持呼吸和血液循环以及各脏腑的功能；营是代表消化吸收和代谢功能，也代表营养物质；血代表血液、体液和它们的功能。

叶天士在《内经》卫气营血的基础上（生理）作为温病的辨证纲领。它是脏腑分类、六经分证的一个补充方法。其作用：

大医精诚 万世师表

（1）表示病变发展过程和轻重浅深的四个不同层次：卫→气→营→血（卫之后方言气，营之后方言血）

（2）把错综复杂的症状归纳为四个不同阶段的证候类型，以便于辨证论治。这种辨证方法，在临床上主要说明病邪的所在和病情的发展趋向。

①代表病邪所在

卫分——邪最轻——病轻

气分——邪稍深——稍重

营分——邪更深——更重

血分——邪最深——最重

②表示病势发展趋向

新感热病，由表入里。

其次，叶天士指出，新感热病在发展过程中，有"顺传"和"逆传"两种传变趋势。

顺传——卫气营血。

逆传——温邪上受，首先犯肺，逆传心包。肺主气属卫，心主血属营。

温邪由口鼻而入，肺胃受邪，下行气分，渐入营血，由表入里，是为顺传。

如肺胃受邪，既不外解，又不下行，直逼心包（心与肺同居上焦，部位相连），由肺卫直入心营，称为营卫逆传。如发病即见高热神昏、谵语烦躁或抽搐、脉数、舌绛等。

4. 卫气营血辨证

卫分：发热微恶寒、无汗或少汗，头痛或咳嗽，神清或嗜睡、呕吐或口渴，脉浮数，舌质红，苔薄白或薄黄。

气分：大热、大渴、大汗出，脉洪大，头痛甚，呕吐、嗜睡、烦躁、谵语、抽搐或斑疹并见，或腹满便秘（或脉沉实），舌苔黄燥或黄腻。

营分：高热，神昏、谵语（邪入心包），烦躁，颈项强直抽搐，或斑疹并见，或口焦唇干，脉细数或弦数，舌质红绛苔干燥等。

血分：高热，神昏，颈项强直，频繁抽痉，角弓反张，或手足蠕动瘛疭，或牙关紧闭，吐衄便血，或发斑疹，脉细数，舌质紫绛苔干黑等。

这是中医对温病用卫气营血的辨证。乙脑属于温病范畴，所以，同样用卫气营血进行辨证，有些如斑疹、血瘀，则是乙脑所没有的症状，其他都是或有或轻或重的不同。由于每一事物的运动都和它的周围其他事物互相联系和互相影响，卫气营血的传变也是如此。所以，往往卫分症状未罢，气分症状已出现，叫卫气之间（如寒热往来，胸闷作恶口渴，脉数苔薄黄等），因此，卫气营血四个阶段是不能截然划分，而是互相联系的。

根据以上所举的卫气营血分证，与西医对乙脑分为轻、普、重、极重四型，大致上是相近似的。为了便于中西医共同观察，逐步走向中西结合，我们在防治方案中，将卫、气、营、血与轻、普、重、极重四型结合分型。

如轻型的体温在38.5℃以下，轻度头痛，脉浮数，这就是典型的卫分症状。

普通型病位以气分为主，但半昏迷、惊厥或抽搐即属营分。

重型的高热、昏迷、抽风、舌红，是营分症状；呕吐、舌苔黄厚或黄腻，则是气分症状，即气营两燔。

极重型，舌质绛，苔干黑，高热，深昏迷，频繁抽搐是营血分证状（病到此时，往往营血分症状同时出现）。这时，如出现吐衄、便血，是血分主症；肢冷、脉伏或微细弱，是阴阳衰竭（呼吸、循环衰竭）。

按温病的卫气营血分证来讲，舌质舌苔也是一个主要区别点。如前面讲的卫分苔薄白（薄黄属卫气），气分苔黄燥或黄腻（气营舌质红苔黄或黄燥），营分舌质红绛苔干燥，血分舌质绛或苔干黑。所以，出现舌质红绛苔干燥，主要是热邪伤阴（缺少津液，即热邪易于耗伤津液）。但是，我们1971年诊治的70多例乙脑患者中，仅发现1例舌红苔黄燥者，对此，我们认为：这主要与过去中医没有输液方法，所以，以前经常在临床上见到这些舌苔，现在就比较少见了。因此，分型中的舌苔，只能作为参考。

病因：祖国医学由于受历史条件的限制，认为发病原因是由于在人体抵抗力不足时，感受暑热病邪引起。暑为阳邪，容易化热上火，燔灼气营逆传心包。所以暑邪侵入人体致病，轻者为温，重则为热为火。

词解：阳邪，即热邪之意，但还没有在人体出现热证。

化热：即气分四大证。

化火：及营分高热，神昏，目赤，口渴，舌红等。

病机：主要从热、痰、风来认识。

乙脑的典型证候，是起病即有发热，由热极而导致生风（肝风，即高热引起的抽搐），如病情不能控制，则进一步产生风动生痰、痰蒙清窍等一系列热、痰、风同时并存的临床证候。

岐黄之术自有传承

什么叫痰？痰分无形之痰、有形之痰。如神志不清，痰迷心窍，属无形之痰。如呼吸障碍，喉间痰鸣，痰阻肺络为有形之痰（如呼吸困难，周围性呼吸衰竭，用开窍豁痰）。

什么是风？风证的表现为强直性抽搐，角弓反张和不能自主动作都称为风，但前者属实，后者属虚。风指内风、肝风，抽搐怎么叫肝风内动？中医认为，肝主筋，抽搐属筋。现代医学术语也有抽风之说。这热痰风三者之关系，则以热为主，因高热可以引起抽搐，中医称"热极生风"。高热又可以传入心包（脑）引起昏迷，而昏迷抽搐可以生痰。

所谓"热极生风，风甚生痰，痰生惊"，但又可以互相转化，互为因果。因此热痰风既是本病的病机，又是临床辨证的依据。这与现代医学所指出的高热可以引起抽搐，而持续抽搐又加重中枢神经系统的损害，使高热持续不退，反复抽搐可以引起呼吸衰竭，而呼吸衰竭所引起的缺氧，又加重了脑组织的损害，使抽搐加重，基本上是相同的。

由于乙脑的病期不同，所以，在临床上有虚实之分。一般在急性期出现的热痰风证，以实邪为主；恢复期和后遗症期出现的热痰风证，则以虚或虚中夹实为多。

此外，"暑必伤气"（如炎夏汗多，认为是暑热伤气，其次如呼吸浅表，肢冷脉伏或微细弱，是阳气欲脱），暑必兼湿（如轻型而有胸闷、苔白或白滑者），以及暑热易于伤阴（如颧面潮红，舌质红绛或干燥起刺，脉细数等）（即高热易于耗伤阴液）这些都是中医在临床上比较注意的。

治则：《内经》："热淫于内，治以咸寒，佐以甘苦。"

叶天士："在卫汗之可也，到气才可清气，入营犹可透热转气……入血就恐耗血动血，直须凉血散血。"这是叶天

大医精诚 万世师表

士对卫气营血分证作为主要立法处方的依据，到目前为止一直为广大中医所采用。因此，中医对温病的治法就有辛凉解表（轻剂）、辛凉重剂、清热解毒、清气、清营、凉血等法。

但乙脑发病速传变快，我们按照省里印发的材料及地区会议的精神，结合治疗乙脑的情况，拟订了辛凉轻剂、清热解毒，辛凉重剂、清营解毒两张处方，再根据不同症状加减。

（1）辛凉轻剂、清热解毒

大青叶 30 克　金银花 15 克　净连翘 15 克　蚤休 12 克　僵蚕 12 克

适应症：轻型、普通型，体温在 38.5℃左右，无抽搐症状者。

方解：上述大青叶、银花、蚤休，据报道有抗病毒作用，僵蚕对腺病毒有效，《本草》谓有息风止痉作用；大青叶苦寒泻热毒，治时疫热狂；银翘甘平，清热解毒（气分药）；蚤休苦寒，清热解毒治惊厥。因此，我们选择具有抗病毒行之有效的药物，作为轻型普通型的基本方。

必须指出，中医主张在疾病初起时，宜首先解表，出微汗使病邪外达，即"在卫汗之可也"。因此可与西药安乃近同用。但出汗不宜过多，以免引起亡阳。

加减：

①胸闷苔薄或白滑、呕恶，属于挟有湿象者，原方可加广藿香 9 克（鲜的 30 克）、佩兰 9 克（鲜的 15 克）、白蔻仁 2.4 克、生薏仁 15 克。藿佩芳香化浊，即湿邪；白蔻仁辛热行气宽胸治吐逆；薏仁甘淡健脾、利湿行水。这就在清热解毒剂中加入清暑化湿。

②口渴苔黄，是气分症状（但临床上不一定苔黄，可加热度在 38.5℃以上）。再加卫分症状，就属于卫气同病，原方可加生石膏 60 克（石膏有调节中枢神经作用，退热效果好）、肥知母 9 克。生石膏甘辛而淡，能清热降火，发汗，解肌，生津止渴；知母辛苦寒，滋阴降火，配石膏为白虎汤，清气热的主药。

③腹满便秘或舌苔黄腻，属于阳明热结者，加生军 9 克（后入）、元明粉 9 克（冲服）。生军能泻血分实热，去脏腑积滞；元明粉辛甘咸冷，去胃中实热，即中医所谓釜底抽薪；大黄能诱导身体其他部位的血液流向腹部，以减轻脑、肺、眼结合膜的充血和炎症，并有抗菌作用。这与中医的认识，基本上是相吻合的。

④如有腹泻，可加黄连 3 克、黄芩 4.5 克。黄连泻火燥湿，治热毒诸痢；黄芩苦寒清热，治腹泻。古方有葛根芩连汤治痢疾或腹泻有热者（急性肠炎）。

（2）辛凉重剂，清营解毒

大青叶（或板蓝根，或两药同用）60 克、生石膏 120 克、金银花 30 克、净连翘 15 克、蚤休 30 克、炒黄芩 9 克、双钩藤 15 克、炙地龙 9 克、蝉衣 9 克、九节菖蒲 9 克。另：紫雪丹 3 克，分 2 次服。

适应症：重型、极重型，或轻度抽搐昏迷者。

方解：双钩藤甘苦寒，清热、燥风、定惊；蝉衣散热定惊；地龙清热利水，治神昏惊痫，菖蒲辛苦开窍定惊。紫雪丹组成：寒水石、石膏、滑石、二硝（朴硝、硝石）、黄金、犀角、升麻、甘草、磁石、羚羊角、丁沉木香（丁香、沉香、木香）、麝香、朱砂、元参等。全方共奏清热解毒、镇痉开窍之功。

（3）热邪内陷，昏狂惊厥

此方实际上是清营解毒，熄风开窍。

本来此方应该加用炙全蝎或羚羊角（生石决）、安宫牛黄丸，应按照西医高热、抽痉分开处理，这写在后面了。大家知道，此时高热抽风昏迷症状都存在了。

此方不用知母，主要防止知母有抑制呼吸中枢作用，前面加知母（不一定），是因为没有高热抽风。

加减：

①高热持续或舌质红绛，加鲜生地 60 克、活芦根 60 克、西瓜汁，频饮。鲜生地泻火凉血，治吐衄热毒，营血分主药；芦根甘寒泻热；西瓜汁甘寒泻暑热、除烦、生津、止渴。

②昏迷不醒，加陈胆星 9 克、天竺黄 9 克、郁金 9 克，并选至宝丹一粒，分 2 次服（就是病机讲的痰迷心窍者）。陈胆星、天竺黄镇肝豁痰开窍，郁金凉血治癫狂。至宝丹组成：犀角、玳瑁、牛黄、琥珀、朱砂、雄黄、麝香、冰片、安息香，清热开窍（开窍为主）。

以上两张处方是对高热的处理，但重型、极重型有抽风昏迷，因此，除清热解毒药加重外，必须适当加入开窍、豁痰、定惊药以辅助之。因此，在止痉治疗中，说明选辛凉重剂处方外，加生石决 60 克（或羚羊角粉 0.9～1.5 克冲服）；如有强直性抽搐，原方再加炙蜈蚣 2 条，炙全蝎 3 克，并选用止痉散（蜈蚣、全蝎、僵蚕各等分），每次 1.5 克，每日 3 次。或安宫牛黄丸一粒，分 2 次服。其中羚羊角苦寒，平肝熄风，治惊痫搐搦。石决明平肝泻热。古人有"一两石决一分羚羊角"之说。全蝎、蜈蚣是熄风镇惊主药（但又毒性，用量宜轻，中病即止）。安宫牛黄丸组成：犀角、雄黄、麝香、冰片、珍珠。作用是清热解毒，开窍安神（温邪内陷，痰蒙心包者）。以上是高热昏迷抽搐的处理，可根据病情随证加减。

如极重型病人出现呼吸衰竭、循环衰竭，可根据病情选用以下处方：

（1）呼吸衰竭

①呼吸困难，痰涎壅盛，喉间漉漉（周围性呼吸衰竭），用开窍豁痰。

陈胆星9克　天竺黄9克　射干6克　川贝母4.5克　远志肉9克　九节菖蒲4.5克　竹沥油30~60克（冲服）

另：猴枣散0.9克，日3次服

方解：陈胆星、天竺黄、远志，为开窍豁痰主药；贝母清化痰热；竹沥油甘寒，清化痰热（传染病院用竹沥油免除气管切开，效果良好），治惊痫癫狂；猴枣散（猴枣、礞石、竺黄、川贝、沉香、麝香等）豁痰开窍，治痰壅咳喘。

②呼吸障碍。如呼吸浅表、呼吸不规则，中医认为：暑热伤气、肾不纳气，人参补元气，刺激呼吸中枢及兴奋中枢神经系统，五味、补骨脂纳肾气，麝香通窍治惊痫（兴奋剂）。

苏合香丸，辛温开窍，有报导用于呼吸衰竭有效。

（2）循环衰竭

①面色苍白，汗多，四肢清冷或厥冷，呼吸浅促，脉微细或伏。中医认为"阳气欲脱"，可用扶正回阳法。

别直参6克（或用太子参60克代）　熟附片4.5克　煅龙牡各15

大医精诚 万世师表

克 炙甘草 6 克

方解：扶正之人参、甘草（强心）回阳；附片辛热；龙骨、牡蛎回阳镇惊，即涩可止脱之意。

②如身热不高，面红有汗而黏，四肢不冷，脉细数，舌红苔光，中医认为"气阴欲竭"，用益气善阴。

别直参 6 克（或用太子参 60 克代） 大麦冬 15 克 五味子 9 克 大白芍 9 克 炙甘草 6 克

注：四肢不冷，脉不是微细而伏，而是脉细数，面红（不是真红），舌红苔光，说明阴气欲竭。所以，用人参、生脉散补气清心，大白芍益气养阴。

区别点在于：面苍白、汗多，肢冷，脉微细或伏——阳气欲脱。面潮红，肢不冷，有汗而黏，脉细数，舌红苔光——阴气欲竭。

5. 恢复期的治疗

乙脑后期，往往出现余热，吞咽困难，肢瘫、失语等后遗症。我们的治疗原则是：

（1）养阴清热（邪热伤阴，阴虚内热或余热未彻）——虚

北沙参 12 克 大麦冬 12 克 天花粉 12 克 鲜石斛 12 克 大生地 12 克 生甘草 3 克 淡竹叶 9 克 鲜荷叶 1 角

方解：沙参、麦冬、生地养阴清热；石斛清暑虚热；花粉清化痰热；淡竹叶清热利尿；鲜荷叶清暑热。此方养阴清热为主，治余热为辅。

适应症：极期经治疗后，神志逐渐清醒，尚有余热，口干心烦或倦睡，脉细数、舌红等。

（2）清化痰热（余热久羁，痰浊留阻）——**虚中夹实**

陈胆星6克　天竺黄9克　远志9克　郁金9克　法半夏6克　陈橘红4.5克　生甘草3克　九节菖蒲4.5克

方解：胆星、竺黄、远志、郁金开窍化痰，半夏、橘红和胃化痰。

适应症：恢复期口角流涎，吞咽困难。

（3）育阴潜镇（热邪伤阴，虚风内动）——**虚证**

大龟板15克　炙鳖甲15克　生牡蛎15克（三甲复脉，育阴潜镇）　大生地15克　大麦冬15克　大白芍6克　双钩藤15克　炙甘草4.5克　僵蚕12克

方解：大龟板、炙鳖甲、生牡蛎谓三甲复脉，能育阴潜；生地、麦冬养阴；白芍敛阴和血脉；僵蚕、双钩藤定惊；炙甘草扶正。本方主要是育阴潜镇。

适应症：手足颤动或不自主动作，拘挛（虚）或角弓反张（实），脉细数、舌质红等。

（4）活血通络（风邪痰瘀，阻络筋脉失养）——**虚中夹实**

生黄芪15克　西当归9克　京赤芍9克　大川芎6克　桃仁泥9克　杜红花9克　乌梢蛇9克　丝瓜络9克

方解：本方是黄芪五物汤加减，补气活血祛瘀为主，加乌梢蛇祛风，丝瓜络通络（有资料介绍，用乌梢蛇粉0.3～0.6克，每天3次服，有良好的活血通络作用）。

适应症：一侧肢体或全身瘫痪者。

（5）清心开窍（痰蒙清窍）

石菖蒲6克　黄郁金6克　炙远志6克　大麦冬9克　乌元参12克　紫丹参9克　淡竹叶9克

方解：本方是菖蒲郁金汤加减，菖蒲、郁金、远志清心开窍化痰，麦冬、元参养阴清热，丹参入心祛瘀生新，竹叶清热利尿。

适应症：痴呆失语者（痰热蒙蔽清窍）。

（6）新针疗法

①余热：曲池、合谷；

②颈项强直：角弓反张，抽搐：大椎、后溪、人中、长强，或阴陵泉、曲池、绝骨；

上肢瘫：一组：臂臑、曲池、透少海；二组：安眠、合谷、透劳宫、养老；

下肢瘫：一组：大椎、环跳、阳陵泉；二组：肾俞、悬钟、透三阴交；

③吞咽困难：天突、廉泉、吞咽穴、内庭、合谷；

④视力障碍：睛明、太阳、球后、风池、外关、合谷；

⑤失语：公孙、医门、耳门透三穴；外关、中渚、合谷。配合按摩翳风穴，发音后结合语言训练。

三、中西医结合治疗乙脑的临床体会

我院自 1972 年至 1976 年，5 年以来，共收治乙脑病例 226 例，其中采用中西医两法治疗者，计有 153 例（1972 年 70 例，1973 年 15 例，1974 年 30 例，1975 年 25 例，1976 年 13 例），本文将此 153 例的临床资料作一小结，略举两例典型病例，并对本病的病因、病机以及治则采取以中医理论为基础，用现代医学理论的观点加以互参阐述，讨论如下。

1. 临床资料

（1）发病季节

除 1974 年于 7 月中旬方始发现病人外，一般均于 6 月间即有少数发病，逐旬增多，7 月下旬至 8 月上旬为发病高峰，9 月则渐减少。

（2）性别与年龄

153 例中，男 84 例，女 69 例。年龄最小者 6 个月，最大 46 岁，各为 1 例。以学龄前后儿童发病数最为集中，后遗症与病死者亦在此范围为多，各年龄组与病型及预后情况见下表。

各年龄组的病例数与病型、预后

年龄	病例数				后遗症	病死数	病死率（%）
	轻型	普通型	重型	极重型			
1		7	3				
1~4	2	20	24	4	8	4	2.6
5~9	3	34	20	4	7	3	2.0
10~14	8	6			1		
15~19	1	4					
20~24	4	3	1	2	2		
25	1	2					
合计	19	76	48	10	18	7	4.6

（3）病例选择与分型诊断标准

本组病例均根据以下几点作为选择对象

①在本病流行季节呈急性起病，有不同程度发热、头痛、呕吐、嗜睡或昏迷，或伴有抽痉者。

②重型病例均有不同程度颈项强直，腹壁反射和提睾反

大医精诚 万世师表

射消失，30%病例曲髋伸膝试验（克氏征）阳性或划脚底试验（巴氏征）阳性。

③轻型和普通型及部分重型病例计 98 例，于入院时检查脑脊液，均符合乙脑诊断。部分重型和极重型虽因病情严重而不适宜作腰穿，但从临床表现及作有关检查可以排除易与本病相混淆的疾病。

④1974 年曾作乙脑双向血补体结合试验结果 30 例为阳性者。

⑤在病人入院后，即以中西医结合治疗和抢救者。

（4）治疗方法

①降低室温，采用冷水或冰水洒地，电扇吹。

②物理降低体温，用 30%酒精在颈部、腋下和腹股沟处敷擦，范围从小到大，避免突然大面积湿冷刺激引起寒战。

③昏迷者均予鼻饲西瓜水、中药和适宜适量的营养。

④必要时肌注安乃近，1973 年曾一度用安热静。

⑤抽搐者，临时或定时肌注复方冬眠灵，并鼻饲止痉散（全蝎、蜈蚣、僵蚕各等分），每服 1.5 克，每天 2 次。个别顽固抽痉病例，采用安米妥钠注射。

⑥有脑水肿者，给氢化考的松及甘露醇。

⑦轻型普通型和部分重症病例在极期者，给服"乙脑合剂 I 号"，以清热解毒。方药：板蓝根 30 克，生石膏 30 克，金银花 30 克，净连翘 15 克，炒黄芩 9 克。1973 年以后，方中加蚤休 30 克。浓缩至 100 毫升，一天内分 3~4 次服完。

⑧部分重型及极重型病例，配合汤剂辨证施治。

高热不易控制者，治以清营解毒，上方中重用生石膏至 60 克，并加鲜生地 15 至 30 克，另：紫雪丹 3 克，分两次鼻

饲；频繁抽痉者，上法再加平肝熄风之剂，重用生决明 60
克（先煎），钩藤 15 克，或另加羚羊角粉 0.9~1.5 克，或
安宫牛黄丸；昏迷不醒者，则以开窍祛痰之法，在清营解毒
方中加用陈胆星 9 克、天竺黄 9 克、菖蒲 4.5 克。另：至宝
丹 1 粒。

⑨中枢性呼吸衰竭者，症见气粗喘满，或呼吸不规则等
现象，除部分用 654-2 以外，加用中药以扶正纳肾之法，重
用太子参 30 克、五味子 9 克、补骨脂 12 克，水煎鼻饲。
另：麝香 0.15 克冲饲，或苏合香丸 1 粒。

⑩外周性呼吸衰竭时，症见喉间痰声漉漉，唇指发绀，
肺部可闻湿性啰音，则用开窍祛痰法，方中重用射干 6 克、
川贝母 9 克、远志肉 9 克、陈胆星 9 克。另：鲜纯竹沥水
10~20 毫升，鼻饲。

⑪恢复期有余热者，用"乙脑合剂Ⅱ号"，以养阴清热，
方药：北沙参 15 克，大麦冬 12 克，天花粉 12 克，川石斛 9
克，大生地 12 克，淡竹叶 9 克，生甘草 3 克。浓缩至 100 毫
升，一天内分 3~4 次服完。

⑫有神经系统后遗症者，以针灸为主，以循环取穴和局
部取穴相结合来选择穴位。

（5）治疗结果

153 例中，轻型 19 例，普通型 76 例，经用以上中西医
结合治疗，40%病例于入院后 2~5 天内退热，60%病例转为
低热，经用"乙脑合剂Ⅱ号"后，于 7~10 天内退热，余热
时间最长者达 26 天。此两型中无一例有后遗症和死亡。

重症 48 例中，治愈 32 例，留有后遗症者 16 例，经针
灸治疗有不同程度好转而自动出院。

极重型 10 例中，1 例经治后有显著的精神症状，在医院继续治疗 18 天后痊愈出院，两例留有严重神经系统后遗症而自动出院。死亡 7 例，死亡原因均为中枢性或兼有外周性呼吸衰竭，死亡率占全组 153 例的 4.6%，占重型和极重型 58 例的 12.1%。

2. 典型病例

例 1 金某某，男，21 岁，工人，住院号 45682。

于 1972 年 7 月 28 日晚因发热、头痛 4 天，神志不清半天急诊入院，腰穿检查脑脊液符合乙脑，由内科病房转至传染病房。

患者呈极度烦躁，大喊大叫，神志不清，数人按不住其躁动，随后则呈现肢体大幅度抽痉，体温 40.5℃（腋下），给用复方冬眠灵及山梨醇，痉仍不止，遂请中医会诊。

中医初诊：高热有汗不解，颈项强硬，神昏抽搐，大便三日未行。脉弦数，舌质红苔薄黄。

证属暑热侵犯气营，热极生风，风动痉厥。亟当清气凉营，熄风定惊。

生石膏 120 克　鲜生地 30 克　羚羊角粉 1.8 克（分 2 次冲饲）板蓝根 60 克　金银花 30 克　净连翘 15 克　酒子芩 12 克　双钩藤 15 克　九节菖蒲 3 克　生军 6 克（后下）

另：牛黄至宝丹 2 瓶，分 2 次鼻饲。止痉散 1.5 克，每 2 小时一次。

二诊（7 月 30 日）：药后大便已解，热度下降（体温 38.8℃），抽搐次数减少，仍神昏未醒，喉间有痰，脉弦数，舌苔薄黄质红。前方去生军，生石膏减为 60 克，加天竺黄 9

克、川贝母 4.5 克、净橘络 4.5 克，止痉散仍然 1.5 克，一天 3 次。

三诊（8 月 1 日）：病情未有减轻，喉间痰声漉漉，脉弦数，舌红苔薄黄干燥。原方去酒子芩，加大麦冬 15 克、乌元参 15 克，鲜生地加至 60 克，成药同前并加用猴枣散 0.9 克，一天 2 次服。

四诊（8 月 2 日）：热度减退（体温 37.4℃），神识清醒，抽搐未发，喉间虽有痰鸣，但能自动吐出，脉转细数，舌苔黄燥已润。原方去石膏、羚羊角、九节蒲、止痉散、牛黄至宝丹，鲜生地减为 24 克、板蓝根、金银花各减为 15 克，续服。

以后再诊，患者精神抑郁，不思纳谷，余热未退，此痰热未清、胃气不和之象，转为养阴和胃、清化痰热之法，随后以健脾和胃调理，经治 18 天而痊愈出院。

此病例西药治疗曾用山梨醇与甘露醇脱水仅 2 天，西药止痉仅作为临时使用 6 天，而以中药止痉散巩固疗效。

例 2　梅某某，女，7 岁，住院号 13867。

因发热头痛呕吐 4 天，昏迷 1 天，抽痉半天于 1975 年 7 月 24 日下午 7 时入院。体检与脑脊液检查均符合乙脑诊断。

住院经过：入院后给安乃近退热，甘露醇脱水 1 次，第二天上午高热达 39.7℃（腋下），频繁抽痉，几次呈持续角弓反张状态。给复冬亚冬眠、氢化可的松、"乙脑合剂Ⅰ号"，牛黄清心片 2 片，一天 2 次，至下午抽痉减少，程度亦轻。第三天痉虽止，但仍深昏迷，体温在 39℃以上，加用羚羊角粉，但相继发生呼吸急促，痰声明显，痰液稠厚而难以抽吸，唇指发绀，应用竹沥水 5 毫升和猴枣散 0.3 克鼻

大医精诚万世师表

饲，当日即见呼吸转平，痰鸣消失。而于住院第 5 天两肺又满布痰鸣声，痰稠后无法吸出，再次用竹沥水 20 毫升和猴枣散 0.3 克，亦于当日脓痰变稀，肺部痰鸣音显著减少。至住院第 6 天，体温、呼吸均平稳，神志逐渐清楚，遗留余热、失语、右侧肢体瘫痪，肌张力 0°，给"乙脑合剂 II 号"，加健脾助运处方以及针灸、配合功能训练等治疗，住院 57 天后遗症完全消失，痊愈出院。

此例在疾病极期，昏迷抽痉后表现呼吸困难，痰稠痰鸣，唇指发绀，提示有肺部感染而呈现外周性呼吸衰竭，两次使用竹沥水和猴枣散，而使症状迅速改善，如单纯西药治疗是不可能于当日所能奏效的。

3. 体会

（1）病因

乙脑是因感染乙脑病毒所引起，乙脑病毒通过蚊虫叮咬人体而传播。在人体免疫机能低下的情况下，病毒则在体内繁殖，经过病毒血症阶段，最终主要以侵犯中枢神经而发病。发病有着明显的季节性，均于夏季发病。

祖国医学所论述的暑，既作为夏令主气，也是作为致病因素的，因感暑邪而致暑温。蚊虫的繁殖生长与气温有着密切关系，气温越高，蚊虫体内的病毒繁殖也越快，毒力也增强。暑温多发于酷夏，雷少逸曾说："其时天暑地热，人在其中，感之皆称暑病。"喻嘉言又说："……天之热，地之湿，日之暑，三气交流，其合也。天之热气下，地之湿气上，感之则病暑。"又有"天人相应"之说，说明古人虽未能从病原体方面去认识疾病，但其所论述的外界自然现象对人体也确认与发病有着密切关系。

暑温只是夏令疾病的总称，它包括着现代医学如急性胃肠炎、中暑以及乙脑等疾病，但从暑温再进一步随证辨治后则各有区分，治疗上也各有所异。此外，从"暑厥"、"暑风"中所描述的一些症状来看，具有发病均较急骤和神识不清的特点，暑风则有四肢抽搐，甚至角弓反张，因此，实际上乙脑也包括在内。以上所述是以暑作为致病的外因所言。

乙脑病毒侵入人体后是否发病，取决于机体的免疫水平，若抗体水平高，抵抗力强，则可不发生临床症状，成为隐性感染；若抗体水平低下，抵抗力弱或因感染病毒数量多、毒力强，病毒则在体内进行繁殖，最终通过血液屏障侵入脑实质而引起临床典型症状。祖国医学也同样十分重视机体的内因，认为疾病的发生与否，取决于邪正相争的结果，"正气存内，邪不可干，邪之所凑，其气必虚"。李东垣说："暑热者，夏之令也，人或劳倦或饥饿，元气亏乏，不足以御天令亢热，于是受伤而为病。"这类论点与上述理论有其共同之处，所谓正气和元气，确也代表了机体免疫机能和大脑皮层等的功能状态。综上所述，都说明人体的内因是根据，外因是条件，外因通过内因而发病。

（2）发病机理

凡属中医所述的温病，一般都是以卫、气、营、血作为辨证纲领的，其实质是以该病不同的程度和演变阶段以及临床表现为依据作为辨证基础，从而为针对机体反映出来的不同矛盾制订治疗方案。

乙脑病毒侵入人体后，在局部淋巴组织中进行初步繁殖，当病毒达到一定数量时即进入血液，病毒继续在全身包

大医精诚万世师表

括中枢神经系统在内的各个内脏器官中繁殖，引起不同程度的病毒血症。一般来说，这时病人有短时间的初热期，主要症状为发热、头痛、倦怠无力，相当于卫分阶段。但是乙脑发病急剧，初热期为时很短，很快进入极期。祖国医学中指出因暑热伤气，暑温可以不经过卫分阶段，或者为时十分短暂。叶天士说的："夏暑发自阳明。"所谓阳明，这里主要是指有高热、神昏谵语等中枢神经系统的症状。此外，还有"暑从火化"，以及"邪之来也，势如奔马，其传变也，急如掣电……"之说，说明疾病演变较为迅速。

当疾病一旦达到极期，病毒血症更为严重，小儿常由于高热而致抽风，这是"热极生风"的表现，因为暑邪不在表，而已入里，是属于"气营两燔"的阶段。疾病既已入里，就必然侵犯脏器，抽风也是由于致病因子犯及肝而引起肝风内劫的结果，也就是引起中枢神经系统症状的表现。

由于病毒的毒素、抗体复合物以及代谢产物的刺激，使脑部毛细血管遭受损害，或因抽痉而引起脑组织缺氧以及脑实质炎症的结果，均可导致昏迷和脑水肿的发生，临床上所见抽风往往相随而发生昏迷，就中医理论而言，是风动生痰，结果痰蒙清窍的演变过程。这里所指的"痰"是无形之痰，实质上是指引起昏迷的致病因子，也是上述发生昏迷机理的借用词。如果虽未抽风而昏迷，是因暑邪逆传心包、上蒙清窍（或称"神明"）的结果，是脑部实质性炎症所引起的。

由于脑水肿严重，颅内压增高进而发生脑疝，或者由于脑实质损害较严重引起中枢性呼吸衰竭时，出现呼吸急促费力、双吸气等现象。根据祖国医学理论体系，就要联系到代表着机体许多方面功能的肾了。所谓肾不纳气、肾阳虚，实为包括大脑、肺在内的各种功能不足的表现。

中枢性呼吸衰竭的病人，肺的通气量减少，同时又由于昏迷，呼吸道分泌物不易清除，易于发生肺不张和继发性细菌感染，继而引起外周性呼吸衰竭。因肺的气体交换障碍，脑缺氧加重了脑水肿，中枢性呼吸衰竭时，常见有喉间痰声漉漉，痰液稠厚，唇指发绀，肺部可闻痰鸣声或湿性啰音，这便是有形之痰的痰证，中医也将此归纳于肺。肺主气，全身各脏器除了接受脾胃所吸收的营养来濡养外，尚有赖于将肺所获得的清气运送给各脏作为养料。如肺失其职，不能进行正常功能，则必然影响其他脏器的功能，这是祖国医学整体的重要一方面。在一定角度和程度方面来说，肾也是生命中枢，当肺功能不全影响到肾时，肾又能影响肺，两者也是互为因果关系的。

当重型乙脑病人进入恢复期所出现的各种后遗症，是脑细胞受损后所遗留的功能障碍，也可能因重病存在着一时性的自主神经功能和体液、电解质以及营养代谢紊乱，以祖国医学理论体系探讨，应从津液、气血、脏腑、经络的角度来分析，如因体温调节障碍所引起的余热，一般都是低热，属于虚热，同时见有唇干舌红，是因为热劫阴液的结果。如表现肢体功能障碍，一般是因经络气血受阻说引起。如恢复期仍出现抽风，是属于虚证。

（3）治疗原则

乙脑病人在被收住院时，往往已处于疾病的极期，根据以上的发病机理和暑邪演变，治疗首当从清气分之热，并介营分之毒入手，如重用石膏，有非特异性降温和镇静作用，用板蓝根、大青叶、蚤休或具有抗乙脑病毒的作用。我们从临床中体会到应用以上药品虽不如安乃近之速效，但经用大剂量石膏等可以使其疗效比较巩固。

如因"热极生风"、"肝风内动"者，在清营解毒的基础上，应加平肝熄风定惊之法，用生决明、羚羊角粉之品及止痉散，以达到镇静止痉的目的，并巩固西药镇痉剂的疗效。

如以昏迷为主，则当清心豁痰开窍与上法并用，如安宫牛黄丸（现制作针剂，称"醒脑静"），或至宝，既有解毒，又有开窍以兴奋中枢神经系统的作用，有利于受损的脑细胞修复。若有中枢性呼吸衰竭，在使用脱水等剂的同时，兴奋呼吸中枢。

如出现外周性呼吸衰竭，则当予祛痰之剂，以射干、川贝母等化痰润肺。我们在临床上曾见到 10 多例痰液稠厚不易吸出的乙脑病人应用竹沥水效果颇为满意，曾见 1 例在用此品 1 小时后即见喉头痰鸣声消失，呼吸情况改善，本组例 2，也于用药后 3~4 小时后奏效。

此外，对治疗乙脑时，中医认为暑多挟湿，表现为身重、苔腻等症，主张用藿香、佩兰之品以芳香化浊，在临床论治时，也当予注意。

乙脑恢复期，由于体温调节障碍所引起的余热，一般都是低热，同时尚具有阴液亏损的特点，如舌红而干的表现，这些是属于正虚的现象，因此，当宜养阴清热为治法，如大麦冬、天花粉、鲜石斛等，是否有调节体温体液和电介质的作用，尚有待于进一步探讨。若乙脑留有肢体瘫痪或同时继续伴有抽风的症状，由于体质已虚，治疗亦以补虚作为前提再加调和气血、疏通经络为治疗原则。但是我们在这方面体会到，仅单以中药治疗，效果欠满意，而必须加针灸和被动性功能锻炼，效果方较满意。

4. 总结

本文以 153 例中西医结合治疗乙脑的临床资料作为基础，初步对中西医理论相参作一尝试性探讨，似有牵强附会之处，但我们认为，不论中医或西医面对着的是同一客观事物对象，虽然认识和说法不同，但只要在承认中医治疗有效的前提下，把不同的认识和说法从开始联系到统一起来是完全可以，而且是应该的。至于怎样把两种理论体系统一起来，具有共同语言和理论体系，应从实际出发，作大量的工作，积累临床经验和科研成果，最终才有可能将其统一起来的。目前，在全国医务人员的努力下，已经用辨病和辨证相结合的方法广泛地运用于临床，积累了不少经验，我们认为对一种病进行分证论治是必要的，但分型不宜太多，把中医的辨证论治搞得太繁太玄，这不利于总结推广。

第二章　温病案例

一、风　温

1. 风邪袭表证

患者发热（体温38℃左右），有汗不解，头痛口渴，咳嗽有痰，小溲混赤，脉象浮数，舌红苔薄。

感受风温之邪，肺卫为病。法当辛凉解表，银翘散加减。

冬桑叶10克　玉桔梗6克　生甘草3克　光杏仁10克　金银花12克　薄橘红6克　生竹茹6克　净连翘12克　枇杷叶10克　薄荷叶6克　象贝母10克（杵）

【按】书本上所说风温，即感受春月风温之邪，春天较为多见，但其他季节亦同样发生；口渴、咳嗽是风温之特征。本例是风温初起症状，体温大多在38℃左右，此时相当于感冒，治疗用辛凉平剂，银翘散加减；如果体温超过38℃以上，咳嗽、胁痛严重，原方可去冬桑叶、桔梗、甘草，加天花粉12克、桑白皮10克；如有作恶，原方可加法半夏5克。总之，风温病忌用辛燥药。即《温病学》所谓"辛凉清解"是也。

2. 痰滞遏伏证

风温十日，发热（体温39℃左右）有汗不畅，咳嗽气急，喉中痰鸣漉漉，时有抽搐意，脉滑数，舌苔薄腻而黄。

无形之风温，与有形之痰热互阻肠胃，殊防逆传心包，神糊闭逆。治当清热宣肺，兼化痰滞。

炙麻黄 2.4 克　　生石膏 15 克　　光杏仁 10 克　　生甘草 3 克　　天竺黄 6 克　　薄橘红 6 克　　双钩藤 12 克　　竹沥半夏 6 克　　象贝母 10 克（杵）　活水芦根 1 尺（去节须）

【按】此方即麻杏石甘汤加味，病案上写"殊防逆传心包"，即叶天士"温邪上受，首先犯肺，逆传心包"也。这类病例如果汗出甚畅，麻黄要用炙麻黄。麻黄能出汗，炙麻黄不出汗而能治咳嗽平喘。本方还可加射干，射干能泻火消痰。麻杏石甘汤出自张仲景《伤寒论》，处方由："麻黄四两（去节）、杏仁 50 个（去皮尖）、甘草二两（炙）、石膏半斤（碎，绵裹）"组成（经方常用剂量，根据教材统常折算为：一两＝3 克）。方中麻黄辛温，为发汗平喘之峻剂，用于太阳表实无汗；石膏辛寒，为清热泄火之要药，功专于清解阳明经热，今汗出而用麻黄，外无大热且用石膏，似令人费解。其实，"麻黄乃肺经专药，虽为太阳发汗之重剂，实为发散肺经火郁之药也"。《本草正义》谓："麻黄轻清上浮，专疏肺郁，宣泄气机，是为治外感第一要药。虽曰解表，实为开肺；虽曰散寒，实为泄邪。风寒固得之而散，即温热亦无不赖之以宣通。"故用"麻黄开达肺气，不是发汗之谓"，今麻黄得石膏寒凉之剂，则功专于宣肺平喘而不在发汗解表；石膏得麻黄之轻清上浮，则不下趋阳明之里，而独走太阴肺经以清泄郁热，且受麻黄性温之制，而不致清泄太过，二药相合，且石膏倍于麻黄，共成辛寒之剂，最能宣散肺热而发郁阳；方中更用疏利开通、破壅降逆之杏仁肃降

大医精诚 万世师表

肺气，并抑麻黄外达之势，以助其平喘之力；使以甘草安胃和中，调合诸药。综观全方，具有清泄有度、宣降咸宜、发散得当之特点，使邪热清而汗出止，肺气畅则喘自定，可见仲景辨证处方极为精当。

麻杏石甘汤的清热平喘作用，不仅为后世医家所赞赏，而且得现代药理研究和临床实践的充分肯定。麻黄含麻黄碱、伪麻黄碱、麻黄挥发油等成分。麻黄碱、伪麻黄碱均能缓解支气管平滑肌的痉挛，而达到平喘目的；麻黄挥发油对病毒有抑制作用，且能解热；石膏有解热效能；杏仁所含杏仁甙在体内慢慢分解后，产生微量氢氰酸，有镇静呼吸中枢的作用，从而使呼吸运动趋于安静而镇咳平喘；甘草所含甘草次酸衍生物具有很强的中枢性镇咳作用和抗菌效能。由此可见，麻杏石甘汤具有抗菌、抗病毒、消炎、止咳、平喘、祛痰等作用，对属肺热壅盛的呼吸道感染疾患，如急性支气管炎、肺炎、慢性支气管炎急性发作等具有显著疗效，比作用单一的西药效高一筹。

本例患者症状相当于现代医学所谓"肺炎"，使用本方十分贴切；如没有上述典型症状，不宜用麻杏石甘汤，应用天花粉、桑白皮等方子为妥；风温亦有入营入血症状，可以根据症状，如湿温亡阴例治疗，或加用至宝丹一粒开水化服。麻杏石甘汤是举例而已，我临床几十年，只用了四五个病例，如果体温在38℃左右，没有抽搐，可使用以下处方：

瓜蒌皮 12 克　桑白皮 10 克　光杏仁 10 克　象贝母 10 克　薄橘红 6 克　金银花 12 克　连翘心 12 克　酒子芩 6 克　生竹茹 6 克　枇杷叶 10 克　竹沥半夏 6 克　活水芦根 2.4 克（去节须）

二、春　温

　　发热（体温 38℃ 以上）无汗，口渴溲赤，遍体骨节疼痛，间或作恶，大便自调，脉小数，舌苔薄。

　　外邪引动内蕴之伏温，拟方解表清里。

　　香豆豉 12 克　姜山栀 6 克　法半夏 6 克　陈橘皮 6 克　白蔻衣 3 克　炒枳壳 6 克　香青蒿 6 克　云茯苓 10 克　生姜 1 片

　　【按】"口渴、溲赤"是春温特征，《温病学》谓：春温是有里达表。所以，开始即现口渴，实际上发热病人大多口渴，只有湿温开始是渴不思饮，这是主要区别点。如果体温超过 39℃ 以上，而有汗不解，方中可加酒子芩 5 克；如果体温不高，在 38.5℃ 以下，而没有汗，原方加老苏叶 5 克。春温症，大约相当于西医的"流行性感冒"。

三、湿　温

1. 湿阻卫气证

　　恶寒身热（体温 38℃ 左右）不扬，有汗不解，早轻暮重，已有五日，头痛如裹，胸膺痞闷，口甜作恶，渴不欲饮，身重体痛，大便秘结，脉浮缓，舌苔薄腻。

　　湿热交困，表里不透之象。法当芳香化浊，开上渗下，藿香正气散加减。

　　广藿香 6 克　佩兰叶 6 克　炒茅术 6 克　姜川朴 3 克　姜半

大医精诚 万世师表

夏 6 克　陈橘皮 6 克　光杏仁 10 克　生薏仁 10 克　白蔻衣 3 克
炒枳壳 6 克　六和曲 12 克　大腹皮 10 克　茯苓 10 克　生姜 2 片

【按】本案例乃湿温病的初期症状，湿温病相当于现代医学所谓：伤寒杆菌引起的伤寒病。初期特征是温热壅滞，恶寒发热（体温在 38℃以上），早轻暮重，口甜而黏，渴不欲饮，脉缓等是其特征，但不必悉矣；病案中所谓"湿热交困"，主要是指恶寒身热，胸痞口甜，渴不思饮，即"表里不透"之意。本案例所有症状着重在于一个"湿"字，如：头痛如裹，胸痞口甜而黏，身重是湿的表现，胸痞是湿遏中焦，身热不扬，是湿热交困，表邪不透。丹阳名医肖亦相认为是治湿温能手，后来，肖亦相对我说，实乃藿香正气散加减而已。当然，湿温变化多端，辨证时要随机应变，一旦入营入血，就不能再用藿香正气散加减了。我的体会是，藿香正气散加减，对湿温病初期是很适合，书本上也讲过了，到了第二候之时，就需根据病情加入三仁汤（即杏仁、薏仁、蔻仁），当然，第一候同样可用。

关于温病分候，一星期为一候，第八天为第二候，复诊病人，第一句往往写湿温一候或两候。本案例所举症状，实际上皆围绕一个湿字。该患者临床症状中湿字，由于三焦气化失司，湿蕴热蒸所致，故须开上渗下。开上渗下包括中焦在内也，如杏仁宣肺气开上，茅术、川朴等运中，薏仁渗湿于下是也。案例上说："有汗不解"，假使症见"恶寒发热无汗"，原方可加：清水豆卷 12 克至 15 克；湿温临床分型上有湿重于热，热重于湿，湿热并重。本案例见症即属于湿重于热类型。

《温病学》上的湿温，分卫分、气分、营分、血分等症状，本案例属于气分一类。卫分症状比气分症状要轻一些，卫分症状，即初起症状，如：头痛身重，寒热无汗（体温大多在38℃以下），胸痛痞闷，不思纳谷等，那么，藿香正气散加减还是可以的，临床上患者往往卫分、气分症状同时出现。所以书本上虽然分卫分、气分、营分、血分，但病者不会今日是卫分，停几天再出现气分、营分、血分，因此，看书时要灵活对待，临床上要灵活运用，不能墨守书本。总之，根据患者所出现的症状，予以辨证施治。湿温证的治则概括起来12个字，即"芳香化浊，苦寒清热，淡渗利湿"。但这12个字的治则，重点在于卫、气症状，如果出现营、血分症状，那就不完全符合了。事实上湿温证在气分变化也多，延绵时间也长；当然如果进一步发展到血分，那就有生命危险了。所谓变化多，是指在气分之时，易于出皮疹，这时仍然是藿香正气散、三仁汤加减，也就是芳香化浊，淡渗利湿。根据病情，如胸闷、口甜好一些了，就去茅术；大便畅通了，就去大腹皮、六和曲；有皮疹者，加金银花10克、净连翘12克等；体温偏高，加滑石12克、云茯苓10克等。

2. 湿热合邪证

湿温两候，身热（体温38℃以上）不为汗解，渴不多饮，胸痞作恶，口泛甜味，遍体不适，大便已行，脉象濡数，舌苔淡黄。

湿热合邪，熏蒸气分。治当为芳香化浊，清热利湿。

广藿香6克　佩兰叶6克　香青蒿6克　飞滑石12克　光杏仁10克　生薏仁10克　川朴花2.4克　法半夏6克　青陈皮各6克　云茯苓10克　炒荆芥2.4克　生姜2片

另：甘露消毒丹12克，包入煎。

【按】本案例是湿热并重之候，如身热不为汗解，虽渴不多饮，但已有渴象，舌苔淡黄，脉数等都是热象。胸痞作恶，口甜是湿象；渴不多饮是湿热合邪之象。本案例治疗方剂是藿香正气散、三仁汤、黄芩滑石汤加减而来，藿香、佩兰芳香化浊，青蒿、滑石清热利湿，杏仁、薏仁、云苓淡渗利湿，川朴、半夏、陈皮和中。

湿温证至两候，有汗不解，而有遍体不适（即捆绑住的感觉），就要防其出皮疹，方中用荆芥2.4克是取其发微汗解表，以助皮疹透托外出；湿温证之皮疹，开始总要用荆芥，促使皮疹外达，也就是向外透托之意；如果就诊时已有皮疹外出（看皮疹，要看胸背部），可去荆芥，加金银花12克、净连翘12克；临证时，若患者大便未行，可酌加炒枳壳12克、六和曲10克；本案例如果体温在39℃左右，可加甘露消毒丹12克，包入煎；如患者大便溏泄，日行3~5次，可去杏仁、薏仁、滑石，加姜川连1.8克、煨木香2.4克、青荷叶一角，这样，方子又可以说是加入王氏连朴饮之意了；当患者浑身没有不适感，可去荆芥。本案例所谓湿温两候，是说其起病到现在已有14天了，如果15天，也可以说两候，假使病程已16天，那么，病案上就只能写湿温16天（不能再以"候"代之）。

3. 湿温蕴蒸气分证

湿温两候，壮热（体温39℃以上）有汗不解，口渴欲饮，热盛之时，谵语妄言，胸痞泛恶，小溲混赤，舌苔黄白相兼，脉弦滑而数。

阳明之温甚炽，太阳之湿不化，蕴蒸气分，有温化热、湿化燥之势，证势甚重，姑拟茅术白虎汤加减。

生石膏 12克　肥知母 6克　炒茅术 3克　云茯苓 10克　飞滑石 12克　炒枳壳 6克　法半夏 6克　陈橘皮 3克　白蔻衣 3克　青荷梗 1尺（去节须）

【按】本案例即湿温证热重于湿的类型，虽然这种病例不多，但是，作为临床医生还是需要了解和掌握，故举例供临床参考。若患者壮热，有汗口渴，溲赤脉数舌黄，皆是热象；谵语妄言，是热邪扰犯神明之势；胸痞泛恶，乃湿邪所困。

辨证当属湿温之热重于湿型。所以，用石膏、知母清阳明之热，茅术燥太阴（脾）之湿。枳壳、半夏、陈皮、蔻衣和中，滑石、茯苓渗利湿热，使湿浊从小溲而出；若患者出现谵语妄言之时，可用安宫牛黄丸 1 粒，分两次开水化服，常能一举而挽回危局。临床治病，有一定之法，无一定之证，所谓"病千变，医亦千变"；患者经上方治疗后，如体温减退，则石膏、知母不能再用（因此，这张方子只能开一次），可根据病情按前两张方子酌情加减处理；舌苔黄白相兼，说明湿热各半之意，黄属热，白属湿，如果黄多白少，那么舌苔也属于是热重湿轻；临床应用茅术白虎汤（白虎即指石膏）一定要看准症候，确实属于热重于湿才能使用，否则湿为阴邪，石膏、知母（寒凉药）亦属阴药，阴与阴合，则湿邪更加缠绵不解矣，此方必须再三考虑才能使用。本案例如果体温不到 40℃，没有谵语妄言，原方可去石膏、知母、滑石，加藿香 6 克、青蒿 6 克、酒子芩 6 克、益元散 12 克（包入煎）（益元散内有滑石）。假使胸闷烦扰，可去益元散，加滑石 12 克，另用玉枢丹 0.6 克，开水研服。玉枢丹不能与益元散、六一散同用，因玉枢丹内有大戟，六一散中有甘草，大戟反甘草，所以，不能同用，这一点非常重要，昔年贺季衡先生曾因玉枢丹、六一散同用而出事故，所以，必须时刻记牢。

4. 湿温热陷营血证

湿温两旬，壮热（体温 40℃ 左右）得汗不减，烦躁不安，神知昏糊，谵语喃喃，入夜两手循衣摸床，齿缝出血，脉弦数，舌尖绛中心黄。

湿化燥，温化热，热迫营血，肝风欲动，症势甚险。勉拟清营凉血，犀角地黄汤加减。

乌犀片 2.4 克　京赤芍 6 克　粉丹皮 6 克　鲜石斛 12 克　鲜生地 30 克（与薄荷 6 克合杵）酒子芩 6 克　煅龙齿 15 克　双钩藤 12 克　辰茯苓 12 克　九节菖蒲 2.4 克

另：紫雪丹三分，开水先下。

【按】本案例是热入营血的类型，病到出现营血症状，往往营血症状同时出现，虽然书上分营分和血分，但临床上大多数是同时出现。临床所见"壮热烦躁，神糊，脉弦数，舌尖绛"，是热邪侵入营分见症；齿缝出血，是热邪侵入血分见症；两手循衣摸床，是肝风内动见象，病至此时，往往很难挽回，所以，治则用了"勉拟"两字，即勉强拟方之意。本案例治疗所用犀片 2.4 克，因价格昂贵，可去犀角，把鲜生地加至 45 克即可；大吐血病人亦是用犀角地黄汤，再加吐血案例中的止血药；湿温热陷营血，热盛则用鲜生地，津伤则用鲜石斛，热盛津伤则生地、石斛同用，用生地加薄荷合杵者，是取薄荷向外透达之意，也就是叶天士所谓"透营泄热转气"是也；所谓津伤，是指"唇焦齿燥"，或"舌尖红而干"。本例已经齿缝出血，则早几天肯定有唇焦齿燥；病到此时，需防其吐衄下血，吐衄即鼻血或吐血，下血即大便出血，如果见到大便出血，说明其病情危在旦夕，其治疗可将原方可去黄芩、薄荷，加地榆炭 12 克、侧柏炭 12 克、鲜生地可加至 45 克或 60 克。西医认为：湿温病发生大便出血，大多为暗红色或酱油色，很危险。本案例因湿温化燥，所出现的神糊谵语，是热邪已经内犯心神，这就不是例三的湿热蒙蔽清窍了，因此，除了谵语外，尚有神糊、烦躁、齿缝出血、循衣摸床等重症也。

5. 湿温正虚邪恋证

湿温一月，体温已退，惟神疲形瘦，动则自汗，今日猝然神知昏糊，大汗淋漓，肢冷脉伏，舌质红苔灰腻。

病久正虚邪恋，阴伤阳越，虚脱之变。急拟敛阴通阳，扶正达邪，参附汤合桂枝龙骨牡蛎汤复方加减。

别直参 3 克（另煎冲入） 大白芍 10 克（桂枝尖拌炒） 熟附片 2.4 克 大麦冬 10 克 五味子 3 克 煅龙骨 15 克 煅牡蛎 15 克 炙甘草 3 克 煨姜 2 片 红枣 3 枚

【按】湿温后期，正虚邪恋，虚多邪少之时，容易出现汗多肢冷脉伏变证，即所谓亡阳证。此时病案之病机写"阴伤阳越"，阴伤是指舌质红，阳越是指汗多，其治疗处方写"参附汤合桂枝龙骨牡蛎汤复方加减"。湿温证正虚邪恋患者，虽然危在顷刻，但如果能将"参附汤合桂枝龙骨牡蛎汤（实际上包括生脉散在内）"复方加减，服下去，往往大汗

大医精诚 万世师表

止后，随即身和脉起，神志待醒，脱离危险，即古人所谓"复其阴则阳气自留。"于此而益信。本例方不仅适合湿温证后期，其他危重病到后期出现类似症状，同样可以应用。

6. 湿温损伤中阳证

湿温三十二天，体温已退，大腑亦行，惟胸痞不舒，知饥不思纳谷，脉缓舌苔薄。

脾胃之气不健，拟方益脾和胃。

炒白术 6 克　佩兰叶 6 克　法半夏 6 克　陈橘皮 3 克　炒枳壳 6 克　云茯苓 10 克　生谷芽 12 克　炙鸡内金 6 克　鲜莲子 10 枚

【按】湿温为夏秋之间常见的一种温病，病变主要在中焦脾胃，发病慢，病程长。湿本阴邪，湿盛易伤阳气，瘥后证治，病后调理，必以健脾胃为主；往往病后出现面浮足肿，或大便溏薄等脾虚证，上方可去佩兰，加炒淮山药 10 克、炒白扁豆 12 克、青荷叶一角。

7. 关于湿温证几点说明

（1）所举病例，是举其大概，例一是湿重于热，例二是湿热并重，例三是热重于湿，例四是亡阴变证（此为亡阴之轻者，到大便下血则重而危在顷刻了），例五是亡阳变证，例六是病后调理。为医者，只要能熟悉掌握此六型，加上按语中的加减法则，大致就能对湿温治疗随机应变了。

（2）湿温治则是"芳香化浊，淡渗利湿，苦寒清热"12 字方针，主要是对卫、气分症状而言。如果出现"湿化燥，温化热"现象（如例三、例四），那么以上治则就不适合了。但湿温证变化复杂，就在气分之时，如能紧紧掌握卫、气分症状治疗，也就可以在两旬之内治愈，所以，西医说湿温要 28 天（也就是中医所说四候）才能好，也不尽然，尤其目前配合西药（抗生素）治疗，我想：中西医结合治疗，不仅效果好，而且亦能提前治愈，且复发率低。

（3）治疗湿温忌发汗、攻下、滋阴。湿温是湿热合邪，湿为阴邪，在发热之时，要使其得汗，但只能用轻宣透达法，如清水豆卷、藿香、佩兰梗等，如用麻黄、桂枝辛温发汗，则易导致耳聋。湿温虽属于新感温病之一种，温病虽有"下不嫌早"之说，但湿邪不易转化，如用大黄等下之过早，则易导致洞泄。湿温病用滋阴清热药，如生地、麦冬等，必待"湿化燥，温化热"之时才能应用，否则阴与阴合，必致锢结不解。所以，湿温治法忌发汗、攻下、滋阴。

（4）湿温证多发于长夏（长夏即立秋前 10 日算起）、初秋，暑湿两盛之时。实际上，我在临床所见的湿温大多在农历 7~8 月之间，其他季节亦有发现。中医所谓湿温，虽类似西医由伤寒杆菌引起的伤寒病，但不一定就是西医所谓"伤寒病"。

（5）病案中所谓两候、三候、三二天等，是相对的，不一定非到这些天数的时候，才出现这些症状，往往不到这个天数，就有这些症状，亦有到了这个天数，但同样没有这些症状。临床上常见有湿温 28 天，仍然是气分症状者，所以，亡阴、亡阳类型大多在后期出现，这是肯定的。

（6）在所举案例之例二，往往有出现大便溏泄，日行 3~4 次者，可在例二处方内，去杏仁、薏仁、滑石、荆芥等，加葛根 5 克、姜川连 1.8 克、煨木香 2.4 克、青荷叶一角。

（7）湿温后期，有些病人不出现亡阴、亡阳，而出现壮热有汗，唇垢齿燥，小腹拒按而胀，大便旬日不行，脉沉滑而数，舌苔黄腻等实证，需大承气汤一剂，腑通热退者。

（8）还有病例到了气分，出现胸闷懊恼，舌苔白，脉沉，可用辟瘟丹0.6克，开水送服，可使症状减轻。亦有在体温高时出现神昏谵语，而用牛黄清心丸一粒，开水化服，从而使症状减轻。总之一句话，要辨证施治，灵活运用。

四、暑 温

1. 暑温寒暑交蕴证

暑邪外受，湿滞内阻，形寒发热（体温38℃以上）无汗，口渴引饮，胸膺痞闷作恶，心烦溲赤，脉小数，舌红苔薄。

法当疏解宣化，新加香薷饮加减。

陈香薷2.4克　藿佩梗各6克　青蒿梗6克　姜川朴6克云茯苓10克　飞滑石12克　炒枳壳6克　六和曲12克　陈橘皮6克　生姜2片

【按】本案例是暑温证之轻者，也是卫分见证，也可以说是夏天的暑湿证，因为暑必挟湿也，所以，用药仍偏于辛温，如香薷辛温能发汗，古人喻之谓夏天的麻黄，能发汗解表，如用藿香正气散加陈香薷2.4克亦可。按暑温字义解释，用药应偏于辛凉，开始如银花、连翘等，但本案例有胸闷作恶，所以，没有用银花、连翘，而加了川朴；假使没有胸闷作恶，可以去川朴，加银花、连翘。暑温证，口渴、心烦、溲赤是其特征。但是，我的体会是：高热病人皆有口渴、心烦、溲赤，不独暑温然也。本案例患者存在口渴引饮、烦扰、溲赤等里热征象外，又见形寒、发热无汗，显系寒暑交蕴所致。本案例如挟有便泄，可加姜川连 1.8 克、煨木香 2.4 克，那么方子可以说是黄连香薷饮加减了。

2. 暑盛气分热盛证

暑温一候，壮热（体温 39℃ 以上）汗多不解，口渴、心烦、溲赤，头昏气粗，脉滑数，舌苔薄。

暑热伤气，气热伤津，熏蒸阳明。亟当清热保津，白虎汤加减。

生石膏 15 克　肥知母 6 克　金银花 12 克　净连翘 12 克　黄郁金 6 克　云茯苓 10 克　竹叶心 30 片　香青蒿 6 克　西瓜翠衣 12 克　益元散 12 克（包入煎）

【按】若患者壮热、口渴、心烦、溲赤，呈现一派气分热盛之象。叶天士说"夏暑自发阳明"，可谓一语中的。白虎汤为清泄阳明气分热之正方，但石膏、知母必须重用，方能发挥其阻断病势进展之功效。暑热最易伤气，所以，暑温证往往一开始即出现气分症状，由于暑能伤气，所以，王孟英有清暑益气汤（参见《温病学》），但一定要有壮热、汗多、口渴、心烦、脉大才能用，否则不能妄用，还是根据例一处方加减较妥。

夏天暑湿证很多，一定要发热至一星期不退，才可以写暑温两字；暑温证出现入营入血见症，按湿温入营入血治疗。必须指出：当阳明气分热亢盛之时，最易直犯心包而心烦、呓语，神志不昏者，只须清气泄热，不必金石通灵重剂。徐灵胎云："药之制病，有一病则有一药以制之，有是病，则其药专至病所，而驱其邪，药过病所，反而有害。"张凤逵云："暑病首用辛凉，继用甘寒，终用甘酸敛津，不必用下。"这是治则，切切记牢。可见，治病重在辨证，认清证候，方能心中有数。

五、暑　风

壮热（体温 40℃ 左右）有汗不解，神昏烦躁，四肢抽搐，角弓反张，牙关紧闭，脉象弦数，舌红苔薄黄。

暑热亢盛，肝风内动，症势甚险。亟当平肝熄风，清营泄热，羚角钩藤汤加减。

羚羊角尖 1.5 克（研末冲服）　生石决 30 克（先煎）　双钩藤 12 克　金银花 12 克　净连翘心 15 克　粉丹皮 6 克　炙蜈蚣 10 克　益元散 15 克（包入煎）　炙全蝎 3 克（去头足）　鲜生地 30 克

另：紫雪丹 0.6 克，开水服下。

【按】暑风相当于现代医学"乙型脑炎"。暑风之风，是内风（即肝风，是热极生风，如抽搐角弓反张，中医均称之谓肝风内动，是说明病情垂危）。案例处方中羚羊角尖价格昂贵，也可去羚羊角尖，将生石决加重至 60 克；蜈蚣、全蝎是镇静药，脉弦数，说明肝风内动，弦为肝旺也，因此，当用蜈蚣、全蝎熄风止痉，羚羊角、双钩藤也是平肝熄风要药；舌红说明热入营血之现象；如果患者喉间痰鸣漉漉，原方可加天竺黄 5 克、陈胆星 5 克；如体温较低（小于

39℃），可去紫雪丹，亦可去鲜生地，加牛黄清心丸1粒，开水化服。

六、伏　暑

伏暑内蕴，秋凉外束，形寒发热（体温38℃以上）无汗，头痛胸痞，口渴作恶，大腑二日未行，小溲混赤，脉象小数，舌苔薄腻。

法当宣化。

广藿佩各6克　香青蒿6克　淡豆豉12克　姜山栀6克　姜川朴6克　焦查曲各10克　炒枳壳6克　白蔻衣3克　生姜2片

【按】伏暑证，即近世中医所谓"秋温"是也。古人谓伏暑发于秋冬季节，实际上冬季出现伏暑很难见到。本案例是初秋常见的疾病，很可能是西医"感冒"之类。由于发病才开始（或者3~4天不等），说"秋温"嫌早，说"湿温"（湿温病情参考湿温病例）不像，所以，写"伏暑内蕴，秋凉外束"比较合适，此时必须交待家属可能要转秋温，若一星期后热不退，那么就可以诊断"秋温"了。因此，秋温的病因，实际上是新感引动伏邪的温病。

七、秋　温

1. 伏暑痰湿内蕴证

秋温一候，壮热（体温39℃以上）无汗，胸闷口干，呕恶黏痰，便结未行，夜间少寐，时有谵语，脉滑数，舌苔厚腻。

温邪未得外达，挟痰滞交蕴肠胃，郁蒸于上，渐犯心包。拟栀豉汤合菖蒲郁金汤加减，宣解温邪，涤痰化滞。

香豆豉12克　姜山栀6克　香青蒿6克　黄郁金6克　藿香梗6克　辰茯苓10克　净连翘心12克　竹沥半夏6克　陈橘皮5克　炒枳壳6克　鲜姜皮3克　九节菖蒲2.4克　六和曲12克白蔻仁6克

另：玉枢丹0.6克，开水先送服。

【按】秋温、伏暑是先感暑温，复受秋邪触发。初诊时已一候，身热无汗，胸闷干呕，便结、溲赤，而且谵语，显系伏暑痰湿交蕴，表里同病，故用栀豉汤加味。栀豉汤原为伤寒阳明病清热除烦之剂，近世用豆豉为表药（因豆豉是用麻黄浸制的），无论新感或伏邪，均用以透表，尤其伏邪在里，不得外达，用豆豉配青蒿、藿香，更有透邪于外之功。栀豉汤与青蒿、藿香同用，重在宣透表邪；又与半夏、陈皮、枳壳、白蔻仁同用，意在化痰祛湿；本案例是伏邪挟痰滞内蕴阻窍，故用栀豉汤透表，合菖蒲郁金汤涤痰开窍；鲜姜皮取其止呕解表出汗，自能得心应手。

2. 秋温热入血室证

始而寒热往来，形如痉状，继则壮热无汗，神志不清，时有谵语，目糊唇焦便溏，舌干苔黄，脉细数。

适在经行之后，温邪挟痰热内伏，痰热在上，温邪居下，殊防化燥生风。亟为宣邪达表，泄热清神，黑膏汤加减。

鲜生地 30 克（香豆豉 12 克拌炒）　香白薇 10 克　酒子芩 6 克 粉丹皮 6 克　京赤芍 6 克　炒柴胡 2.4 克　天竺黄 5 克　连翘心 12 克　茯苓神各 10 克　炒竹茹 5 克　九节菖蒲 2.4 克

另：牛黄清心丸一粒，开水化服。

【按】温病学家有"生津达邪"一法，是指豆豉与鲜石斛合打，无汗用豆豉，有汗则薄荷与鲜石斛合打。本案例是热邪入营血趋势，故用豆豉配生地清热透表，生地得豆豉的透达则不滋腻，豆豉得生地的滋润也不致透达太过。黑膏汤出自《千金方》，即指生地、豆豉也。

本案例用柴胡、白薇、赤芍、丹皮、酒子芩是因经水适断，防其热邪乘虚而入血室，故用养营清热，并取法小柴胡汤之意。《伤寒论》有热入血室（是指温病经水适来）用小柴胡汤法，然其壮热无汗，神昏谵语，脉细（甚则不应指），颇虑内陷，故着重用豆豉与鲜生地凉血透邪，用牛黄清心丸、天竺黄、菖蒲清心开窍，以扭转病势；妇女温病，经水适断适来，每致热入血室。盖经行后，血室空虚，邪热易于乘虚而入，故用柴胡、酒子芩、丹皮、赤芍、白薇，意在使血分邪热从少阳外达。

八、冬　温

冬温候外，恶寒发热（体温 38℃ 以上）少汗，头痛咳嗽多痰，胸闷溲赤，脉浮滑而数，舌苔薄黄。

温邪痰滞交结肺胃，卫分之邪未去，渐转气分。先为轻宣肃化，桑菊饮加减。

冬桑叶 10 克　杭菊花 10 克　香豆豉 12 克　光杏仁 10 克　薄荷 5 克　玉桔梗 5 克　法半夏 6 克　薄橘红 5 克　炒枳实 6 克　黄郁金 6 克　云茯苓 10 克　鲜姜皮 3 克

【按】冬温与风温相似，容易化热。其溲赤、苔黄、脉浮滑而数，是渐已化热。叶天士所谓"温邪则热变最速"，多是指此。冬温是由于冬令气候反常，应寒反暖，感受非时之暖而成。所谓新感温病，证型与风温类似，均以"热、渴、咳嗽"为主症。一个发于春季，一个发于冬季，风温易于逆传心包，冬温则较少见。

九、伤　寒

感寒停滞，太阳阳明为病，寒热（体温 38℃左右）无汗，头痛胸闷作恶，不思纳谷，脉浮数，舌苔薄白。

法当疏化，取经旨"体若燔炭，汗出而散"之意。

香豆豉 12 克　净麻黄 1.2 克　姜半夏 6 克　陈橘皮 5 克　白蔻衣 5 克　炒枳壳 6 克　六和曲 12 克　荆防风各 2.4 克　生姜 2 片

【按】病名伤寒，乃指感受寒邪而言，非现代医学伤寒杆菌所致伤寒。停滞是指胸闷停有痰滞，如伴有大便二日未行，更适合病机。治疗中不用炙麻黄，而用净麻黄是取其出汗，即取其麻黄汤之意。本案例处方亦可加姜川朴 3 克，如有微汗而恶风，当在本方中加川桂枝 1.8 克；这种病在农村极普通的，亦可不用净麻黄，而用老苏叶 5 克，生姜改为生姜皮 1.5 克；在夏天可加藿佩梗各 6 克，陈香薷 2.4 克。所谓伤寒，是指寒热、胸闷、作恶、舌苔白，是感受当令之寒而病，与冬温感受冬令之温不同。温病易伤津劫液，治温病要时刻注意保津，用药应偏辛凉；而伤寒易于伤阳，治伤寒必须时刻注意保阳，用药应偏于辛温，此乃温病和伤寒用药大法。

关于温病的几点说明

（1）在温病中列举了风温、春温、湿温、暑温、暑风、伏暑、秋温、冬温、伤寒等热性病病例，虽不全面，但若能熟练掌握，临床便能灵活运用，得心应手。怎样来认识和区分这些疾病呢？首先是根据季节，其次是按患者所出现的具体症状，特别是主要症状，如春温、暑温、伏暑、湿温以发热、口渴、溲赤为特征（暑温还兼有心烦症状），风温、冬温以咳嗽、发热、口渴为特征，湿温以身热午后为甚、胸闷、渴不欲饮为特征；暑风以壮热、烦躁、神昏、抽搐为特征；伤寒则是一般感寒停滞，以寒热、胸闷、舌白等寒象为主症。虽然按语中说"如微汗而恶风，原方可加川桂枝"，含有麻黄桂枝汤之意，但也不是《伤寒论》上所说的那种"伤寒"，要知道《伤寒论》是古人话热性病的专书，所以读《伤寒论》，主要是学其辨证施治。

（2）"挟痰、挟湿、挟滞"的问题。我的认识是：挟痰一定要有"吐痰作恶，或呕黏痰症状"；挟湿一定要有"胸闷，渴不欲饮，或口泛甜味"见症；挟滞一定要有"胸闷，或作恶，不思食，或大便二日未行"见症。挟痰则用药要加法半夏、陈皮或姜半夏、陈皮。挟湿要用川朴，或茅术、佩兰等。挟滞要加用枳壳、六和曲或山楂等。

（3）温病治疗应注意保津：人体五液所化本乎津，而阴液之竭惟乎火。温易化燥，热易伤津。留行一份津液，便有一分生机。所以，治疗温病应时时以阴液为主，温病治疗应慎用峻烈发汗。初起如有表邪郁闭，以葱、豆豉、薄荷之属，微汗透表以不伤津为宜。若误汗必伤阴，化燥易逆传。又如温病初起，头痛一证亦当明辨。风温在表，头痛常数日内向愈。若过7~8天不愈，反见加剧，或由阴亏或因阳亢，不可更投辛散之品，宜酌加清肝熄风或养阴之品，若再用辛散，痛势不减而阴份愈亏。

然而，温病顾阴，并非单纯滋阴增液。若邪已过卫入气，热势鸱张，徒用生津，不足清热。而津液亦未必遽生，邪热反而胶锢不解。助阳固能劫液，恋邪亦可伤阴，此时当以白虎汤之类辛寒清气、泄热存阴，否则养虎贻患矣。

至于实火充斥，阳明腑实，自须推荡，否则阳明之燥热一刻不去，热壅火炽伤津，津液亦一刻不复。单纯扬汤止沸，岂能治本？若见舌苔老黄，如沉香色，腹满拒按，此里实已成，阳明胃家为燥热所控，当急下存阴，釜底抽薪，宜承气汤之类。药后便结色黑者为邪未尽，若下时粪色见黄，为肠垢渐清，不可更下之。若津液已伤，可以增液承气汤之属，切不可因正虚而惧攻，否则何能去病？当用芒硝、大黄加生地、麦冬、玄参，共奏滋阴润下之功。

温病后期，邪热渐解，津液已伤，宜壮水增液。如症见身微热面赤，手足心热甚于手足背，口干咽燥，舌绛而干，脉象虚细等，可投以生地、麦冬、芍药、阿胶、麻仁、玄参之属。若大便秘结，则当增水行舟，此属热灼津液，不能再行攻伐，否则更伤其阴。低热不清，亦多由阴虚所致，不能再用苦寒，当以生地、知母、白薇、地骨皮、鳖甲之属，养阴清热可也。由此可知：温病初期，慎用峻烈发汗。邪盛之时，泄热存阴，釜底抽薪；后期填补真阴，皆为护阴之要诀也。

（4）关于热性病"渴喜热饮"与"渴喜冷饮"的区别。

渴喜热饮：湿温四候，热度虽减未退，便泄日夜二十余次，小溲短少，胸膺痞闷，渴喜热饮，脉濡数，舌苔薄白。湿遏热伏，脾土虚寒，清气不张，浊阴凝聚，阴盛格阳，真寒假热，拟附子理中汤加减：熟附子2.4克，炒茅白术各6克，炮姜2.4克，炙甘草2.4克，煨葛根6克，法半夏6克，陈橘皮6克，猪云苓各12克，青荷叶1角。

渴喜热饮，渴说明热象，但渴喜热饮，则说明内有寒象，属真寒假热。此方最多服2剂，因附子性温，属剧烈药，用附子或炮姜必挟用炙甘草，一可制附子、炮姜刚烈之性，二可扶正，这种病情亦可能有作恶现象。本例便泄日20余次，肯定小溲不多，故用猪苓、云茯苓健脾利湿。此案例所谓"寒象"的辨证关键，不仅表现在渴喜热饮，其他如胸闷、舌薄白也是寒象佐证；而且湿温已近20天，出现便泄，则说明脾土虚寒无疑。其次用附片、炮姜，一定要问家属，患者以前吐过血没有？如以前吐过血，则附片、炮姜剂量要轻，谨防出血，而且最多只能开一剂，或者干脆不用附子、炮姜，加重茅术分量亦可，或将炮姜2.4克改为煨姜2片。

渴喜冷饮：按暑温例二加天花粉15克，渴喜热饮、冷饮，不能成为一个病名，只能是辨别属寒、属热的关键，当然还必须参照其他症状来决定。我在临床上经常见到壮热病人自说要吃冷饮，但其他症状没有热象，那就不能用凉药了。

在热性病中，除渴喜热饮、渴喜冷饮外，还有口甜、口黏、口干欲饮、口干不欲饮、口干不知饮等，口甜说明内有湿象，对湿温证初期，必须询问病家是否口泛甜味？口甜要用佩兰。如果不是湿温初期而是胃病，有胸痞口甜见象，不问冬夏，也可以加用佩兰6克，口黏也是说明内有湿浊（即胃有湿浊），同样可用佩兰，再根据其他症状用药。口干欲饮，说明津液不足，有热迫营分见象，因温病最易伤津，用药就要偏于辛凉，加天花粉15克或鲜生地24克，如仍有表邪，鲜生地可与香豆豉合用（如秋温例三），亦可用肥知母6克。口干不欲饮，是说明温邪已经入营分，所以，虽口干而不欲饮，但必须根据症候群决定病情，不能单凭口干欲饮也。还有湿温证见口渴不欲饮，渴说明有热象，不欲饮说明有湿，是湿热合邪。口干不知饮，是说唇焦舌燥，神糊不知饮。总之，口甜，口黏，口渴欲饮，不欲饮，口干欲饮不欲饮，口干不知饮，是温病辨证施治中的关键之一。

第三章　黄疸病分类与论治

在祖国医学文献中，首先有黄疸记载的，当推《黄帝内经》。《素问平人气象论》曰："溺黄赤，安卧……目黄者，曰黄疸。"《灵枢论疾诊尺篇》曰："身痛面色微黄，齿垢黄，爪甲上黄，黄疸也。"直到现在，中医诊断黄疸，亦不出以上经文范围，足见祖国医学蕴藏着无尽宝藏，值得我们后人进一步学习和深入研究。

一、祖国医学对黄疸病的认识

黄疸是一个症状，可见于许多疾病，所以后汉张仲景氏在他的《金匮要略》疸病篇里，就有"诸病黄疸"和"诸病黄家之说"，由于许多疾病都可以出现黄疸，当然它的病因也就非常复杂。自仲景而下，历代医家对黄疸病因的论说均有发挥与补充，因而也就更加充实了中医对黄疸病因的认识。兹为了叙述上较有系统起见，将祖国医学文献所载相关内容大体上归纳为以下几种：

1. 传染因素

《内经》云："风者百病之长也，今风寒客与人，使之毫毛笔直，皮肤闭而为热，当是之时，可汗而发也，或痹不仁肿痛，当是之时，可烫熨及火灸刺而去之……弗治，肝传之脾，病名曰脾风，发瘅，腹中热，烦心出黄。"因风为百病之长，善行而数变，也就是说，它危害很大，容易使人感染致病。孙思邈《千金翼方·黄疸论》曰："凡遇时行热病，多必内瘀着黄。"陈无择《三因方·杂劳证治》："五疸之外，有时行瘅证风寒暑湿等疸症不同。"《沈氏尊生书·诸疸源流》中，又有"天行疫疠以致黄者，俗谓之瘟黄，杀人最急"。所谓时行疫疠，说明了古人已认识到某些黄疸是传染病。

2. 湿热关系

经云："湿热相交，民当病瘅。"《金匮要略·疸病篇》曰："黄家所得，从湿得之。"刘完素曰："湿热气郁而黄，万物皆然。"《丹溪心法》曰："疸不用分其五，同是湿热，如盦曲相似。"李梴《医学入门》曰："……湿热相搏，则遍身黄如熏色。"说明外界气候地理关系，能影响到人体内部湿热气郁而发黄。

3. 饮酒刺激

自《金匮要略》有酒疸的记载，巢元方《诸病源候论·黄疸条》曰："黄疸之病，此由酒食过度，腑脏不和，水谷相并，积于脾胃，复为风湿所搏，瘀结不散，热气熏蒸，故……令身体面目、肤、爪甲小便尽黄，"又云："夫灵（疲）劳之人，若饮酒多，进谷少者，则胃内生热，因大淬当风入水，则身面发黄。"孙思邈曰："夫发黄者，多是酒客，劳热食少，胃中热，或湿毒内热者，故黄如金色。"陈无择曰："五疸惟酒疸变证最多。"此乃以饮酒中毒立论。据现代医学文献所载，饮酒过量确能引起胃肠急性炎症，波及胆管发炎阻塞，可发生黄疸；同时慢性酒精中毒的人，亦常发生黄疸。

4. 食物中毒

《伤寒论》曰："风寒相搏，食谷即眩，谷气不消，胃中苦浊……身体尽黄，名曰谷疸。"巢元方曰："脾胃有热，谷气熏蒸，因为热毒所加，故卒然发黄。"孙思邈认为：谷疸是"失饥大食，胃气冲薰所致"。《圣济总录·谷疸》条曰："失饥饱盛，则胃中满塞，谷气未化，虚热熏蒸，遂为谷疸。"这就是说，饮食不慎，能使消化系统发生障碍，而引起黄疸症状。

5. 肾亏房劳

《金匮要略》有女劳疸的论述，《圣济总录·女劳疸》条曰："脾胃素有湿热，或缘大暑醉饱，房劳过度，引热归肾，小水不利，少腹坚胀，湿毒流散于肌肉之中，则四肢面目发黄。"陈无择曰："夫交接输泻，必动三焦——动则热，热则欲火炽，因入水中，三焦热盛，故而发黄。"

6. 脾胃

《素问·阴阳应象大论》曰："中央生湿，湿生土，土生甘，甘生脾，在色为黄。"张仲景曰："太阴者，身当发黄。"李中梓《医案必读》曰："按黄者，中央戊己之色，故黄疸多属太阴脾经，脾不能胜湿，复挟火热，则而生黄。"此言脾不能胜湿，脾病则藏色外露，所以发黄。

7. 胆病

张景岳论黄疸有四：其一，曰胆黄证，"胆伤则胆气腑而胆液泄，其证则无火无湿，其人则昏沉困倦，其色则正黄如染，皆因伤胆而然。"此乃伤胆之说，仅限于大擎大恐，以及斗殴伤者有之，未能参证其他内伤诸黄。《类证治裁》曰："阳黄系胃腑湿热熏蒸，与胆液泄越，上侵脏则发而为黄；阴黄素脾脏寒湿不运，与胆液浸淫，外渍肌肉，则发而为黄。"可谓对黄疸的病因有了进一步明确的认识。陈无择曰："为论所因，外则风、寒、暑、湿，内则喜、怒、爱、擎，酒食房劳，三因悉名。"这句话，说明了黄疸的病因的复杂性。

二、黄疸的分类

由于黄疸是一个疾病症状，所以中医对于黄疸的认识重在黄疸的症候群，从而来分别认识黄疸的阴阳、表里、寒热、虚实。黄疸的分类亦始于张仲景，如《金匮要略·疸病篇》有黄疸、谷疸、酒疸、女劳疸之说，后人将"黄汗"列为黄疸一类，所以有"金匮五疸"之说。隋代巢元方论黄疸有二十八候，唐代王焘《外台秘要》于诸黄方中有"救急疗三十六黄"的记载。宋代《圣济总录》除五疸外，有"九疸三十六黄"之说。金元以后，如罗天盖、刘完素、朱丹溪、张景岳等，即有由博返约、舍繁从简的要求，尤其是《景岳全书·黄疸论》曰："黄疸证，古人多言为湿热及有五疸之分，皆未足以尽之，而不知黄疸之大要有四，曰阳黄、曰阴黄、曰表邪发黄、曰胆黄也。"对五疸的分类，时有"黄疸大法，古有五疸之癖，曰黄汗，曰黄疸，曰谷疸，曰酒疸，曰女劳疸。总之，汗出染之，身如柏汁者曰黄汗；身面目眼黄如金色，小便发黄者曰为黄疸；因饮食伤脾而得者，曰谷疸；因酒后伤湿而得者，曰酒疸；因色欲伤阴而得者，曰女劳疸。虽其名目如此，然总不出阴阳二证。"罗天益《卫生宝鉴》谈黄疸主要就分阴证和阳证两种。程钟龄《医学心悟》和林羲桐《类证治裁》，亦主张分阴黄、阳黄两种。兹摘录各家学说如下：

1. 阳黄

罗天益论黄疸阳证有："身热不大便发黄，身热大便如常，小便不利而发黄者，身热大小便如常而发黄者。"张景岳曰："其证必有身热，有烦渴，或烦扰不宁，或消渴善饥，或小溲滴痛赤涩，或大便秘结，其脉必洪滑有力。"程钟龄曰："湿热之黄，黄如橘子皮色，此为阳黄。"林羲桐曰："阳黄多由瘀热，烦渴多汗，脉必滑数——其色鲜明如橘子"。

2. 阴黄

罗天益论黄疸阴证有"皮肤凉又烦热，欲卧水中，喘呕，脉沉细迟无力而发黄者，皮肤冷，心下硬，按之痛，身体黄，背恶寒，目不欲开，懒言语，自汗，小便利，大便了而不了，脉紧细而发黄者，遍身冷，面如桃李枝色，腹满，小便涩，关尺脉沉细而发黄者"。张景岳曰："其为病也，必喜静而恶动，喜暗而畏明，神思困倦，言语轻微，或怔忡眩晕，畏寒少食，四肢无力，或大便不实，小溲如膏，及脉息无力等。"程钟龄曰："寒色之黄，黄如薰黄色，暗而不明，

大医精诚 万世师表

或手足厥冷，脉沉细，此名阴黄。"林羲桐曰："阴黄多由寒湿，身冷汗出，脉必沉微——其色晦如烟熏。"

综上所述，所谓阳黄，是病情比较急，黄色比较鲜明；所谓阴黄，是病情比较慢，黄色比较晦暗者。这样是仅根据黄疸的色泽和进展程度来分。虽然中医治病，主要运用四诊八纲来对疾病进行辨证施治。尤其是只要掌握了八纲中之总纲——"阴、阳"，即可以执简御繁地分别了解表、里、寒、热、虚、实等子目情况。但对于一个有多种原因的黄疸来说，仅分阴黄、阳黄未免不够具体。因为这首先不能说明黄疸病因的复杂性，亦不能说明各种黄疸间的相互关系和疾病的发展程度与时期。所以我们在临床上所见到的黄疸，很难一言以蔽之曰阴黄和阳黄；当然巢元方、王焘等所论，又过分纷繁。因此，我认为：今后应当根据五疸和阴黄、阳黄学说，进一步制订出新的、全面性的分类，来更明确地说明疾病的种类和时期，这十分必要的。

三、关于黄疸论治

尤在泾在《金匮要略·疸病篇》的治法曰："黄疸之病，湿热所郁也。故在表者，汗而发之；在里者，攻而去之。此大法也，乃亦有不湿而燥者，则变清燥为润导，如猪膏发煎之治也。不热而寒，不实而虚者，则变攻为补，变寒为温，如小建中之法也，其有兼证错出者，则先治兼证后治本证，如小半夏及小柴胡之治也，仲景论黄疸一症，而于正变虚实之法，详尽如此，其心可谓尽矣。"《证治汇补》曰：

"疸病总以清热、祛湿为主,若病久脾胃亏虚者,宜补中,疸属脾胃,不可骤用凉药伤胃,必佐以甘温,若以淡渗,则湿易除而热易解,若纯用苦寒伤脾胃,轻则呕哕,重则喘满腹胀,疸属虚损,宜温补肝肾。"《类证治裁》曰:"初起宜汗,有食宜消,溺少宜利,瘀积宜导,久而正虚,脉证皆衰者,宜温补。"从以上所引用的文献来看,说明中医不能执一方来决定大局,在临床上必须根据全面症候进行分析、综合,才能正确治疗,而不致贻误病情。所以,在这里不得不将所治疗黄疸的常用方剂简单罗列出来。

1. 利小便

古人对黄疸的治疗,特别重视利小便,自《金匮要略·疸病篇》"诸病黄家,当利其小便"之说,从此以后的文献无不明确指出治疗黄疸要通过利小便,如巢元方曰:"黄病者,但令得小便快,即不虑死。"《圣济总录·黄疸统论》曰:"凡黄疸但利其小便。"朱丹溪曰:"五疸者,但利小便为先,小便利白,其黄自退矣。"可见张仲景而下的医家,均一致认为利小便是治疗黄疸的基本法则,所以,张仲景的茵陈蒿汤、茵陈五苓散等一直为后人所采用。我们治疗黄疸时,除根据古人理论,结合病者当时所出现的症候群,予以随证施治外,重点亦不脱离利小便的法则。

2. 通大便

《金匮要略·疸病篇》有:"脉弦者先下之……热在里当下之,黄疸腹满,小便不利而汗出,此为表和里实,当下之,宜大黄硝石汤。"喻嘉言曰:"湿热郁蒸而发黄,里热者,可大黄硝石汤，荡涤其湿热。"李梴谓："大抵发黄与治湿相似，轻则渗利和解，重则大下，水利黄自退矣。"所以，通大便亦是治疗黄疸时所采用的一个方法。据现代医学文献所载，这种通大便的治法，对于一般胆汁郁性黄疸或胆结石性黄疸，都是很适宜的。因为它能清除肠内容物，减轻肠胃炎症刺激，减少胆红素的"肠肝循环"，从而使胆汁通利输出。

3. 发汗

某些黄疸有表邪症状，用轻微发汗的方法，可减轻一些症状，但这是治疗黄疸的应变方法。所以，《金匮要略·疸病篇》曰："假令脉浮，当以汗解之。"因为黄疸主要是湿热内郁之致，虽得汗而湿仍在，可谓病邪根本未去。因此，近世医家一般很少采用发汗法，李梴谓："误汗则发疸而死。"说明我们采用汗法，应当如何审慎。

4. 催吐吹鼻

张仲景之后，鲜见有用催吐吹鼻等法，现在则更未见有文献报道，所以，更为近人少用。

四、体会

1. 祖国医学在数千年以前，即对黄疸有了一定的正确认识：某些黄疸是传染病，以及许多疾病都可以出现黄疸。到清代林羲桐氏明确指出，不论阴黄、阳黄都与胆液有关。治黄疸用利小便的法则，在张仲景时即已肯定，后世医家在临床实践中，更加证实了利小便的正确性。我们如能适当地掌握运用，治疗效果是卓著的。

2. 黄疸是一个症状，有许多疾病可以出现黄疸，如胆囊炎、胆道阻塞性黄疸（如胆石症、胆总管结石、胰头癌等）、溶血性黄疸、传染性肝炎（肝炎分黄疸型、无黄疸型）等。所以，中医书上所说的黄疸包括一切可以出现黄疸的疾病在内。黄疸病的特征是：目珠发黄，这在望诊时即可知道。此时，即应嘱患者查尿三胆（尿胆红素、尿胆原、尿胆素）、肝功能和上腹部 B 超等，来确定是肝炎还是其他疾病引起。其治疗，"辨证施治"是基本原则，无论是肝炎还是其他疾病引起的黄疸，均可以茵陈蒿汤、栀子柏皮汤、茵陈四苓散基本方，再根据症状加入平胃散加减，即所谓"有是证，用是方，用是药"。

3. 我在临床上积累了不少治疗体会。中医将黄疸分为阴黄、阳黄，但我在临床上所遇见的大多数是阳黄，而治疗阳黄的方子，用茵陈蒿汤、栀子柏皮汤、茵陈四苓散、平胃散加减即可。具体药物如：茵陈、大黄、山栀、黄柏、福泽泻、猪茯苓、车前子、生熟薏仁、川楝子、延胡索、炒柴胡、赤白芍、制香附、黄郁金、广木香、炒茅术、姜川朴、姜半夏、青陈皮、大砂壳、玉米须、方通草、炒枳壳、六和曲、紫丹参等。据我多年来的临床体会，阴黄一般是西医所说的"慢性病毒性肝炎、早期肝硬变，甚至肝癌"。近年来，我接触到的阴黄，大部分是肝癌。肝癌若出现黄疸色黯晦不华，那么，右胁下（肝区）肯定会有包块、疼痛、拒按（拒按属实，但病到此时，攻邪则需要照顾正气），肝癌到这一地步，是癌症已入晚期，挽回无望了。

第四章　关于中药治疗晚期血吸虫病 "三大主症" 的辨证论治①

中医中药对治疗血吸虫病有一定疗效。现根据我县（江苏省镇江地区丹阳县）临床发现病例，将蛊胀、痞块、黄疸三大主症的辨证论治，简单地谈谈我的一些认识。

一、蛊胀（腹水）

首先，我们应当认识，"蛊" 与 "臌" 有区别。明代孙一奎《赤水玄珠》谓：鼓胀即 "气虚中满，以其外坚中空，腹皮绷急，有似于鼓"。蛊证是："中实有物，积聚既久，湿热生虫"。巢氏《诸病源候论》直以 "水蛊" 为名，水言其状，蛊言其因，相当切合实际。本病到了末期，往往引起肝、脾肿大而形成腹水，但是，当水气潴留较多的时候，应以排除水气为急务，虽有痞块，从后治之。

水蛊的治疗法则，多为攻、补、温、消四项。而攻补二字，尤为水蛊治疗之主要关键，应当特别注意。

1. 攻

水实于内，壅塞不行，犹同内涝成患，若不积极排除，

---

① 1958 年 9 月 6 日在江苏省中医代表会上的发言稿。

不能保全生命。临床上遇到属于实证之类型，或患者体质不太差，或体质虽弱而尚有承担攻泻之条件者，急者治标，尽量争取时间，以期速战速决，水去害除而体自复，是为上策。《内经》有云：中满者"泻之于内"，又云："下之则胀已"。徐灵胎云："胀满之病，即使正虚，终属邪实。"

在症状上，面色黄黑或淡白，腹部胀满如鼓如箕，按之浮动（水波明显）。青筋暴露，甚至腹大如抱而脐突出，或胁下有痞块或下肢浮肿，气息急粗，口渴或不渴，精神苦闷，时欲太息，大便或干或溏而不爽利，小便短少或黄或赤，饮食或稍减退，多餐则觉胀满不舒（所谓：胃气未败），脉象弦而不柔或比较有力，舌苔润或淡红，苔色白滑或黄滑，或薄白，形体虽然消瘦，目光仍然保持有神，语言声音虽低而不怯弱，正是古人所谓"形败气不败"、"大实有羸状"者。

以上一系列的症状，我们采取攻下的治法。

攻下分为两类。一是峻攻剂，用巴豆五物丸，加减舟车丸；一是缓攻剂，麝香木香丸、石氏消臌丸。

在服峻攻剂后，发现较重之临时虚弱现象者，可以枣汤、粥汤等调和之。还有泻下剂之禁忌症，如精神萎靡，头昏失眠，饮食衰少，大便泄泻，恶寒肢逆，脉象细小无力，此属气虚阳衰，不可乱投下剂，若最近有失血（包括呕血、咳血、便血），以及妇女月经适至等均在禁下之例。

2. 补

如患者体质过于衰惫，同时败象已露，此时，纵有水聚，亦当照顾本质。在症状上如见面色淡白，或皖白或黄黑，腹部膨满按之或坚，或不坚而衰弱，语声低微呼吸浅短，几陷于不续之状态，头胀汗多心悸，或躁而不宁，肌削骨立。不欲移动，精神疲惫，时时昏睡，两目无神，大便泄泻，次数繁多，舌苔淡白，脉息软小无神或细数无力，或大吐、大下后，或失血后而体气转向虚弱者，则宜补益药物以挽救之，俟正气好转、险象消除，再图逐邪不迟。此即古人所谓"先安内，后攘外"（正胜则邪却，邪去则正安）之法。

补益法，镇江专区研究亦分为两种。一是平补，如香砂六君、香砂胃苓六君丸、平胃丸等。一是滋补，如参苓白术丸，十全大补丸（但必须胃口大开），属于贫血性的用补血丸。

若正既虚而邪又实的情况，可以采取攻补兼施的方法，或先用补药而后用泻药，或先用泻药而后用补药，或双管齐下，边攻边补。总之，需要稳扎稳打，尽力避免"实实虚虚"之戒。

3. 温

若见病者精神萎靡，面色㿠白或黯滞，常感畏寒或四末不温，食欲衰少，或腹部膨满，大便溏泄，或小便不利，脉象沉迟无力，舌苔白滑或灰白而腻。寒证比较显著。此时泻剂固非所宜，单纯补益亦难获得疗效。应遵照《内经》"藏寒生满病"之例，予以适当的温运药物，温法主要关系在于脾肾。如脾之虚寒证状显著，当温其中，以理中汤为主，或配香砂随机而用；如果肾之虚寒现象显著，则需直温其下，如桂附八味、真武汤等。

4. 消

如患者腹胀程度较轻，小便不利，脉象比较缓和，攻既不宜，补更不利，则可采取分消法。引用分消药物，也要辨别其为寒偏胜或热偏胜。根据江苏省镇江会议协定处方，分消分两种：一是温运分消，如复方黄芪防己丸加减胃苓丸去甘草加姜附；一是健运分消，如利水消臌丸加减胃苓丸。

体会：

（1）水蛊证有四个共同症状：腹大有水；下肢浮肿；胁下有痞块（在水势壅盛时，多数痞块是按不出的）；形容憔悴、肌肉消瘦。水蛊无论症候轻重与体质强弱，一律必须严格禁咸，因含（盐）咸有助水之弊。

（2）水蛊病员有条件使用攻泻剂者，体气较好，精神食欲恢复亦易；无条件承受泻剂者，体质基本恶劣，虽用补剂、温剂周旋，临时得以解围，而善后之图（包括药物与食物）仍不能放松。

（3）水蛊疗程（轻度例外）非同一般水饮积蓄，用一两次攻逐剂即能解决。水蛊病势比较纠缠，有的病者使用泻药二三次即告消失，有的要用六至八次；还有顽固性的，需要十余次才能彻底肃清。但血吸虫病的腹水即使消除，若病源未去但仍会形成腹水，因此，在腹水消除后，应迅速考虑善后之图。据沙一鸥介绍，用紫河车丸效果很好。

（4）水蛊末期的虚证，一般阳衰还易延续，如果元气败坏程度太深，实属不易拯救；阴液涸竭，最难滋填，临床宜注意。

大医精诚万世师表

二、痞 块

痞块之名，首见于《丹溪心法》。其所论病源症状，最初见于《金匮要略》之积聚，继见于《巢氏病源》及《外台秘要》之癥瘕痃癖。

血吸虫病到了后期，由于血吸虫卵毒素影响脏器，特别是肝脾两脏。这些脏器由于毒素刺激发生变化，挟气血痰瘀互结于内，临床上所谓"痞块"患者，大都是肝脾肿大之类，肝脾肿大极可能引成腹水。在腹水症状显著时，应以治水为先，前已论及。当腹水臌胀明显时，不易摸到痞块，如果单纯的痞块存在，或痞块挟有少量腹水，则应考虑消除痞块，痞块渐消，少量腹水亦会随之消退。

消除痞块，不越"攻、补、消"三法。寓攻于补，寓补于攻，攻补兼施，补消并用。出入变化，全视客观的症状而变易。

攻的意图，利用通瘀泄水，破气攻坚，去其强盛之病势；补的意图，培补其气血阴阳，旨在扶正祛邪；消的目的，利用消运磨化，使内积陈莝潜移默化，而达到缓缓收功之效。

可以三者并用，或两者并用，或先攻后补、先补后攻，或一攻一补或二补一攻，或二攻一补，权衡标本，揆度缓急，守成法而不拘于成法，运技巧又不越出范畴，全在我们医者审脉辨证，细心体会。

痞块患者之共同症状，为面色晦褐或淡白，肌肉消瘦，四肢如柴（由于痞块关系，体征改观），胸向前突，胁往外胀，构成隆起状态，大便时下胶黏物如痢痰状，痞块面积大者如盘（在左胁下最大的痞块直径可抵脐下，横径可越脐眼），小者如杯，坚者如石。若延之日久，青筋渐露不能参加劳动，特别是欲成年之青少，因痞块累赘而危害健康，停止发育，年虽弱冠，如同侏儒。

1. 攻削类

"形虽瘦而元气尚属充盛"，能够承受攻伐，可直接以攻削药疏其肝脾，通其壅塞，惠其痞块，经过数度攻坚，需要予以适当休息时间，或服用几次即间隔一两天，即经所谓："大积大聚，其可犯也，衰其大半而止。"只使气血流行，瘀塞以通，痞块就软化，或见缩小，体征亦随之得到改善。此在临床上实为屡见不鲜。

过去对痞块采用不少方剂，如大黄䗪虫丸、茴香消痞丸等。根据江苏省镇江专区现场会议意见，一致认为当疏通化痞，用瓦楞子丸（如遇精神过度衰弱，脘腹或痞块作痛，以及最近失血者均不可用）。

若痞块而有水积，络脉阻塞，即蛊胀之先声，单消其痞不降其水，是于事无济的，必须兼用通水药品。镇江协定处方，采用开门净腑丸。

2. 补益类

血虚者，面色㿠白，头眩心悸，唇舌淡白，爪甲不华，脉象细小，则宜先用补血丸，或八珍汤，俟其改善血亏症状后，再治其痞块。

大
医
精
诚
万
世
师
表

气虚者，气短汗出，精神疲乏，懒于言语或动作，脉象多软弱，宜用参芪等先益其气，再商治其痞，切勿行险侥幸。

阳虚者，面色㿠白，四肢不温，胃纳不振，脉象迟弱或沉小，可予理中汤先温其阳，待症情稳定，再图消除积痞。

阴虚者，颧红面赤，口干咽燥，午后潮热，脉象弦数，舌绛唇赤，宜用六味地黄等滋补阴液以控制虚亢，此类病情阴虚火旺，血易妄行，所以，凡有刺激性的消克药物，俱不宜用。即硬性食物，亦在所禁忌。

属于补益类型的，除根据临床上所出现的症候群予以随治外，协定处方一律采用培本化痞丸。当然中焦气机壅滞，胸脘痞闷、食后更尤甚、舌苔白厚等症状者，是不可补了。

3. 消磨类

消磨药物，包括祛瘀、理气、软坚等，临床上常用药品，消磨如荆三棱、蓬莪术、枳实等；祛瘀如桃仁、丹皮、红花、郁金、蒲黄、五灵脂等；理气如木香、降香、青皮、陈皮、香附、砂仁等；软坚如瓦楞子、海藻、昆布、姜黄，皆可随症选择使用，以缓图功效，所以，省镇江专区会议精神采用瓦楞子丸。

痞块之证，年深月久，逐渐而成，治疗过程也至少累月，多至数月。医者病者均应守以恒，才能有所收获，否则半途而废，鲜有治愈者。若痞块坚硬如石，即使痞块小，也不易治疗；若痞块柔软，体积虽大也易于治疗，当然，体积小而柔软者更易治疗。在攻痞消痞过程中，主要着重脾胃。脾胃为生化之本，运行药物，惟脾胃是赖。只要脾胃之气存在，或攻或消，痞积终可减除。假使脾胃之气既弱，根本就谈不到主消主攻。

总之，"急则治标，缓则治本"。用攻用补用消，既要灵活，又要严格。运脾为主，培补为辅，消痞为本，逐水为标。

三、黄　疸

《金匮要略·疸病篇》有黄疸、谷疸、酒疸、女劳疸，后人将黄汗列为黄疸一类，所以，有"金匮五疸"之说。

金元以后，如罗天益、刘完素、朱丹溪、张景岳等，即有由博返约、舍繁从简的要求，尤其是张景岳曰："黄疸大法古有五疸之辨，余其名目如此，然总不出阴阳二症。"此后，罗天益、程钟龄、林曦桐均主张分阴阳二类。

根据江苏省镇江专区会议代表们所谈，治疗晚期血吸虫病人所遇到的黄疸，绝大多数是阴黄，个别少数的是阳黄。

腹水、痞块、黄疸有相互因循关系。临床上可单独出现，亦可同时出现。而黄疸病后出现痞块腹水形成臌胀状态更为多见，全赖医者苦心孤诣的全力斡旋了。

第五章　加减平胃散在临床中的应用

　　平胃散出自《和剂局方》，是临床上常用的处方之一。它由苍术、厚朴、陈皮，甘草、生姜、红枣组成。苍术燥湿健脾，升阳解郁；厚朴苦能降，辛能通，下气宽胸；术、朴一升一降，并寓有升降开阖之用。其次，术、朴性味从辛从燥从苦，因而能消能散。佐以陈皮理气化痰，甘草、生姜、红枣调和脾胃，所以适应于胸闷呕吐，嗳气吞酸，口淡倦怠，不思饮食，口淡，舌苔白腻或厚腻等湿困脾胃诸症。

　　平胃散加减的运用，前人为我们积累了很多经验，如加味平胃散、参苓平胃散、香连平胃散、不换金正气散、平陈汤、胃苓汤、柴平汤等，都是在平胃散基础上加减组成，因此，它的应用范围很广。

　　我在临床上也常用平胃散去甘草、红枣随证加味，除用于病变直接属于脾胃、肠者外，对于肝、胆、心、肾、妇科诸病，只要具有脾胃湿困见证，用之亦多有效。盖脾主升，胃主降，脾胃相为表里，一升一降，共司运化；胆附于肝，经脉相连，肝胆同主疏泄，对脾胃运化起着重要作用；肾为先天之本，脾胃为后天之本，心主血，脾统血，冲任二脉与脾胃有着密切关系。故肝胆、心肾、妇科诸病均可随证加减应用。兹简要介绍如下：

一、急性胃炎

症见胸膺痞闷隐痛，嗳气呕恶，食欲不振，脉濡滑，舌苔白腻而厚。平胃散去甘草、红枣（以下简称平胃散）加姜半夏、制香附、广木香、大砂仁、白蔻仁、淡吴茱萸、炒枳壳、炒六曲。

案例见 37 页"脾胃不和证"项。

二、急性胃肠炎

症见胸闷呕吐，便泄溲少，腹痛肠鸣，脉濡滑，舌苔白腻。平胃散加姜半夏、粉葛根、煨木香、姜川连、白蔻仁、云茯苓、车前子、炒枳壳。

若挟有暑湿，寒热头痛（余症同上），平胃散加藿香、佩兰、粉葛根、煨木香、姜川连、云茯苓、六一散（包）、炒枳壳、鲜荷叶。

案例见 37 页"脾胃不和证"项。

三、痢 疾

湿热痢，湿重于热 症见利下白多赤少，腹痛里急后重，胸闷口甜不渴，脉濡数，舌苔白腻。平胃散加粉葛根、煨木香、姜川连、佩兰叶，炒枳壳、海南子、荷叶。

案例见 51 页"湿热蕴结证"项。

四、慢性胃炎

1. 痰湿阻中，脾胃不和

症见胸膺痞闷隐痛，嗳气呕恶，食欲不振，脉濡滑，舌苔白腻而厚，平胃散加姜半夏、制香附、广木香、大砂仁、淡吴萸、炒枳壳、沉香曲、生姜易干姜。

例 痰湿阻中证

尹某某，男，55岁，1966年7月18日会诊，住院号2394。

会诊原由：患者四年前患胃癌行胃次全切除术，术后情况好，一直坚持工作，但近半年来时有胃痛，消化欠佳，以"残胃炎"入院诊疗。特请中医会诊。

会诊意见：病史敬悉，四年前，因胃癌行胃切除术后情况尚可，近来经常胸膺痞闷作胀，食后尤甚，间或嗳气口泛黏沫，大便量少，日行一次或溏或结，肠鸣辘辘，脉濡滑，舌苔厚腻。痰湿阻中，肠胃降化失常。法当运脾和胃，兼化痰湿。

炒茅术5克　川朴花2.4克　姜半夏9克　青陈皮各5克　炒枳壳6克　六和曲12克　广木香2.4克　制香附9克　广藿佩各9克　香橼皮9克　佛手2.4克　炒谷麦芽各12克

二诊（7月21日）：进运脾和胃，兼化痰滞，胸膺痞闷作胀减轻，仍时有嗳气，脉濡滑，苔薄白而腻。再守原方出入。

炒茅白术各9克　姜半夏9克　青陈皮各6克　制香附9克　广木香2.4克　炒枳壳9克　沉香曲12克　香橼皮9克　佛手2.4克　焦麦芽12克

三诊（7月26日）：胸痞作胀已退，仍胃纳不充，时有嗳气，大便日行三次，并不溏薄，脉濡滑舌苔薄腻。当再和中理气。

前方去香橼皮，加省头草 9 克、焦谷芽 12 克。

四诊（8 月 2 日）：近来食欲已有好转，惟食后胸膺有不适感，经常嗳气，脉濡滑，舌苔薄腻。脾胃不和，升降失职，当再运脾和胃。

炒茅白术各 6 克　炒枳壳 6 克　六和曲 12 克　制香附 9 克
广木香 6 克　青陈皮各 6 克　代赭石 15 克（先煎）　白蔻衣 5 克
焦谷麦芽各 12 克　青荷叶 3 克

再经上方调理巩固治疗后，临床诸症缓解，带药 1 周出院调理。

【按】胃病，又称胃脘痛、胃痛，是以上腹胃脘部近心窝处经常发生疼痛为主症。《灵枢·邪气脏腑病形篇》指出："胃病者，腹䐜胀，胃脘当心而痛。"《素问·六元正纪大论篇》说："木郁之发，民病胃脘当心而痛。"临床上引起胃病的常见病因有寒邪客胃、饮食伤胃、肝气犯胃、脾胃虚弱等几方面。胃为五脏六腑之大源，主受纳腐熟水谷，上述各种原因，皆能引起胃受纳腐熟之功能失常，胃失和降而发生胃病（疼痛）。上述病因，单一出现者有之，合并出现者亦有之。单一出现者，其病理变化与临床证候比较单纯故为易治，而合并出现者，其病理变化与临床证候比较复杂，故为难治。肝与胃木土相克，若忧思恼怒，气郁伤肝，肝气横逆，势必克脾犯胃，致气机阻滞，胃失和降；脾与胃同居腹内，以膜相连，一脏一腑，互为表里关系，共主升降，故胃病多涉及脾，脾病亦可及胃。所以，胃病与肝脾的关系最为密切，且肝脾为藏血统血之脏，而胃为多气多血之脏，胃

大医精诚万世师表

病初起，多在气分，迁延日久，则深入血分，故病久胃络受伤，则可发生呕血、便血等症。

脾胃为仓廪之官，主受纳和运化水谷，为后天生化之源。本案胃癌切除术后，后天生化泛源，痰湿内生，脾胃被痰湿所困，肠胃降化失常，故见胸膺痞闷作胀，食后尤甚，间或嗳气口泛黏沫，大便量少，日行一次或溏或结，肠鸣辘辘；脉濡滑，舌苔厚腻乃痰湿阻中之佐证。所以，当运脾和胃、兼化痰湿，平胃散加减治疗。平胃散出自《和剂局方》，它由苍术、厚朴、陈皮、甘草、生姜、红枣组成。其中苍术燥湿健脾，升阳解郁；厚朴苦能降，辛能通，下气宽胸；术、朴一升一降，并寓有升降开阖之用。其次，术、朴味从辛从苦从燥，因而能消能散；佐以陈皮理气化痰，甘草、生姜、红枣调和脾胃。本方适用于胸闷呕吐，嗳气吞酸，不思饮食，肢体倦怠，口淡，舌苔白腻或厚腻等湿困脾胃诸症者。

我在临床上常用平胃散去甘草、红枣之"甘能满中"之药，并随症加味。应用平胃散的标准是：除胸闷、作恶、胃呆等症状外，重点以舌苔白腻或白腻而厚，或白滑而腻为依据，再结合脉象濡滑或沉滑，说明脾胃为阴邪所遏，必有湿浊痰饮内伏，虽有他症（如肝、胆、心、肾、妇科诸症），必先治脾胃湿困为主，而以他症为次，或根据病情，两者兼顾。据临床观察，湿困症状解除，其他诸症亦可随之减轻或消失。由此可见，辨病固属重要，辨证不容忽视。

2. 脾阳不振，痰饮内停

症见胸闷胃呆，频频呕吐清水痰涎，头目眩昏，四肢不温，脉沉滑，舌苔白滑而腻。平胃散去生姜合苓桂术甘汤加减：炒茅白术、姜川朴、姜半夏、陈橘皮、川桂枝、云茯苓、砂蔻仁（各）、淡吴茱萸、公丁香、干姜。另："1号乌甘散"（1号乌甘散：乌贼骨粉 30 克、炙甘草粉 15 克、广木香粉 9 克、上肉桂粉 9 克。上味和匀，再研细末），每次 3 克，每日 3 次。

例　脾阳亏虚、胃阴不足证

胡某，女，36 岁，公司职工。1989 年 2 月 19 日初诊。

刻症：胃脘痛半年，遇寒或进食生冷食物易发，西药对症治疗，有时也能缓解。近因饮食不节而诱发，胃脘时痛，喜温喜按，口干口苦，时泛酸水，胃纳欠佳，面色少华，四肢倦怠不温，舌淡红苔薄白，脉弦细。证属脾阳亏虚、胃阴不足。治当温中健脾，滋养胃阴。

炙黄芪20克　　上肉桂 6 克　　大白芍 12 克　　炮姜 9 克　　姜半夏 12 克　　小青皮 6 克　　瓦楞子 12 克　　炙甘草 6 克　　制香附 12 克　延胡索 9 克　　五灵脂 12 克　　焦三仙 15 克

二诊（2 月 25 日）：经上方治疗后，胃脘疼痛，喜温喜按，口干口苦，时泛酸水等症已缓解，胃纳增加，薄白之苔也退，遂将原方去姜半夏、制香附、五灵脂，加大生地 12 克、大麦冬 12 克、川石斛 9 克、炒白术 20 克、云茯苓 15 克。

三诊（3 月 4 日）：迭进温中健脾、滋养胃阴剂治疗后，患者临床诸症已除，无任何不适。为巩固疗效，将上方配 10 剂，研细末，蜜泛为丸，每次 9 克，每天 2 次。半年后随访，病情一直稳定。

【按】脾胃为仓廪之官，同居中州，职司受纳与运化。患者长期饮食不节，日久脾阳与胃阴受损，中阳不足，内脏失于温煦滋养，脉络拘急，则引发胃脘疼痛，其特点为喜温喜按；脾运不健，气血生化不足，则面色少华，四肢倦怠不温；另一方面，由于胃阴不足，津不上承，故又可见口干口苦、纳差、时泛酸水；舌淡红苔薄白，脉弦细乃脾阳亏虚之佐证。所以，治疗上当阴阳兼顾，以黄芪建中汤加减，一则甘温扶阳，一则甘寒养阴，所以收效明显。

五、肝 炎

1. 急性黄疸型

湿重于热，症见：面目一身尽黄，胸闷作恶，食欲不振，小溲浑黄，大便自调，脉弦滑，舌苔白腻满布。平胃散合茵陈四苓散加减：炒茅术、姜川朴、陈橘皮、茵陈、泽泻、猪茯苓、车前子、广木香、紫丹参、大砂壳、炒枳壳、玉米须。

2. 急性无黄疸型

余症同急性黄疸型，平胃散加姜半夏、广木香、元胡索、炒枳壳、大砂壳、云茯苓、紫丹参、杜红花、玉米须、去生姜。

3. 慢性肝炎

脾虚湿困，症见胸闷腹胀作恶，食少神疲，头重身困，大便偏溏，脉濡滑，舌苔白腻。平胃散加炒白术、煨木香、大砂壳、姜半夏、小青皮、炒枳壳、茯苓、紫丹参、生姜易干姜。

案例见"胁痛、黄疸"章节。

六、胆囊炎

1. 湿阻气滞，胆道不利

症见右上腹疼痛，旁及背俞，胸闷胃呆，厌闻油腻，脉弦滑，舌苔白腻满布者。平胃散去生姜，加小青皮、制香附、郁金、广木香、大砂仁、炒枳壳、焦山楂、元胡索、金钱草。有黄疸者加西茵陈。（注：本方香附、郁金、木香、枳壳、金钱草为常用量的一倍）

2. 急性胆囊炎

症见右胁肋绞痛或串痛，上达右肩部，胸闷口苦作恶，寒热往来，大便秘结，脉弦数，舌苔薄腻。湿热内蕴，胆道不利，疏泄失常。治当疏肝利胆，通腑泄热。大柴胡汤加减：

炒柴胡 10 克　炒黄芩 10 克　姜半夏 10 克　陈橘皮 5 克　制香附 15 克　黄郁金 15 克　广木香 10 克　炒枳壳 10 克　大黄 10 克（后下）　金钱草 30 克

症候分析：本病多因饮食不节，脾胃运化失常，湿热内蕴，或外邪内侵，阻遏胆道疏泄功能而引起。肝喜条达，胆附于肝，为六腑之一，与肝同具疏泄功能，以通降为顺，如果湿热内蕴，胆道气滞，疏泄失司，则右胁绞痛或串痛，可上达右肩部，因足少阳经脉起于目内眦，下耳后，循颈至肩上，循胸过季肋，是动则病口苦，善太息，心胁痛（心指胃脘部），不能转侧。湿热内蕴，脾胃运化功能失常，故胸闷作恶，大便秘结，寒热往来为少阳病的主症。脉弦为肝旺，数属热，舌苔薄腻为湿热见症，口苦属胆热上升。所以，病机为湿热内蕴，胆道不利，疏泄失常。治法疏肝利胆，因胆附于肝，与肝同主疏泄。

方药分析：柴胡、黄芩和解少阳，清肝胆之热，治寒热往来；柴胡配香附、郁金、木香、枳壳，疏肝理气定痛，其中香附、木香、郁金、枳壳经现代药理研究，有利胆作用，能促进胆汁分泌；半夏、陈皮和胃理气，治胸闷作恶；大黄通腑泄热，并有多种抗菌作用；金钱草清利胆道湿热，能利结石，合而为疏利肝胆，通腑泄热。

加减：①疼痛剧烈并有黄疸（可能是胆总管结石或化脓性梗阻性胆管炎），加川楝子10克、广木香加至15克，西茵陈30克；②胸闷呕吐，舌苔白腻，加炒茅术10克，姜川朴5克。

七、慢性肾炎

脾肾两虚、湿困中焦。症见面浮肢肿，胸闷呕吐，不思纳食，小溲短少，脉沉滑、舌苔白腻者。平胃散合五苓散加减：炒茅术、姜川朴、姜半夏、青陈皮、砂蔻仁（各）、炒枳壳、广木香、上肉桂、福泽泻、猪苓、云茯苓、生姜易干姜。

病案举例

徐某，女性，39岁，工人，1975年6月30日入院，住院号11274。

1987年发现肾炎，当时住部队医院，用过强的松、氯喹、氮芥等药，均无明显效果。1968 年 12 月份住江苏省中医院，曾经发生酸中毒。1970 年底好转出院。近几年中，一直间断性在服江苏省中医院所带中药，尿蛋白始终在（++）～（+++），最近因疲劳感冒，又全身浮肿，胸闷恶心，呕吐厌食、少尿。

体检：贫血貌，全身 1～2 度浮肿，无出血点，心肺（－），肝脾未及，血压 130/80mmHg。生化检查：胆固醇 850mg%，二氧化碳结合力 52%。蛋白电泳：清蛋白 44.5，尿常规：蛋白（+++）、颗粒管型 1～3。眼底检查：肾病性视网膜病变，网膜小动脉硬化 3～4 级。诊断：慢性肾炎、肾病期。经双氢克尿噻、辅酶 A、苯丙酸诺龙、输血等处理外，并请中医会诊。

中医医案：慢性肾炎八年，近又面浮肢肿，胸膺痞闷，频频呕吐清水痰涎，不思纳谷，小溲短少，脉沉滑，舌苔白腻满布。病久脾肾阳虚，肾虚不能化气利水，脾虚不能运化湿浊，积湿生痰，痰饮阻中。治当温运脾肾，化气利水，平胃散合五苓散。

炒茅术 10 克　炒白术 10 克　姜川朴 5 克　姜半夏 10 克　青陈皮各 5 克　猪茯苓各 12 克　熟附片 3 克　炒枳壳 6 克　上官桂 3 克　福泽泻 10 克　车前子 12 克　大砂仁 3 克（杵）　白蔻仁 5 克（杵）　椒目 2 克

复诊（7 月 5 日）：中西药治疗后，小水较多，面浮肢肿减退，呕吐已止，胸闷较舒，渐能纳谷，脉舌同前。此乃脾胃初有运化之机，肾阳渐能蒸化水气，仍守原法。

原方去蔻仁续服。

10 剂后，浮肿消退，小水尚多，胃纳增加，舌苔白腻

大医精诚 万世师表

渐化，仍感胸闷不适，原方去泽泻、猪苓、车前子、椒目，加木香 3 克。两周后，胸闷已舒，舌苔白腻亦退其半。复查胆固醇 625mg%，蛋白电泳血清蛋白 53.4，尿常规白蛋白（++），果粒管型 0～2。即去茅术、川朴、半厚、枳壳，加炒党参 12 克、黄芪 12 克。服三剂后，又复胸闷作恶，舌苔白腻。即去党参、黄芪，仍加入茅术、川朴、半夏、枳壳。五剂后，胸闷舒，作恶止，食欲有所增加，但白腻之苔未退。续服上方一月后，白腻之苔退净，食欲大增，复查胆固醇 400mg%，即改用温补脾肾、活血化瘀、和胃理气之品，如炒常参、炙黄芪、熟附片、炒茅白术、姜半夏、陈橘皮、西当归、紫丹参、杜红花、大砂仁、淮山药、补骨脂、鹿角片、芡实等加减出入。两月后，复查胆固醇 330mg%，尿蛋白（++），11 月 30 日出院时，尿蛋白（+）～（±）。

【按】本例病程八年，又面浮肢肿尿少，脾肾两虚，水湿外溢可知。但又有胸闷呕吐，不能纳谷，舌苔白腻满布的湿困中焦见症。如果脾胃进一步为湿所困，则不仅水肿日甚一日，而人以胃气为本，得谷者昌。谷气不充，则气血来源匮乏，正气将日益衰弱。故重用平胃散燥湿健脾，佐以附子、五苓散温运肾阳，化气利水。一月后，诸症减退，舌苔白腻亦去其半，酌加参、芪，仍虚不受补，说明慢性肾炎虽然病变在肾，其本在肾，但若中焦湿邪未净，补气滋腻之品仍然有碍脾胃。由此可见，辨证用药必须恰到好处，如早用调补，则反而助邪。古人谓："误补益疾"，确是经验之谈。

八、冠心病

心阳不振，痰瘀阻络。症见心前区闷痛，胸脘胀闷，恶心呕吐，脉弦滑，舌苔白腻而厚者。平胃散合瓜蒌薤白汤加减：炒苍术、姜川朴、陈橘皮、姜半夏、紫丹参、西当归、全瓜蒌、干薤白、荜茇、生姜易干姜。

病案举例

贺某，男性，49岁，干部，1976年6月8日入院，住院号5061。

半月前，因疲劳引起左胸闷痛，并向左肩部放射，每日均有数次间歇性发作，发作时，影响呼吸，门诊曾作心电图示：冠状动脉供血不足，左前分支阻滞。服用硝酸甘油后，疼痛能缓解，活动后可诱发，食欲减退，睡眠不佳。既往有高血压史，经治疗后，近期血压维持在130/90mmHg。查体：神清，心肺（-），腹软，肝脾未及，下肢不肿，门诊查血胆固醇265mg%。诊断：冠心病、心绞痛。予以镇静与血管扩张剂等对症治疗，并请中医会诊。

中医会诊：心前区紧迫闷痛半月余，近来心痛彻背，背痛彻心，持续发作，时欲太息，入夜失眠，胸脘痞闷，呕恶痰涎，不思纳谷，大便燥结，脉弦滑，舌苔白滑而腻，舌边有瘀点，形体肥胖。脾虚生痰生湿，心阳不足，痰瘀阻滞脉络。治当健脾燥湿，辛滑通阳，佐以行气活血。平胃、二陈合瓜蒌薤白汤复方加减：

炒茅术 10克　姜半夏 10克　姜川朴 6克　全瓜蒌 15克　干

薤白 15 克　　陈橘皮 6 克　　紫丹参 30 克　　黄郁金 10 克　　紫降香 6 克　　川桂枝 3 克　　荜茇 10 克

另：冠心苏合丸，每次 1 丸，每天 3 次。

复诊（6 月 15 日）：心前区闷痛减轻，大便已行，夜寝较安，食欲有所增加，白滑而腻之苔渐化，胸膺仍感不适，脉象弦滑。此脾胃初运，心阳未复，气血循行不畅，仍守原方续服。

半月后，心前区闷痛未发，胸闷已舒，夜能安寝，食欲增加，舌苔白腻虽退未净，舌边仍有瘀点，复查心电图正常。原方去川朴、半夏、瓜蒌、薤白，茅术减为 6 克，加炒白术 6 克、西当归 10 克、大川芎 6 克、杜红花 10 克，至 7 月 14 日白腻之苔已退，食欲如常而出院。

【按】冠心病属于中医"心痛"、"胸痹"范畴，其发病原因，一般认为"心阳不足，不能鼓动血液运行，以致气滞血瘀，脉络痹阻，不通则痛"。不足属虚，不通属实，虚实可以相互转化。临床所见，有由虚致实者，有由实致虚者，有以虚为主者，有以实为主者，亦有虚实夹杂者。本例形体肥胖，痰湿本重，所表现的主要症状是：心前区紧迫闷痛，胸闷作恶，胃呆便秘，舌苔白滑而腻，质边紫，是脾虚痰湿内生，阻遏阳气，以致心阳不振、痰瘀阻滞脉络见象。虽然脾虚为本，但主要症状是实。故用平胃、二陈健运脾胃，燥湿化痰，瓜蒌、薤白辛滑通阳，佐以荜茇、降香、丹参、郁金、苏合香丸等理气活血，芳香开窍。俾脾能健运，则痰湿可化。阳气来复，则气行血行，血脉环周不休，则"胸痹""心痛"可愈。

九、失　眠

痰湿阻中，胃气不和。症见胸闷懊恼，呕恶，胃呆，头昏失眠，脉濡滑，舌苔白腻者。平胃散加姜半夏、广木香、大砂仁、姜川连、上肉桂、辰茯苓、炒枳壳、北秫米。

病案举例

杨某，男，41 岁，干部，1975 年 5 月初诊。

近三月来，入夜失眠，头昏头胀，胸闷不适，经常呕吐痰涎，食欲不振，二便自调，脉濡滑，舌苔白腻而厚。一派痰湿阻中，脾胃不和见象，胃不和则卧不安也。拟平胃二陈合交泰丸化裁。

炒茅术 10 克　姜川朴 6 克　姜半夏 10 克　上川连 2 克　上肉桂 2 克　辰茯苓 10 克　陈橘皮 6 克　广木香 6 克　大砂仁 3 克（杵）　北秫米 10 克

注：服上方三剂，胸闷较舒，呕吐减轻，入夜能睡四小时左右。十剂后，胸闷舒，呕吐止，食欲增加，白腻舌苔亦退，夜能安寝。

【按】脾胃居当胸腹之中，转输上下，能交通阴阳升降。心属阳，肾属阴，心肾相交，必由中焦而上下。今中焦为痰湿所困，防碍阴阳交通作用，故入夜失眠。痰湿是本，失眠是标，故以平胃、二陈健运脾胃、燥湿化痰，川连、肉桂交通心肾为佐。

大医精诚万世师表

十、闭　经

痰湿阻于胞宫。症见形体肥胖，月经不调，胸闷口淡，不思纳谷，脉濡滑，舌苔白腻者。平胃散加姜半夏、制香附、广木香、炒枳壳、西当归、杜红花。

病案举例

李某，女，28岁，教师，1971年8月初诊。

结婚三年，尚未生育。自去年春季以来，每次经来愆期量少，近半年来，常感胸闷腹胀，时有恶意，口淡乏味，食欲不振，疲劳肢倦，月事五月未潮，脉濡滑，舌苔白腻，形体肥胖，面少华色。此脾虚痰湿内生，阻于胞宫，冲任失调之象。治当运脾化湿，调和冲任，平胃、二陈汤加减。

炒茅术 10 克　姜川朴 6 克　姜半夏 10 克　制香附 10 克　广木香 6 克　大砂仁 3 克（杵）　炒枳壳 6 克　青陈皮各 5 克　西当归 6 克　云茯苓 10 克　杜红花 6 克　淡干姜 6 克

注：上方服五剂后，胸闷腹胀较舒，胃呆作恶好转，舌苔白腻渐化。原方续服十五剂，胸闷腹胀已舒，白腻舌苔亦退，食欲增加，即改服香砂平胃丸和当归丸。半月后，月事来潮。1972年生一小孩，现已五岁。

【按】脾主运化水谷而生血，脾虚则健运失常，痰湿内生。因于中焦，故胸闷腹胀，胃呆作恶，舌苔白腻。阻于胞宫则气滞，气滞则经脉流行受阻，冲任失养，故月事不潮。平胃散平脾胃之卑益，香附、木香、当归、红花行气活血。脾得健运，则痰湿自化，气行血行，冲任得养，所以月事可潮。

十一、体　会

1. 平胃散虽然以燥湿健脾为其主要作用，但对具有脾胃湿困症状的肝胆疾病者，取其运脾燥湿功能，促进肝胆疾病向愈。临床上有不少急、慢性肝炎，因原有脾胃症状，而在治疗过程中又过服清热解毒药或糖类食物，以致胸闷作恶加重，不思食，舌苔白腻满布，肝功能屡查异常，改用平胃散加减而脾胃症状解除，食欲增加，肝功能很快恢复。盖脾胃为后天生化之源，脾胃健运有权，则气血有生化之源，这对促进肝功能恢复至关重要。其次，对急性胆囊炎、胆石症湿困症状明显者，经服平胃散加疏肝利胆之品而愈者也不少见。由此可见，只要辨证确切，用之得当，自有左右逢源之妙。

2. 应用平胃散的标准，除胸闷、作恶、胃呆等症状外，重点以舌苔白腻或白腻而厚，或白滑而腻为依据，再结合脉象濡滑或沉滑，即说明脾胃为阴邪所遏，必有湿浊痰饮内伏，虽有其他脏腑（如肝、胆、心、肾诸证）症状，必先治脾胃湿困为主，而以他症为次，或根据病情两者兼顾。据临床观察，湿困症状解除，其他诸症，亦可随之减轻或消失。如慢性肾炎和冠心病患者，都是在脾胃湿困症状解除后，心、肾本病才随之缓解。可见辨病固属重要，辨证不容忽视。

3. 舌诊是通过观察舌体和舌苔的颜色、形态变化，以诊断疾病与辨别证候的一种方法。在外感热病过程中，舌苔的变化，在诊断上有着一定的价值，但对脾胃病的辨证，同样具有重要作用。实践证明，舌苔变化，可测知病情的进退和预后，白腻之苔渐退，则症状随之减轻，舌苔恢复正常，则疾病向愈，这在临床上是不胜枚举的。说明舌苔的变化，对脾胃病的辨证施治，有一定的指导意义。

4. 最后应当指出，平胃散除用于脾、胃、肠的直接病变外，对肝、胆、心、肾、闭经、失眠诸病，如不具备"胸闷胃呆，舌苔白腻"等湿困中焦见症者，不在此讨论。

第六章　关于补脾法的临床应用

关于脾病，历来记述甚多。《素问·脏气法时论》谓："脾病者身重、肌肉痿，足不能收，善瘈、脚下痛，虚则肠鸣、飧泄、食不化。"《灵枢·经脉篇》谓："是动则病舌本强，食则呕，胃脘痛，腹胀善噫，得矢与气则快然，如失，身体皆重。"在临床上，最常见的脾病主要有泄泻、胀、痞、胃脘痛等。由于脾居中焦，为升降之枢纽，故脾与其他脏腑互有联系。如肝病及脾，脾病及肝，脾虚及肾，脾弱影响肺、心等。脾胃有病，还可以反映为头面窍络与二便的病证。《素问·通评虚实论》曾曰："头痛耳鸣，九窍不利，肠胃之所生也"（此处所谓"肠胃"是指脾胃。"九窍"中七窍在头面；二窍为前后二阴，司大小便）。脾病多属里证，其病机有虚、有实、有寒、有热。慢性脾病每常以虚为本，以寒居多。病理因素有水、湿、痰、饮、气滞、食积等。

脾主运化，升清，统摄血液，又是气血生化之源，故称"后天之本"。脾与胃同居中州，相互依存，同时，上与心肺，下与肝肾，无论在生理上或病理上均有密切联系，脾病可以影响他脏，他脏之病亦能及脾，所以，脾虚功能失常，往往会出现全身性病变，通过补脾法以恢复中气，不仅能协调五脏关系，而且能使水谷精微敷布全身，机能通畅，生机随之旺盛，从而使多种疾病逐渐痊愈。常用的补脾药包括：党参、人参、白术、黄芪、茯苓、甘草、山药、黄精、大枣等，并可以根据具体病情，适当配合有关药物。下面就补脾法的临床意义分述如下：

一、燥湿健脾

湿与痰是两种病理产物，但均与脾虚有关。脾失健运，不能运化水谷精微，则水湿内停，即所谓"脾虚生湿"，亦称为"内湿"。外湿的侵入亦与脾虚密切相关，在脾阳不振的条件下，易于感受外湿，脾虚湿盛，往往引起水肿、臌胀等病证，所以，《内经》明确指出："诸湿肿满，皆属于脾。"痰的形成，虽然与肺、脾、肾三脏有关，但主要在于脾的运化失职。因为，痰为水液所化，脾失健运，水液凝聚变成痰，所以说："脾为生痰之源。"由于湿与痰都来自水液，而脾主运化，因而，脾虚水谷不化精微，既能生湿，又能生痰。湿蕴酿痰，即称痰浊或痰湿。痰湿致病，阻碍经脉气血运行，则肢体麻木，屈伸不利；阻滞气机升降，则胸闷咳喘；蕴结中焦则身重倦怠，恶心呕吐；夹肝阳上扰，清阳受阻，则头重眩晕，如此等等。治疗痰湿的基本方法是健脾。一旦脾气健运，运化正常，则湿痰不生。实践反复证明：健脾能够消湿痰。

病案举例

胡某，男性，58岁，干部。疲劳后引起左胸闷痛一月，并向左肩部放射，每日均有数次间歇性发作，发作时，影响呼吸。曾多次作心电图示：冠状动脉供血不足，左前分支阻滞。服用硝酸甘油后，疼痛能缓解，活动后可诱发，食欲减退，睡眠不佳，否认高血压、糖尿病、高脂血症病史，查体：神清，心肺（-），腹软，肝脾未及，下肢不肿，诊断："慢性冠状动脉供血不足"。予以镇静与血管扩张剂等对症治疗，并请中医会诊。

中医会诊：心前区紧迫闷痛半月余，近来心痛彻背，背痛彻心，持续发作，时欲太息，入夜失眠，胸脘痞闷，呕恶痰涎，不思纳谷，大便燥结，脉弦滑，舌苔白滑而腻，舌边有瘀点，形体肥胖。

脾虚生痰生湿，心阳不足，痰瘀阻滞脉络。治当健脾燥湿，辛滑通阳，佐以行气活血。平胃、二陈合瓜蒌薤白汤复方加减：

炒茅术 12 克　姜半夏 10 克　姜川朴 9 克　云茯苓 15 克　全瓜蒌 15 克　干薤白 15 克　陈橘皮 9 克　紫丹参 30 克　桃仁泥 9 克　黄郁金 12 克　紫降香 6 克　川桂枝 3 克　荜茇 12 克

一周后，心前区闷痛减轻，大便已行，夜寝较安，食欲有所增加，白滑而腻之苔渐化，胸膺仍感不适，脉象弦滑。此脾胃初运，心阳未复，气血循行不畅。仍守原方续服。

半月后，心前区闷痛未发，胸闷已舒，夜能安寝，食欲增加，舌苔白腻虽退未净，舌边仍有瘀点。原方去川朴、半夏、瓜蒌、薤白，茅术减为 6 克，加炒白术 6 克、西当归 10 克、大川芎 6 克、杜红花 10 克，至 7 月 14 日白腻之苔已退，食欲如常。

【按】慢性冠状动脉供血不足属于中医"心痛"、"胸痹"范畴，其发病原因，一般认为是心阳不足，不能鼓动血液运行，以致气滞血瘀，脉络痹阻，不通则痛。不足属虚，不通属实，虚实可以相互转化。临床所见，有由虚致实者，有由实致虚者，有以虚为主者，有以实为主者，亦有虚实夹杂者。本例形体肥胖，痰湿本重，所表现的主要症状是心前区紧迫闷痛，胸闷作恶，胃呆便秘，舌苔白滑而腻，质边紫，是脾虚痰湿内生，阻遏阳气，以致心阳不振，痰瘀阻滞脉络见象。虽然脾虚为本，但主要症状是实。故用平胃、二陈健运脾胃，燥湿化痰；瓜蒌、薤白辛滑通阳，佐以荜茇、降香、丹参、郁金、苏合香丸等理气活血，芳香开窍。俾脾能健运，则痰湿可化。阳气来复，则气行血行，血脉环周不休，则胸痹、心痛可愈。

茅术乃燥湿健脾之圣药。元代朱震亨曰"茅术治湿，上中下皆有用，又能总解诸郁，痰、火、湿、食、气、血六郁，皆因传化失常，不得升降，病在中焦，故药必兼升降，将欲升之，必先降之，将欲降之，必先升之，故茅术为足阳明经药，气味辛烈，强胃健脾，发谷之气，能径入诸药……"，确是高见。金代刘守真谓："茅术一味，学者最宜注意"，亦书其效验之广。茅术功效，大致有三：其一运脾醒脾，人体脏腑组织功能活动皆依赖于脾胃之转输水谷精微，脾健则四脏皆健，脾衰则四脏亦衰，茅术燥湿而不伤阴，湿去脾自健，脾运湿自化。其二制约纠偏，先贤谓"补脾不如健脾，健脾不如运脾"，盖脾运一健，则气血生化有源，故先人补血常用熟地拌炒砂仁，宗其义，在滋腻的大补气血方中加茅术一味，既能监制补益药物之滋腻，又能促进药物的吸收。如归脾汤、补中益气汤等辅以本品，服药后从无中满之弊。其三化阴解凝，痰瘀俱为黏腻之邪，欲化痰瘀，必赖阳气之运化。茅术运脾，化湿、祛瘀、逐饮皆其所长，依据痰瘀同源以及脾统四肢的理论，在瘀浊久凝时也常加茅术，以速其效，事半功倍。

二、温中止痛

温中止痛乃指"建中"。建中缓急，即建立中气，缓急止痛。用于脾阳不足、虚劳里急之证。脾居中州，职司运化，由于饮食失调，或劳倦过度，损伤脾胃，中阳不足，内脏失于温养，脉络拘急而引起胃痛、腹痛，临床上屡见不鲜。无论胃痛或腹痛，均以隐痛、喜温、喜按为特点，且反复发作。同时，由于脾胃虚寒，健运失职，气血不足，常伴有食少、便溏、神疲乏力、四肢不温等征象。这种病证，治疗上必须温运脾阳，建立中气，方能缓急止痛。张仲景所创的大建中汤、小建中汤、黄芪建中汤，均为此所设。

病案举例

蒋某，男，40岁，职员。胃脘部发作性疼痛三年，加重伴反酸一周。每逢气候变化或进食冷饮易于发作，曾经胃镜检查确诊为："胃及十二指肠球部溃疡"。西药治疗也只能暂时缓解，为此，要求中医治疗。刻症：近一周来，胃脘部疼痛，以隐痛为主，涉及后背，喜温喜按，口干食少，时泛酸水，二便自调，舌淡红苔白，脉弦细微数。

病久脾阳不足，胃阴亏虚。治当温中补虚，缓急止痛。黄芪建中汤加减。

炙黄芪15克　上肉桂6克　大白芍15克　炒白术20克　姜半夏9克　制香附9克　炒枳壳12克　煅瓦楞子15克　海螵蛸15克　上白及12克　浙贝母9克　延胡索12克　炒麦芽9克

炮姜 9 克　炙甘草 9 克

　　服上方一周，胃脘痛伴泛酸已除，胃纳增加，白苔已薄。原方去姜半夏、制香附、海螵蛸，加生地 9 克、大麦冬 9 克、大枣 5 枚。迭进半月，胃痛未再发作，舌淡红苔薄白，脉弦细。以上方为基本方，研末水泛为丸，巩固治疗，半年后随访，病情一直稳定。

　　【按】脾主运化水谷与水湿，脾虚健运失常，日久则中阳不振，而湿为阴邪，遇寒则凝，寒性收引，阴寒内盛，则胃脘部疼痛，以隐痛为主，涉及后背，喜温喜按，得食则减；脾运不健，胃气上逆，横逆犯胃，故口干食少，时而反酸水；舌淡红苔白，脉弦细微数，乃脾阳不足、胃阴亏虚之佐证。所以，治当温中补虚，缓急止痛，黄芪建中汤加减治之，俾脾阳来复，脾之运化有权，诸症自告痊愈。

三、补脾益肺

　　补脾益肺，又称"培土生金"，即通过补脾益气的方药来恢复肺的功能，是治疗肺病的一种方法。脾土与肺金为母子关系，脾虚不能散精于肺，则肺的气阴不足，易于受邪，正如李东垣在《脾胃论》中所说："肺金受邪，由脾胃虚弱不能生肺，乃所以受病也。"然而，肺病又可影响母脏，所谓"子盗母气"，临床甚为多见。当临床上见咳嗽、哮喘、肺痿、肺痨等病日久不愈，或反复发作，每见食欲不振，便溏或泄泻，四肢乏力，形体消瘦等，正是子病累母的反映。治疗时必须培土生金，这叫"虚则补其母"。

病案举例

张某，女，38 岁，职员。大便溏泄 1 月，日 3～4 次。既往有低热、咳嗽、消瘦、纳差，后经检查确诊为："左上肺结核"。经正规强化抗结核治疗后，临床症状改善，复查病灶已吸收。但是，刻下相继出现：大便溏泄，日 3～4 次，腹胀肠鸣，畏寒神倦，食欲不振，食量甚少，口中时泛痰涎，病无腹痛、里急后重现象，舌质淡红，苔薄白，脉细弱。患者患肺结核在先，病位在肺。经抗结核治疗获控制，但相继出现"大便溏泄，日 3～4 次，腹胀肠鸣，畏寒神倦，食欲不振，食量甚少，口中时泛痰涎"等症状，显然病在脾胃，病机当属脾胃气虚，中气不足，脾虚运化失职，胃虚受纳腐熟功能障碍。古有培土生金之治则，患者脾胃气馁，肺疾即使目前有所控制，日后亦恐复萌。因此，治当补脾益肺，佐以宣肺之品。

炒党参 15 克 炒白术 12 克 淮山药 15 克 云茯苓 12 克 炙黄芪 15 克 益智仁 12 克 炙升麻 5 克 五味子 9 克 光杏仁 9 克 川贝母 6 克（杵） 陈橘皮 6 克 干荷叶 15 克 炙甘草 3 克 焦谷芽 15 克

服上方一周后，腹胀肠鸣明显减轻，大便溏泄次数也减少（日 1～2 次），畏寒神倦，食欲不振，食量甚少，口中时泛痰涎尚未明显好转，原方加炮姜 6 克，续服 2 旬，上述诸症均渐向愈，精神好转。为巩固疗效，将上方 20 剂配齐，研末水泛为丸，每次 9 克，每天 2 次。半年后随访，病情稳定。

【按】《素问·经脉别论》谓："饮入于胃，游溢精气，上输于脾，脾气散精，上归于肺……水精四布，五经并行……。"此乃对脾胃之生理功能的高度概括，为医家所熟知。土能生金，脾胃与肺之间的密切关系，亦为临床实践所证明。胃为气血之海，脾为精微之源，脾胃为后天之本，其重要性不需赘述。本例患者患"左上肺结核"在先，正规抗结核治疗后，相继出现大便溏泄，日3～4次，腹胀肠鸣，畏寒神倦，食欲不振，食量甚少，口中时泛痰涎，舌质淡红，苔薄白，脉细弱。患者食少而便溏，"入少出多"，气血精微之源亏乏，中气不足，脾胃气虚，自当健脾和胃，升阳助运。补中益气汤取其健脾益气之常用药，并加用光杏仁、川贝母宣肺化痰，巩固抗结核后续治疗，加益智仁温补脾肾，摄涎而涩肠止泻。《素问·宣明五气篇》谓："五脏化液……脾为涎。"此"涎"不仅仅指唾液腺分泌之涎液，也包括消化道唾液腺以外的腺体分泌液。泄泻一症，当属脾运失职，一则小肠吸收功能不全，二则结肠之腺体分泌有余，二者均有之，故方中加益智仁，一举两得。方中加升麻，与党参、黄芪相配伍，补气升阳，升麻尚有鼓舞元气之功，此乃补中益气汤最具特色药物之一；此外，升麻甘辛微苦性平，功擅解毒，《本事方》升麻汤中，升麻配桔梗、薏仁等药，治疗肺痈吐脓血。《千金要方》犀角散中有升麻，为历来救治"急黄（急性重症肝炎）"之主方，其解毒之功可见一斑。患者泄泻前，先使用了数月抗结核药，结核之"毒"复加抗结核药之"毒（药物副反应）"，两毒俱存，对脾胃形成损伤，故配以升麻，旨在解毒，又兼补气升阳，健脾和胃，可谓一举多得。

四、健脾疏肝

　　健脾疏肝，即扶土抑木，亦称补脾平肝，用于脾弱肝旺之证。脾和肝的关系，是脾土被肝木所遏制的关系，习惯上称为"木克土"。脾的功能健运，则不受肝木所克，所以有"四季脾旺不受邪"之说。一旦脾土虚弱，肝木就会乘克。在郁证、胁痛、泄泻、臌胀等内科疾病中，常可见到这种土虚木旺的证候。如肝气乘脾引起泄泻，病人除腹痛、泄泻、胸胁胀闷、嗳气等肝气横逆征象外，平素多有食少、腹胀、便溏等脾失健运之象。治当扶脾土而抑肝木，方如痛泻要方。在小儿时期，由于脾常不足，肝常有余，若久患吐泻或暴吐暴泻，损伤脾阳，肝木偏亢，虚风内动，则形成慢惊风，其症缓缓抽搐，时作时止，神志不清，便稀带绿，四肢不温，面色萎黄，嗜睡露睛。这种脾虚肝旺之候，法当扶土抑木。扶土（健脾）用党参、白术、茯苓、甘草；抑木（疏肝）用白芍、天麻、钩藤等，着重于培补中气，脾土健运，中宫气化敦厚，则肝木可平。

　　病案举例

　　吴某，男，50岁，某公司领导。黏液果冻样便伴腹隐痛肠鸣时作半年。曾分别在几家三级医院做肠镜、大便常规、大便培养均未发现明显异常，诊断为"肠易激综合征"。予以抗菌药或调整肠道菌群等治疗后，临床症状也得到改善，但停药后则复发。为此，患者求治中医。刻症：大便日行1次，质溏，黏液较多，甚则如果冻，腹隐痛伴肠鸣，受

大医精诚万世师表

凉后诸症加重，胃纳欠佳，舌淡红苔薄白微腻，脉细弦。患者平素工作压力大，且应酬频繁，酒食不节，脾胃受戕，脾运失司，湿邪内生，停而成痰，蕴于肠道，传导失司，则大便日行 1 次，质溏，黏液较多，甚则如果冻；工作压力大，肝失疏泄，脾虚肝木乘之，则腹隐痛伴肠鸣。舌淡红苔薄白微腻，脉细弦乃脾虚肝郁之佐证。由此可见，证属脾虚肝郁，痰湿内停。病位在肠，与肝脾密切相关，治当标本兼顾，抑肝健脾，温化痰湿。痛泻要方合二陈汤加减。

炒白术 15 克　炒白芍 12 克　云茯苓 15 克　姜半夏 9 克　炒薏仁 30 克　冬瓜子 15 克　黄郁金 12 克　川黄连 3 克　煨木香 9 克　焦楂曲各 15 克　陈橘皮 9 克　炙甘草 6 克　炮姜 5 克

二诊：服上方半月，大便未再见黏液，仍时有肠鸣、腹隐痛，脉舌同前，守原方加减。

炒白术 15 克　太子参 15 克　炒白芍 12 克　云茯苓 15 克　淮山药 20 克　鸡内金 12 克　姜半夏 9 克　炒薏仁 30 克　冬瓜子 15 克　黄郁金 12 克　川黄连 3 克　煨木香 12 克　焦楂曲各 15 克　炮姜 5 克　陈橘皮 9 克

注：迭进健脾抑肝、温化痰湿剂治疗后，大便正常，日行一次，也无肠鸣腹痛。效不更方，原方改为隔日一剂，巩固疗效，并嘱调情志，少应酬。2 月后电话随访，病情稳定。

【按】患者大便溏泄半年，当属祖国医学"泄泻"范畴。其大便带有果冻样黏液，临床亦可诊断为"痰泻"。脾主运化水谷与水湿，痰湿的产生与脾之关系甚为密切。脾主运化，脾运失健，升降失常，水谷不化精微，酿湿生痰，故《内经》曰："脾为生痰之源。"痰湿为阴邪，属寒。"病痰饮者，当以温药和之"，所以，治疗采用温中化湿法。

半年病程中，腹隐痛伴肠鸣，受凉后诸症加重，舌淡，脉细既有脾阳不足、痰湿内蕴的一面；又有少腹隐痛、脉弦之表现，《医方考》谓："痛责之于肝，泄责之于脾，肝责之于实，脾责之于虚。"所以，病人还有肝郁气滞的另一面，故其证属肝郁脾虚，痰湿内蕴。治疗需标本兼顾。痛泻要方疏肝健脾，二陈燥湿化痰，炮姜温化痰湿、"守而不走"，其余药助疏肝解郁，健脾利湿。治疗痰湿之证，必须配伍平胃、二陈运脾与健脾相结合。

五、健脾制肾

健脾制肾，又称崇土制水，即通过健脾以制约肾水之谓。脾与肾的关系，是土能制水，但脾土虚弱，无力制水时，下焦水邪就会泛滥，而健脾补土，恢复健运功能，即能制服水邪。在水肿、臌胀等内科病中，由于脾阳虚弱，气不化水，水蓄不行，临床上就会出现全身水肿，下肢尤甚，小便不利，腹大如囊裹水等症，此时，温补脾土，使脾阳振奋，则水肿、腹水消退。这说明：脾在维持机体水液平衡方面起着十分重要的作用。脾土旺，则水液代谢正常；脾土衰，则水液潴留。

病案举例

吴某，男，22 岁，盱眙县公安局，1978 年 8 月 16 日初诊。全身浮肿，时重时轻半年。追溯得知：两年前曾患过急性肾炎，经住院中西药治疗后好转。近半年来，仍经常发现

大医精诚 万世师表

小便常规检查有蛋白，近日复查小便常规，仍有蛋白和微量红细胞。刻下：腰以下水肿明显，按之没指，腰间酸楚，胃纳欠佳，食后脘腹闷，大便溏，小便少，神疲乏力，活动后气短，四肢欠温，面色萎黄，舌淡苔薄腻，脉象沉细。西医诊断："慢性肾炎"。

此乃病久肾气未复，脾虚失运，中阳不足，水湿泛滥。治当健脾温肾，利水和中。

炙黄芪20克　炒白术12克　淮山药9克　云茯苓15克　熟附片6克　厚杜仲12克　川续断12克　淡干姜6克　厚川朴9克　姜半夏12克　福泽泻12克　大腹皮15克　陈橘皮9克　生姜皮2克

二诊（9月6日）：健脾温肾、利水消肿治疗后，水肿已消退十之七八，小便如常，临床其他诸症也均已缓解，尿常规检查明显改善，惟腰间酸楚，寝不安宁。当再滋益肾气，佐以安神。

大熟地15克　淮山药15克　生黄芪12克　川续断12克　厚杜仲9克　菟丝子12克　芡实米12克　云茯神12克　福泽泻12克　桑寄生12克　陈橘皮9克

注：半月后复查尿常规，尿蛋白（±），颗粒管型少许。

【按】水肿是指体内水液潴留，泛滥肌肤，引起眼睑、头面、四肢、腹背甚至全身浮肿的一种病症，严重者还可伴有胸水、腹水等。水肿之病因，或因外感，或因内伤，或内外合邪。水肿涉及脏腑很多，历代医家多从肺、脾、肾三脏论述；现代医家认为，心、肝、脾、肺、肾五脏皆可导致水肿。在临床实践中，治疗水肿，多从肺、脾、肾三脏出发，胸膈以上水肿者治肺，脘腹肿者治其脾，腰膝以下肿者治其肾。治肿者以发汗利水为主，治脾者以健脾利水为主，治肾者以温肾利水为主。然水肿一症，常有多脏合病，又常兼有气虚、阴虚、血瘀者，临证时常需多法合用，或兼益气，或兼养阴，或兼化瘀，"水为阴邪"，温阳利水之法当贯穿水肿治疗之始终。

六、益气生血

人生之气，分先天与后天。后天之气在于脾，即来源于水谷之精微，水谷精微经过脾的运化，上输于肺，与肺吸入的清气一起注入心脉以营养全身。一旦脾虚，运化失常，不仅食少、便溏，同时也可出现四肢倦怠，全身乏力，面色苍白等气虚征象。通过补脾可以益气，所以《类证治裁》谓："元气根于脾土。"补脾益气又能生血，因为"中焦受气取汁变化而赤"是谓血。因而治血虚重在补脾。临床所见心悸、不寐、眩晕等病症，由于气虚、血虚或气血两虚而引起的并不少见。如心血不足而心悸、头晕、面色苍白；气血两虚而少寐多梦，心悸健忘，气短乏力，眩晕，活动后加剧，劳累即发等。凡此皆宜用党参、黄芪、白术、甘草补脾益气；或佐以酸枣仁、远志、茯神养心安神；或佐以熟地、白芍、阿胶补血；或佐以升麻、柴胡升清。总之，脾气健运，化源充沛，则生机旺盛，疾病亦随之而愈。

病案举例

张某，女，46 岁，盱眙供销社职工。1978 年 9 月 15 日初诊。头晕、心悸、气短伴乏力半年。在三级医院作相关检

大医精诚 万世师表

查后确诊为："缺铁性贫血"。服用一阶段西药后，病情有所好转，但停药后反复。刻症：周身乏力，心悸气短，头晕时作，活动后汗出，平时经来量少色淡，舌淡苔白，脉细弱。

此乃心脾两虚，气血不足，肾阳亏虚。治当补气健脾，养血补血，温补肾阳。

炙黄芪 20 克　　炒党参 15 克　　大麦冬 15 克　　炒白术 15 克　西当归 12 克　　大熟地 15 克　　云茯苓 12 克　　清阿胶 12 克（烊化）　鹿角片 12 克　　补骨脂 15 克　　大砂仁 6 克（杵）　　炙甘草 9 克

注：半月后，临床诸症减轻，唯偶感胃胀，上方加陈橘皮 9 克，继续服用一月，诸症全无。又将上方配 10 剂，研末水泛为丸，每次 10 克，每天 2 次。半年后随访，病未复发。

【按】肾藏精，精血互生，心生血，所以，补肾养心可以治疗贫血，如果治疗得当，可用于各种造血功能障碍性疾病。方中鹿角片、补骨脂补肾阳、益精血，起到精血互生之作用。《内经》曰："损者益之，劳者温之。"方中又加健脾养心、补气养血之品，使贫血逐渐改善。二诊中加少量陈橘皮理气防补药之壅滞。在诸症缓解后，改汤剂为丸剂服用，既可巩固疗效，又可防止气血渐复而补药过猛之弊。

七、统血归经

统血归经是通过补脾益气，统摄血液，使之循经脉运行。由于脾统血，气能摄血，所以，"血之运行上下，全赖于脾"。临床所见的血证，如鼻衄、吐血、便血、尿血、紫癜（肌衄），其出血的原因之一，就是脾气虚弱，统摄无权。因为气不不摄血，血上溢于口鼻，则为吐（鼻）衄；下泄于胃肠则为便血；渗于膀胱则为尿血；渗于肌肤之间则为紫癜（肌衄）。正因为脾气虚弱，各种血证均可见面色苍白，舌质淡，脉细弱等征象，也均宜补脾益气，以统血归经。

病案举例

高某，男，29 岁，某公司职员。1989 年 5 月 16 日初诊。全身散在性紫癜时作年，加重 1 月。曾经骨髓穿刺等检查确诊为："血小板减少性紫癜"。应用肾上腺糖皮质激素和中成药水牛角片等治疗，病情无明显好转。此次发作，四肢均有出血点，查血小板 $40 \times 10^9/L$。刻症：自觉头昏头晕，全身倦怠，心慌，动则加剧，失眠多梦，形体虚浮，呈满月面容，面色少华，肢体紫癜累累，尤以下肢为甚，唇淡，舌淡红，苔薄白，脉沉细。

证属气不摄血，肾虚瘀热。治当益气补肾，清散瘀热。方选黄芪赤风汤加减。

生黄芪 15 克　京赤芍 12 克　炒防风 9 克　粉丹皮 12 克　大熟地 15 克　炒白术 20 克　淮山药 9 克　云茯苓 12 克　大白芍 12 克　枸杞子 12 克　西当归 9 克　仙鹤草 20 克　紫丹参 30 克　生地榆 12 克　旱莲草 15 克　陈橘皮 9 克

注：服上方半月后，未见新的出血点，其他诸症亦见缓解，复查血小板升至 $60 \times 10^9/L$。原方加补骨脂 15 克，续服一月，不仅诸症均已缓解，肢体原有紫癜消退后未再出现新的紫癜。守原方继续治疗二月，后将上方配 20 剂，研细末水泛为丸，每次 10 克，每日 3 次巩固治疗。2 个月后再次复查血小板为 $120 \times 10^9/L$。

大医精诚万世师表

【按】"血小板减少性紫癜"的西医治疗，以肾上腺糖皮质激素为主，然久用激素抑制过敏、免疫反应的同时，亦遏制生机。患者肢体紫癜累累，此乃气不摄血、肾虚郁热所致。故选用王清任的黄芪赤风汤加减，如加补肾、清散郁热之品使血小板上升，紫癜消失，足见此方对血小板减少性紫癜之疗效。在第二次复诊时，在原方中加补骨脂，意在补肾中元阳，大有"阳中求阴，阴中求阳"之妙。

八、甘温除热

甘温除热是内伤发热治疗原则之一。内伤发热原因不一，由于气虚导致的发热，必须用甘温之品方能除其热。气虚发热根源在于脾胃损伤，气血生化不足，气虚血少，不能涵养中阳，以致虚阳浮越。这种气虚阳浮之发热，李东垣称之为："阴火"。气虚发热，多为低热，常于午后开始，伴有食欲减退、四肢倦怠、全身乏力、形衰气少等脾虚之征象。脾虚中气不足，宜补而恶攻，宜甘而恶苦，宜温而恶寒，宜升而恶降。治以甘温之剂补脾疗虚，建立中气。中气得建，水谷精微敷布，气血生化恢复，虚阳得以敛藏而不浮越，则发热自除。李东垣补中益气汤正是其经验总结。

病案举例

赵某，女，29岁，某公司职员。1989年6月8日初诊。难产后一月伴午后低热全身乏力。前医曾以"外感风寒郁而化热"等证予以相应治疗，效果不显。刻症：午后低热，体温38.6度左右，全身乏力，心烦口渴，喜热饮，胃纳不佳，舌淡红，苔薄白，脉浮数。此乃产后血虚，阳浮发热。治当调补脾胃，升阳益气。方选补中益气汤加味。

炙黄芪15克　炒党参15克　炒白术20克　西当归9克　大熟地15克　大白芍12克　云茯苓12克　银柴胡9克　香白薇9克　清升麻3克　炙甘草6克　陈橘皮9克

注：服上方一周后，午后低热已退，其他诸症亦随之缓解，体温正常，病即旋愈。

【按】补中益气汤是著名的补益剂，是宗"虚者补之，陷者举之，劳者温之"的原则而组成。本例患者乃产后发热，是产后气虚导致的发热，宜用甘温之品方能除其热。前医曾以"外感风寒郁而化热"治之无效。产后气虚之根源在于脾胃损伤，气血生化乏源，气虚血少，不能涵养中阳，以致虚阳浮越，俗称"气虚发热"。本方由甘温诸药所组成，专注于脾胃虚弱、气血虚损所生之大热，亦称之谓"甘温除大热"之法。

第七章　食管癌的辨证论治

　　食管癌是临床上常见的恶性肿瘤，属于祖国医学"噎膈"的范畴。为了探索中医中药治疗食管癌的基本规律，不揣浅陋，将我们近几年对食管癌辨证施治的一些粗浅认识简述于下。

一、祖国医学对食管癌的认识

　　食管癌的病因迄今尚未完全阐明，祖国医学早在两千多年前的《内经》里就有"饮食不入，膈噎不通，食则呕"，"膈中，食饮入而还出"的记载。张景岳谓："噎膈者，膈塞不通，食不能入，故曰噎膈。"赵献可曰："噎膈者，饥欲得食，但噎塞迎逆于咽喉胸膈之间，在胃口之上，未曾入胃，即带痰涎而出。"这些论述，形象地描述了本病的发病部位和典型的症状。在病因病机方面，《内经》有："膈塞闭绝，上下不通，则暴忧之病也。"《诸病源候论》曰："此由忧恚所致，忧恚则气结，气结则不宣流使噎。"《景岳全书》谓："噎膈之症，必以忧恚思虑，积劳积郁，或因酒色过度，损伤而成。"徐灵胎云："噎膈一症，必有顽痰瘀血，逆气阻膈胃气。"综上所述，本病的发生，不外内外两因，内因是情志抑郁，外因与饮食有关。盖肝藏血，主疏泄，体阴而用阳，情志抑郁，则肝失条达，气机阻滞。肝气郁滞既可化火灼津液成痰，又能影响脾胃运化而生湿生痰。此外，气为血帅，血为气母，气行则血行，气滞则血瘀是病机的必然趋势。至于辛热之品、膏粱厚味的损伤，又必然会引起血瘀气滞的搏结，如此日积月累，痼结不解，则毒邪积聚而噎膈成矣。

二、辨证施治

本病主要症状为吞咽困难，嗳气泛恶，或食入即吐，或胸骨后隐痛，或胸骨后烧灼感，舌质或有紫气瘀点，形体日渐消瘦，梗阻日益加重，不能吞咽固体食物，最后连流汁也不能下咽。从以上症候分析，既有痰瘀气滞见症，又有正气不足的虚候，病情由实到虚，而以正虚邪实为主。我们在临床上根据以上常见症候，分为气滞血瘀、痰瘀气滞、气血两伤进行论治。

1. 气滞血瘀型

症见食入有异物感，嗳气不舒，甚则吞咽困难，胸骨后隐痛或不适，脉细弦，舌苔薄腻或有紫气瘀点。治宜旋覆代赭汤或启膈散加威灵仙、半枝莲、石打穿、开膈散之祛瘀解毒。胸骨后疼痛，加炙乳末祛瘀止痛；有溃疡者加白及、乌贼骨、参三七祛瘀生新，安络止血。

病案举例

刘某，女，54 岁，淮安三保公社，1978 年 10 月 9 日初诊。

大医精诚 万世师表

吞咽困难半年，近来仅能吃稀粥，本院内科检查确诊为"食道上段癌"，长约4.5厘米，扩张口径0.6厘米，有溃疡存在，左锁骨上淋巴结活检为"转移性鳞癌"，不宜手术和放疗，转中医科治疗。

中医诊治：咽梗如卡，食物梗阻已有半年，近来时有嗳气，胸骨后隐痛，仅能饮半流汁，不能吃干饭，大便隐血阳性，脉象细弦，舌苔薄腻、边有紫气。

肝胃不和，气血瘀滞，络脉暗伤。治当和胃降逆，理气安络。

旋覆花10克　代赭石30克　陈橘皮5克　炙天龙12克　威灵仙12克　急性子10克　乌贼骨15克　上白及15克　贡沉香6克　半枝莲30克　石打穿30克　参三七粉5克

另：开膈散3克，蜜调口含，每天2次。

10剂后，吞咽困难有所好转，嗳气亦止，脉舌同前。原方去旋覆花、代赭石，加炒白术10克、西当归10克、大白芍10克、蓬莪术10克，两月后，胸痛已止，能吃面条软饭，食后并无噎膈之感，食道钡餐检查示：食管上段癌长约3厘米，扩张度0.8厘米，溃疡存在与以前比较有好转。原方续服一月，因近春节带药回家治疗。1979年3月信访，情况良好，能做家务劳动，仍在间断服用上方中药。1980年2月其子沈殿辰来院谓：近半年来，未服中药，目前只能吃流汁，精神很差，要求拟方回家试服以尽人事。

另：见44页"痰瘀搏结证"案例。

2. 痰瘀气滞型

面少华色，吞咽困难，食后噎膈，呕恶痰涎，头昏肢倦，大便干燥，脉弦滑，舌苔薄或边有瘀点。治宜参赭培气汤、桃红四物汤等加灸天龙、半枝莲、石打穿、开膈散等。胸闷有烧灼感加川连、吴萸辛开苦泄；络脉暗伤，大便色黑加地榆炭、侧柏炭、乌贼骨、白及、参三七粉安络止血；大便燥结加全瓜蒌、大黄、白蜜30克冲服，润肠通下。

病案举例

王某，男，65岁，江苏江都人。1979年5月20日初诊，门诊号38126。

进食梗阻半年，近来梗阻症状加重，伴胸骨后疼痛，只能饮流汁，精神差，在我院检查为："食管中段癌"。食道钡透示：食道中段癌长约5厘米，宽0.8厘米，家属拒绝手术和放、化疗，转中医科治疗。

中医诊治：始而咽梗如卡，食欲不振，继之进食梗阻，吞咽困难，近来面少华色，头昏肢倦，仅能喝米汤、麦乳精，不时呕恶泡沫黏痰，胸骨后疼痛，脉濡细，舌苔薄白边有紫气。痰瘀气滞搏结，胃气不降，病久正虚。治当调中降逆，祛瘀化痰。

炒党参15克　代赭石30克　姜半夏10克　陈橘皮5克　桃仁泥12克　蓬莪术10克　地鳖虫10克　灸天龙10克　广木香5克　大砂仁3克（杵）　石打穿30克　半枝莲30克

开膈散3克（蜜调口含，每天3次）。

复诊（6月23日）：服药后半月，吐出鸡蛋黄大小肉样组织一块，近来呕吐泡沫黏痰已止，胸骨后疼痛减轻，能吃稀饭和面条，食后无噎膈之感，脉濡滑，舌苔薄有紫气。食道钡餐透视示：食管中段癌，经中药治疗后，目前病变范围长约3.5厘米，宽约0.3厘米。此有形之痰瘀外达，无形之气滞初和。前方尚合病机，仍守原方出入。

炒党参 15 克　代赭石 30 克　姜半夏 10 克　陈橘皮 5 克　蓬莪术 10 克　炒白术 10 克　炙天龙 10 克　地鳖虫 10 克　石打穿 30 克　半枝莲 30 克　威灵仙 10 克

开膈散 3 克（蜜调口含，每天 3 次）。

以后几次信访得知，患者仍在间断服以上药方，并能吃软饭，情况良好。患者于 1981 年 6 月在当地医院手术治疗后 2 周，猝然大出血死亡。

3. 气血两伤型

形瘦色萎，频频呕恶痰涎，食物梗阻，或仅能饮流汁，脉细，舌质淡或有瘀点，治宜香砂六君子汤加减。如气虚血瘀，舌质有瘀斑或有瘀点，可加重党参、白术剂量，再加炙天龙、莪术、当归、桃仁、石打穿祛瘀解毒；若气血两伤，脾土虚弱，肢面浮肿，加炙黄芪、当归益气健脾生血；若阴虚津伤，治宜甘寒濡润，沙参麦冬汤加减。

病案举例

黄某，男，62 岁，盱眙桂五乡，1981 年 11 月 12 日初诊。门诊号 57384。

半年前因进行性吞咽困难，在本地县医院检查诊断为："食管癌"。当时未同意手术，而予以化疗。近来形体消瘦，肢面轻度浮肿，嗳气呃逆，频频呕吐痰涎，一日之内仅能饮少量流汁，有时饮入即出，食道钡餐透视示："食管中段癌"，不规则充盈缺损，管壁僵硬，病变范围 8 厘米左右，左锁骨上淋巴结如鸽蛋大小，质硬，脉细如丝，舌质淡有瘀斑。此气血两伤，脾胃日败，正虚邪实，攻补两难，勉拟针药兼施。

炒党参15克 炒白术20克 姜半夏10克 陈橘皮5克 大砂仁3克（杵） 广木香6克 炙黄芪15克 西当归10克 云茯苓10克 半枝莲30克 石打穿30克 红枣7枚

开膈散3克（蜜调口含，每天3次）。

并请针灸科会诊，配合针灸治疗。

一周后，嗳气呃逆、呕恶痰涎减少，能多次饮流汁，自觉精神好转，续服原方半月后，嗳气呕吐已止，能饮半流汁，肢面浮肿亦退，脉细渐起，舌质淡有瘀斑。原方去木香、砂仁，加莪术10克、紫丹参20克，带药回家继续服药治疗。1981年4月信访，情况尚可，能吃稀饭，有时能吃软饭。同年7月家属来院曰：患者已卧床不起，目前勉强能饮少量流汁，很后悔没有继续服药治疗。

三、体 会

1. 对食管癌的治疗，目前一般是手术为主，其次是放疗。但大部分病人就诊时，由于病位或病情的不同，往往既不宜手术，亦不能放疗，只能中药或化疗，但化疗的毒副反应又往往为多数病员不能承受。因此，由中医治疗的病员，绝大多数是不能手术或放疗的晚期患者。我们通过近几年的观察，中医中药虽不能彻底治愈本病，但能使患者带癌生存，延长生命。据河南林县1959～1963年调查统计的未经过任何治疗的1815例食管癌死亡病人中，其平均生存时间为10.8个月。我们（在1980年总结）单纯用中医中药治疗的

大医精诚 万世师表

25 例食管癌患者，存活期均超过 1 年半以上，其中有一例存活 9 年，迄今情况良好。说明中医中药治疗食管癌有着一定的作用，是值得我们中医界探讨研究的课题。

2. 中医治疗肿瘤，有主张扶正培本者，认为"养正积自消"。有主张祛除病邪者，认为"邪去正自安"。仁者见仁，智者见智。其实，扶正与祛邪，两者是辨证的统一，关键问题在于辨证施治。如例三病患，来就诊时已是生命垂危，奄奄一息，通过中药、针灸治疗，病情获得缓解，并带癌生存了半年多。据临床药理研究发现：半夏、茯苓、半枝莲、石打穿、丹参、莪术等均有不同程度的抗癌或抑癌作用，其中党参、黄芪、白术、当归不仅是益气健脾、养血活血，而且能增强机体免疫功能，同样能抑制癌细胞的生长。又如例二患者，服药半月，吐出肉样组织块状物后症状即随之好转，并能进半流、软饭，延长了生命。据此可见，扶正有利于祛邪，祛邪有利于保护正气，两者并无矛盾之处。其次，本病虽由于痰瘀气滞，毒邪积聚，但临床所见，有偏重于气滞者，有偏重于血瘀者，也有偏重于痰凝或毒邪积聚者。在临床治疗中，还必须权衡轻重，分清主次，有所侧重。总之，攻、补两法，或以攻为主，或以补为主，或攻补兼施，或补多攻少，或攻多补少，应根据具体病情的虚实变化而随证治之。

3. 本病的早期症状，与梅核气、食管炎、食管憩室、贲门痉挛等很相类似，因此，在辨证施治的原则指导下，应借助于现代医学的 X 射线、食管拉网、食管（胃）镜和病理等检查，以鉴别诊断。在治疗中也必须注意辨证与辨病相结合。我们曾统计 12 例存活 1 年半以上的患者，其中 6 例均有不同程度的溃疡存在。对溃疡型患者的治疗，我们既用白及、乌贼骨、参三七粉生肌收敛、祛瘀生新，又用破瘀开结的炙天龙、威灵仙、急性子、开膈散，并加重清热解毒药物的剂量，寓生肌收敛于活血化瘀之中，通补并用，相反相成，似有一定的积极意义。如例一患者，治疗后，不但症状减轻，而且溃疡也有好转。有人怀疑活血化瘀药物是否会引起大出血或促使癌灶扩散，但我们在临床上并未发现有大出血或促进转移的情况发生。

清热解毒药物，如半枝莲、蛇舌草、石打穿、蜀羊泉、龙葵、土茯苓等，据临床药理报道均有一定的抗癌作用。有人主张重用这些药物，甚至要用大锅煎煮。我们认为：清热解毒药物终究属性偏寒凉，重用多用难免损胃气，应该在辨证施治的基础上，根据毒邪积聚的轻重，选择二三味适当配伍为好。

4. 精神因素对病情的好转、恶化有着一定的关系。如有些病患闻癌色变，在不宜手术的情况下，对肿瘤的治疗失去信心，消极悲观，或情绪紧张，这些病员虽经积极治疗，但病情每况愈下。反之，情绪乐观，能积极配合治疗，则往往能使症状改善，延长生存期。所以，在治疗中，鼓励病人树立与疾病作斗争的信心，使病员开怀乐观，也是治疗中应该注意的问题。

5. 《内经》曰："大毒治病，十去其六；常毒治病，十去其七；小毒治病，十去其八；无毒治病，十去其九。"残余的病怎么办？"食养尽之，无使过之"，说明脾胃乃后天生化之源，任何疾病都必须注意饮食营养。食管癌的主要矛盾是饮食不得下达，长期不能进食则正气日虚，病邪日甚，后

大医精诚万世师表

果不堪设想了。但在食养方面，目前意见不一，有很重视饮食宜忌者，而且所忌范围很广，甚至连鸡蛋、鸡汤、鱼汤也不能吃，这未免限制过多，因噎废食。我们认为，除照传统的发物，如虾、螃蟹、鸡头、鸡爪、猪头肉之类作为禁忌外，其余食物一般以病人所喜者为主，这样处理未见有病灶发展恶化之例。当然，我们所治疗的例数不多，还有待于今后继续观察。

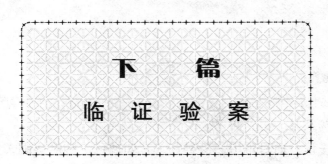

下　篇

临　证　验　案

大医精诚 万世师表

第一章　内科医案

一、黄　疸

杨某某，男，40岁。

一诊：面目爪甲一身尽黄，有如橘色，胸膺痞闷，食欲不振，神疲肢倦，右胁下疼痛，大便自调，小便浑黄，如浓茶样，曾经迭次寒热，已有两星期之久。脉象濡滑而弦，舌苔白腻。此脾胃不健，湿热相交，胆液泄越所致。证属阳黄，湿重于热。治湿以利小便为主，法当健脾化湿，疏肝利胆，茵陈四苓合平胃散加减。

西茵陈9克　福泽泻9克　猪赤苓各12克　炒柴胡4.5克　炒茅术6克　姜川朴4.5克　制半夏6克　青陈皮各4.5克　制香附9克　黄郁金6克　炒枳壳4.5克　方通草4.5克

二诊：右胁下疼痛已减，胸膺痞闷较舒，小溲浑黄如浓茶样，寒热未发，食欲不振，神疲肢倦。脉濡弦，苔腻已薄。湿热挟胆液郁蒸，如盦曲然，再为健脾利胆，渗利湿热。

西茵陈9克　炒茅术6克　姜川朴4.5克　炒柴胡4.5克　福泽泻9克　猪赤苓各12克　车前子12克　制半夏6克　青陈皮各4.5克　炒薏仁15克　方通草4.5克

注：今日肝功能报告，黄疸指数120单位，凡登白氏试

验，直接即现阳性，麝香草酚浊度试验 12 单位，碘试验
（++），胶体石脂反应弱阳性（++），尿三胆阳性。

三诊：遍体身黄大退，胸膺痞闷亦舒，胃纳渐增，小溲
甚多，色较清，右胁下仍隐痛不舒。脉濡弦，苔薄腻。脾胃
健能运化，湿浊亦已下行，肝木尚未条达。再为疏肝利胆，
健脾渗湿。

炒柴胡 4.5 克　西茵陈 12 克　炒茅术 6 克　福泽泻 9 克　猪
赤苓各 12 克　车前子 12 克　制香附 9 克　黄郁金 6 克　金铃子 9
克　延胡索 6 克　青陈皮各 4.5 克　炒薏仁 15 克

四诊：一身黄色已退，目珠尚未退净，右胁隐痛亦止，
小溲亦清，间或挟有黄色，食欲较馨。脉象弦细，舌苔薄
腻。肝胆疏泄有权，脾胃运化有力，湿浊未净。再当健脾和
胃，佐以疏肝渗湿。

炒茅白术各 6 克　制半夏 6 克　青陈皮各 4.5 克　西茵陈 12
克　福泽泻 9 克　猪赤苓各 4.5 克　炒柴胡 4.5 克　炒薏仁 15 克
谷麦芽各 12 克

注：肝功能报告示，黄疸指数 55 单位，余从略。

五诊：目黄退，胁痛止，小溲清，食欲增，惟劳动后仍
感疲劳。病邪虽退，体力未复，脾胃乃后天生化之源，得谷
自昌，当健脾和胃。

炒白术 9 克　陈橘皮 4.5 克　云茯苓 9 克　大砂仁 3 克（杵）
淮山药 9 克　炙草 3 克　炒薏仁 15 克　谷麦芽各 12 克　红枣 3 枚

注：一星期后来复诊，肝功能检验，全部恢复正常，即
以香砂六君丸调理而愈。

【按】治黄疸之法甚多，但古人特别重视利小便，如
《金匮要略·疸病篇》谓："诸病黄疸，当利其小便。"巢元

方谓："黄疸者……但令得小便快，即不虑死。"朱丹溪曰："五疸者，但利小便为先，小便利白，其黄则自退矣。"可见古人一致认为利小便是治黄疸的基本法则。盖黄疸主要是湿热所郁，治湿不利小便，非其治也。本例（从胸闷、纳呆、脉濡、苔白等症候来看，显系湿热郁蒸属于湿邪偏胜者）为阳黄湿重于热型，所以，自始至终重用茵陈五苓散等渗利湿热之剂。前后五诊而黄疸消退，说明古人的经验积累确可为后人效法。

但此言其常，非言其变。如果阳黄迁延日久，脾肾虚寒，出现面目黧黑者，当温补脾肾为主，不能再行渗利小便，因面黑是肾水上泛。朱丹溪谓："黄疸不可过用凉剂强通小便"，恐肾水枯竭，竭乃面黑。李东垣谓："……小便自利而清，是津液已行，若行五苓散剂，是重枯肾水。"所以，我们在临床上既要通经，又要达变。古人谓：运用之妙，存乎一心。即此意也。

二、黄疸、腹水

乔某某，男，成人。

一诊：黄疸反复发作，脾运失司，肝失条达，正气日衰，营卫失调，瘀浊乘机交阻，癥瘕互见，面色萎黄，面色不华，神倦力乏，言语怯声，纳呆便溏，腹胀跗肿，偶尔齿龈出血，脉濡细，舌红少苔而不润。湿浊与瘀热交蕴为患，正虚邪盛，先拟疏肝、健脾、通调水道。

炒柴胡 4.5 克　连皮苓 9 克　酒子芩 6 克　粉丹皮 6 克　葫

芦壳 12 克　炒白术 9 克　黑山栀 12 克　青陈皮各 6 克　炒枳壳 9 克

二诊：药后舌部微有起苔，胸脘仍有饱胀，食入不舒，脉细缓，热势稍弭。湿浊阻滞中州，运化受制之候。

同上方去黄芩，加川厚朴 6 克、炒茅术 9 克、槟榔 12 克。

三诊：大便畅利，日行四五次，小便仍不多，下肢浮肿顿消，少腹饱胀，渴不欲饮，脉细，舌薄苔红。湿浊已有化机，气化未及洲都，健运之司未复也。

同上方，加小茴香 3 克、福泽泻 6 克、车前子 9 克（炒）。

另：沉香粉、血珀粉、肉桂粉各 0.6 克，每天 2 次。

四诊：取水从气化意立法后，小便日见增加，腹胀变软，胃纳与精神良好，原方续进可也。

五诊：前方续进 20 贴，腹围日消，邪势已衰，拟鼓舞胃气，促进脾运。

同上方，去丹皮、山栀、车前子、槟榔，加鸡内金 12 克、谷麦芽各 12 克、大腹皮 12 克。

另：香砂六君丸，每次 6 克，每天 2 次。

【按】晚近治腹水症，多以攻伐为主，有用十枣、舟车之属，虽取决于一时，其效甚暂。我治疗此症，辄从气化为主。盖水之与气，犹舟之与楫，水必从气化。利水药中如参以利气之味，辄多应手。如本例用泽泻之伍以茴香，用血珀之伍以沉香、肉桂，皆寓有此意存矣。侍诊所见，此法多有可取，本例患者反复发作，可称顽固宿疾，经一方而效，洵难能也。

三、霍　乱

案1　王某某，男，62岁。

一诊：六旬高年，暑湿内伏，阻隔脾胃交通之气。四肢清冷，脘膺痞闷，腹胀而痛，大便似通不通，干呕，肢唇震颤，左足转筋，脉沉滑，舌苔砂黄。亟为和阳温通，以化暑湿。

川桂枝3克　姜半夏6克　原蚕沙9克　黄郁金6克　正滑石15克　左金丸2.4克（包，入煎）　宣木瓜4.5克　川厚朴3克　炒枳实6克　干姜2.4克　姜竹茹4.5克　灶心土30克（煎汤代水）

另：太乙丹1.2克，开水先下。

二诊：肢唇震颤及左足转筋已退，四肢仍清冷不和，干呕便秘，腹痛已稀，仍觉胀满，胸膺或嘈或闷，脉细滑，舌苔薄腻。暑湿困中，脾阳不振，通降失其常度也。仍当温阳理中。

原方去宣木瓜、原蚕沙、正滑石、黄郁金。加熟附片4.5克、焦白术6克、海南子9克、广木香2.4克。

三诊：今日肢冷已和，干呕已稀，便通一次，胸腹颇觉舒畅，尚不思食，脉细，苔薄腻。中州之阳渐复，暑湿亦有化机，治以健脾和胃。

炒茅白术各6克　川厚朴3克　淡干姜2.4克　法半夏6克　新会皮3克　炒枳壳6克　焦六曲12克　广木香3克　大砂仁3克（杵）　云茯苓9克　冬瓜仁12克

【按】霍乱乃泛指夏秋之间因感受寒、暑、湿邪挟食滞所引起的吐利交作的急性肠胃疾病而言。《内经》云："清浊相干，乱于肠胃，则为霍乱。"《伤寒论》亦说："呕吐而利，此名霍乱。"临床上一般分干、湿两种。本病例属于前者。暑湿遏伏之干霍乱，本宜温化通利，用大承气汤加味，但年高须防正不胜任，只可温化。通利之品宜忌。用药后，凡见舌苔转变浮腻或浮黄，每为伏邪透达之象，多属佳兆。

案2　杨某某，女，成人。

一诊：寒暑湿滞，蕴结肠胃，清浊混淆。少腹胀痛，上吐下利，遍身酸痛，无汗，肢冷发麻，胸闷，口黏，溲少，脉沉不起，舌苔白腻。霍乱重症，亟当宣通温运。

陈香薷3克　川厚朴3克　桂枝尖2.4克　青陈皮各4.5克　藿佩兰各6克　茅术炭4.5克　大白芍6克（吴萸黄1.8克拌炒）　广木香3克　川独活3克　姜半夏6克　生姜2片

另：辟瘟丹一块，研末，分两次开水先下。

二诊：体痛已定，肢冷转温，吐利未止，少腹仍痛，四肢发麻，胸膺烦闷，干呕，小溲短少，脉沉，舌苔薄白。寒暑湿滞逗留肠胃，阻碍升降之机，仍守原法出入。

原方去川独活、桂枝尖、茅术炭、佩兰、广木香、辟瘟丹，加白蔻仁4.5克、佛手4.5克、黄郁金4.5克、炒枳壳6克、焦山楂9克。

三诊：霍乱后，阴土暗伤，暑热蕴邪于中。身热，口干唇燥，夜间少寐，不思饮食，脉沉数，舌红而干，边起白糜。转为养阴生津以化暑热。

川石斛12克　肥知母6克　天花粉12克　生甘草2.4克　云茯苓9克　大麦冬9克　地骨皮9克　蛤壳12克　光杏仁9克

炒竹茹4.5克 正滑石12克 鲜莲子9克（连皮心）

注：服药三剂，身热减，舌上白糜渐消。又服两剂，乃告痊愈。

【按】霍乱症清浊相干，治必澄清降浊，一般多用太乙丹或辟瘟丹，颇验。辟瘟丹有两种，一见太仓公方，一见鲍相璈验方。前者药味不太多，药皆辛香温散之品，现今药店所售者，概属此种。后者药品极多，性亦复杂，普通不常用。

舌起白糜，即舌生白点如饭粒，或在舌生或在舌边，甚则满舌上白衣，其苔如霉，亦称白霉苔，乃胃阴败伤之象。初见时，急宜甘润清养胃阴，胃阴来复则白糜自消。治而不愈者，预后多不佳。

案3 孙某某，女，成人。

一诊：产后两月，忽然上吐下利，肢冷脉伏，腹痛转筋，两目下陷，舌苔白腻。寒邪湿滞遏伏，脾阳不振，清浊混淆。病势极险，急为温中救逆。

熟附片9克 淡干姜4.5克 姜半夏9克 炙甘草3克 大白芍6克（川桂枝4.5克拌炒） 宣木瓜9克 姜川连2.4克 原蚕沙9克 陈橘皮4.5克 生姜2片

二诊：进温中救逆，吐利腹痛已稀，四肢清冷转温，两足仍筋搐，胸脘不舒，间或呃逆，脉沉，苔白薄腻。寒浊盘踞，胃失降和之权，当为和中降化。

原方去熟附片、炙甘草、宣木瓜、川连。加旋覆花6克、代赭石24克（先煎）、左金丸2.4克（入煎）、柿蒂8个、刀豆子6克。

注：进和中降化法，三剂后吐利、呃逆即止。

四、泄　泻

束某某，男，成人。

一诊：外感暑湿，内伤饮食，脾胃不和。身热少汗，胸闷，腹胀而痛，水泄如注，心烦口渴作恶，小溲短赤，脉滑数，苔黄根腻。当清暑宣中，葛根黄芩黄连汤加味主之。

粉葛根 9 克　连翘心 9 克　云茯苓 12 克　酒子芩 4.5 克　姜川连 1.8 克　黑山栀 6 克　益元散 12 克　福泽泻 6 克　炒六曲 12 克　炒枳实 6 克　炙鸡内金 12 克　炒竹茹 4.5 克　青荷叶 1 角

二诊：热从汗退，腹痛泄泻已减，烦渴亦析，小水较多，仍胸闷不舒，间或呕恶，脉小数，苔黄腻。暑邪外解，湿滞内蕴，守原意更进。

原方去黑山栀、炒竹茹。加山楂炭 9 克、大砂仁（杵）3 克。

【按】感暑为泄泻另一成因。《内经》云："寒甚为泄，暑热乘之亦为泄。"但暑必兼湿，泄泻每与湿有关，所谓："湿多成五泄"。而内伤饮食亦是一个重要原因。李东垣说："饮食一伤，起居不时，损其胃气，则上升清华之气及下降而为飧泄矣。"若外感暑湿，内伤饮食而病者，则表里皆实。治此等症当用葛根芩连、枳实导滞，益元散复方加减。如初诊处方。李东垣谓："脾胃实者，用黄连、枳实泻之，脾胃虚者，用白术、陈皮补之。"可谓要言不烦。

大医精诚 万世师表

五、咳　嗽

案1　李某某，女，成人。

一诊：脾胃不和，湿滞内停，停饮成痰，痰阻肺络气道之间。呛咳已久，痰颇多，色黄而腻。气逆不平，胸闷，胃纳不香，脉象沉滑，舌苔根腻。先为泻痰降逆。

炙苏子9克　新会皮4.5克　莱菔子9克　白芥子4.5克　旋覆花6克（包）　云茯苓9克　光杏仁9克　法半夏6克　葶苈子9克　炒枳壳6克　枇杷叶9克（去毛，炙）

二诊：使泻痰降逆法后呛咳气逆已平，胸膺较畅，痰多黏腻而黄，颇易咯出，胃纳渐增，舌根仍腻，脉滑。肺为贮痰之器，脾为生痰之源，脾运不健，湿痰内生。转当健脾化湿，兼以肃肺。

原方去葶苈子、白芥子、莱菔子。加炒白术6克、炒薏仁15克、大砂仁（杵）2.4克、象贝母9克。

【按】因湿痰而引起的咳嗽，治当健脾化湿，二陈汤最佳，此为治本之法。但痰浊壅盛、气逆胸闷者，又当先泻其痰，如古方五子导痰汤便是。本例仅二诊，治标治本，盖遵古训制法而已。

案2　曹某某，女，成人。

一诊：呛咳四月余，痰出不爽，经常带红，胸膺牵引作痛，入夜身热，咽干作梗，头昏，纳呆，舌苔浮黄，脉弦细而数。屡经忧患，肝郁不伸，肺气暗伤，宿痰未化也。先当清肺疏肝，兼以化痰。

炙苏子 9 克　川贝母 6 克　旋覆花 6 克（包）　明天冬 9 克
杏仁泥 9 克　青陈皮各 4.5 克　瓜蒌皮 12 克　青蛤壳 12 克　黄郁
金 6 克　炒竹茹 6 克　冬瓜子 12 克　枇杷叶 9 克（去毛炙）

二诊：进清肺疏肝化痰法，胸胁隐痛稍定，热退未清，久咳未止，痰黏难出，咽梗，胃纳未充，头昏，脉细弦小数，苔黄而浮。肝郁肺伤，痰热逗留，仍守原意进步。

原方去炙苏子、小青皮。加炙桑皮 9 克、地骨皮 12 克、炒薏仁 15 克、云茯苓 9 克。

三诊：日来胁痛已减，夜热亦退，呛咳未已，晨起喉间有痰，食入微胀，腑行溏薄，白带颇多，有时头昏目花，苔浮，脉弦而细。肺气未清，脾胃又欠和洽也。

南沙参 9 克　明天冬 9 克　川象贝各 6 克　云茯苓 9 克　炒薏仁 15 克　炙桑皮 9 克　青蛤壳 12 克　淮山药 6 克　橘皮络各 4.5 克　炒谷芽 12 克　冬瓜子 12 克　枇杷叶 9 克（去毛炙）

【按】《内经》云："五脏六腑皆令人咳，非独肺也。"说明不单单是肺脏有病才发生咳嗽，其他脏腑有了病变亦能引起咳嗽。本例因七情气结，郁火上扰，金被火刑而咳，便属此类。治这种内伤咳嗽，必须标本兼顾。如果忽视对原发脏腑的治疗而单纯治肺，咳终难宁。治病必求其本，此之谓也。

案 3　储某某，男，成人。

一诊：去冬吐血止后，呛咳迄今未宁，气逆而促，痰出不爽，梦遗，兼患内痔便血，幸胃纳如常。脉弦细带数，舌红苔黄。阴虚火动，肺气不润，痰浊留恋，下焦又有湿热。症情复杂，当润阴清火，肃肺化痰。

大医精诚 万世师表

　　南北沙参各9克　　川贝母4.5克　　明天冬9克　　云茯神各9克淮山药6克　　炒薏仁15克　　旋覆花6克（包）　　青蛤壳15克　　冬桑叶9克　　炙苏子9克　　肥知母4.5克　　甜杏仁9克　　佛耳草9克

　　二诊：金水不足，气不化痰。呛咳、痰出较爽，惟气逆未平，便血未已。胃纳不减平时，苔中心浮黄，舌尖红，脉来细数。当为滋阴肃肺，摄气化痰。

　　原方去冬桑叶、肥知母、淮山药。加青盐半夏6克、炙紫菀6克、白石英9克。

　　注：进药十剂后，呛咳大减，病情好转。乃将原方去旋覆花、炙苏子、紫菀，加熟地12克、肥玉竹9克、大麦冬9克、陈橘皮6克、怀牛膝9克、枇杷叶12克，共煮浓汁，文火熬膏，入白文冰熔化收膏，以膏代煎，缓图效果。

　　【按】内伤咳嗽皆由五脏精气亏损，尤以肺肾为甚。盖肾为元精之本，肺为元气之主，肺肾俱亏，则累及他脏。然肺金之虚又多由肾水不足，所谓"子令母虚"是也。故治劳伤咳嗽，必须以滋肾养阴为主。如此则肺气得充，咳嗽乃可渐愈。但属辛香动气之品不可轻用。若肺邪未清，而滋养药如熟地、麦冬、玉竹、百合之类用之过早，皆能滞留外邪，亦当慎用。

六、哮 喘

　　案1 刘某某，女，成人。

　　一诊：哮喘有年，时常萌发，逢冬尤甚。发则痰鸣气粗、不得平卧，甚则逆闭。近有寒热，头痛、胃呆、足冷、经事不调、带多腰酸，左腹结块，脉浮滑小数，舌苔浮白。

血本不足，寒邪痰气阻肺。先为肃肺降气以化寒痰。

前胡 3 克　杏仁泥 9 克　白前 3 克　炙冬花 6 克　苏子梗各 9 克　旋覆花 6 克（包）　薄橘红 3 克　象贝母 9 克　白芥子 6 克　云茯苓 9 克　法半夏 6 克　枇杷叶 9 克（去毛炙）

另：保金丸 30 克，分成四包，一天 4 次，每次一包，开水送服。

二诊：昨从标治，寒热已从汗退，头痛亦止，痰出颇多，喘促略平，仍气逆、善噫、便结、小溲较勤，左腹痞块未消，舌苔薄白，脉小滑带数。风邪初解，宿痰尚多，肺失肃降，血虚而气滞也。

原方去前胡、橘红、苏梗、保金丸。加炙桑皮 9 克、瓜蒌皮 12 克、陈橘皮 4.5 克。

三诊：寒热退后，痰出甚多，喘促渐平。今日大腑畅通，经事先期而至，腰痛已折，腹左结块亦消。惟胃纳欠香，脉小滑，苔薄白。肺部宿疾初有化机，气血亦见通行，当再肃降佐以和荣。

金苏子 9 克　云苓神各 12 克　白前 3 克　冬瓜子 12 克　旋覆花 6 克（包）　法半夏 6 克　象贝母 9 克　光杏仁 9 克　枇杷叶 9 克（去毛炙）　炙冬花 6 克　西当归 6 克

注：进肃降法后喘促已定，胃呆渐香，为防止复发，前方加南沙参、川贝母、鹅管石、炙紫菀、炒谷芽，水泛为丸以代煎剂，每晨开水送下 9 克，预后佳。

案2　顾某某，女，成人。

一诊：血虚肝旺，风寒痰湿蕴结肺部，哮喘举发，痰鸣气粗，不得平卧，背俞恶寒，四肢欠和，经事后期，腰酸，心悸少寐，脉濡滑、舌红苔白。先当辛温疏解兼化痰湿。

麻黄 2.4 克　淡干姜 2.4 克　五味子 1.5 克　光杏仁 9 克　川桂枝 2.1 克　旋覆花 6 克（包）　法半夏 6 克　大白芍 6 克　薄橘红 3 克　云茯苓 9 克　姜汁 3 滴（冲）　白果 7 粒（取汁冲）

二诊：恶寒已退，四肢转温，痰多白沫，喘促重减，仍难平卧，胃纳未复，少寐心悸，舌苔根端白腻。风寒重解，痰湿留恋，血不养心使然。

原方去麻黄、桂枝、姜汁、白果、干姜、五味子。加炙苏子 9 克、白前 3 克、朱茯神 12 克、炙桑皮 9 克、象贝母 9 克、枇杷叶 9 克。

【按】哮与喘有所不同，哮是喘气出入，喉有声响之谓。而喘则以呼吸急促、甚至张口抬肩为特征。从临床上看，凡哮证无不兼喘，而喘症并不兼哮。但喘病延久，痰气不化，复感外邪，则成为发作性的哮喘症。《证治汇补》云："痰喘之久而常发者，因而内有壅塞之气，外有非时之感，膈有胶固之痰。"

治哮喘首当分清虚实，次则辨其寒热。虚证当培补，实证宜祛邪；寒证当温散，热证宜清化；虚实夹杂之症则宜考虑标本缓急。若正气渐虚，而表证颇急，当先从标治。例如案一，因寒邪痰气阻肺有导致闭逆之险者，则因苏子降气汤之类。案二，因内蕴痰湿、外感风寒，所谓"邪实于肺"者，则用小青龙汤加减。朱丹溪主张："病已发作时以攻邪为主"，多是指此种情形而言。

案 3　姚某某，男，成人。

一诊：肺肾两亏，痰浊恋肺。始而失音，继之咳喘气促胸闷，痰多白沫，汗出，脉沉濡小滑，舌苔浮白。内闭外脱可虑。亟为肃肺化痰，纳气敛汗。

炙苏子9克　五味子1.5克　淡干姜2.4克　法半夏6克　陈橘白4.5克　象贝母9克　光杏仁9克　海浮石12克　旋覆花6克（包）　生牡蛎18克（先煎）　青铅24克（先煎代水）

二诊：咳喘稍平，胸闷较舒，痰多，神疲气馁自汗，胃呆不思食，脉濡滑带数，舌红少苔。肺肾阴气久亏，痰浊阻遏气机，升降失常。当清金滋水。

原方去海浮石、青铅，加潼沙苑9克、胡桃肉15克（盐水炒）。

三诊：迭进肃肺化痰，滋肾纳气。日来咳喘之势已减，惟痰多白沫，气怯神疲，间或自汗，胃纳未开，脉濡滑虚数，舌红无苔。金水两亏，痰浊不化。再为补气养阴，肃肺化痰，生脉散加味。

北沙参9克　川贝母6克　五味子1.5克　炙苏子9克　生牡蛎18克　陈橘白4.5克　海蛤粉12克　青盐半夏6克　胡桃肉15克　潼沙苑9克（盐水炒）　大麦冬9克（米拌炒）

案4　朱某某，男，成人。

一诊：肾虚之质，向日好饮，湿热蕴酿，酝酿为痰，借肺道而出，久而久之，上实下虚，气不归宁。动则喘促，每交子午尤甚，痰出浊沫，自汗出，脉细滑而数，舌心黄腻。拟肃上摄下，肺肾同调。

人参须12克　炙苏子9克　生牡蛎15克（先煎）　五味子1.5克　贡沉香2.4克（人乳磨冲）　大麦冬9克　杏薏仁各12克　潼沙苑9克（盐水炒）　陈橘白4.5克（盐水炒）　怀牛膝6克　补骨脂

9克　胡桃肉30克

另：莱菔子6克、蜜炙罂粟壳6克，同煎先温服。

二诊：进肃上摄下，喘促稍缓，然身动则甚，间或呛咳，痰多而黏，晨起咽干，腻苔较薄，脉仍细滑带数。下元已虚，气不摄纳，痰浊逗留肺络，守原旨出入。

原方去莱菔子、罂粟壳、潼沙苑，加旋覆花（包）6克、青盐半夏6克。

案5　林某某，男，成人。

一诊：花甲高年，肺肾两亏，宿痰阻肺，肺失肃降之令，肾乏摄纳之权。咳喘不得平卧，心荡神糊，自汗淋漓，脉沉细，舌苔浮黄。已呈闭脱之象。急拟温阳纳肾，兼化痰浊。

别直参9克　十制半夏6克　炙冬花6克　熟附片4.5克煅龙骨15克（先煎）　煅牡蛎15克　新会络4.5克　炙紫菀6克川贝母6克　白前3克　青铅24克（先煎代水）　蛤蚧尾1对

二诊：昨进温阳纳肾，心荡渐安，自汗已收，神气颇爽。咳喘渐减，仍难平卧，痰出白沫，胸痞纳呆，舌苔根黄，脉来细濡。肺肾亏损，气不化痰，痰浊阻遏肺胃也。

原方去熟附片、煅龙骨、青铅。加光杏仁9克、旋覆花（包）6克、炒枳实6克。

【按】喘分虚实，虚喘之证多属气虚。张景岳谓"虚喘者无邪，元气虚也。"由于肺为气之主，肾为气之根，因此，虚喘以肺肾两脏气虚为主。肺气虚者病在上焦，化源未亏，其病尚浅；若肾气虚则病出下焦，本末俱病，其病仍深。但肺肾为母子之脏，肺虚则肾亦虚，故临床上金水两亏之证最多。尤其是肺肾既虚、宿痰留恋而导致上实下虚，虚实同巢者，更是屡见不鲜。

案三、四、五均属此类。然具体到各个病案，则又同中有异。案三，咳喘气促、胸闷多痰，此症最防内闭，故着重宣肺豁痰，兼以震慑。案四，动则气喘、肾虚不主摄纳显然，然宿痰阻肺，故治以肃上摄下并重。其已成闭脱，证见自汗淋漓，心荡神糊，即案五者，则急为温阳固摄。总之，治虚喘除补气滋肾之外，必佐镇摄。阳虚用沉香、二味黑锡丹之类。阴虚用青铅。已呈虚脱之象者，则急进人参、蛤蚧、五味子、紫石英，以镇其元真。

案6 柏某某，男，55岁。

一诊：始而咯红，继之呛咳，延绵廿载，比增，秋燥犯肺，与痰热交阻气机，咳喘不能平卧，气促难言，喉间痰声漉漉，神浅沉迷，鼻翼煽动，头面微汗涔涔，脉浮滑，右寸洪大，舌黄燥少津，根端厚腻。肺阴久损，金不生水，顽痰胶结，治节失司，肾虚不纳，升降无权，内闭外脱可虑。先以益肺顾本，润阴化痰，作标本兼治之计。

南北沙参各9克　川贝母9克　冬虫夏草6克　参贝陈皮3克　海蛤粉9克　旋覆花4.5克（包）　炙远志4.5克　光杏仁9克　制半夏6克　朱茯神各9克

另：蛤蚧尾1.2克、猴枣0.6克，研末，药汁送服。

二诊：药后咯出黏痰甚多，大便畅行，气喘渐平，神气较振，脉较平缓，舌津尚缺。痰浊尚未清肃，仍从原方出入。

上方加炙苏子9克。

大医精诚 万世师表

三诊：迭投清润肺肾之阴兼化痰浊，颇合病机，胸脘仍微痞，脉濡数，舌质红中剥。再为润肺化痰。

东北洋参3克　北沙参12克　光杏仁9克　炙苏子9克　炒白术6克　法半夏9克　海蛤粉12克　新会皮4.5克　云苓神各9克　炙冬花9克　旋覆花4.5克（包）　功劳叶9克　川贝母6克（杵）

四诊：药已中病，气促大减，能起床活动，咳亦大减，偶尔头昏，胸痞胁痛。脉小数，舌红，津润，再投益气健脾，润肺化痰，兼顾母子，务使子壮母安。以丸代煎，以竟全功。

吉林人参30克　炒白术60克　煅牡蛎180克　大麦冬90克　炙鳖甲90克　蒸百部90克　白及片90克　白芥子45克　炙苏子45克　陈橘皮45克　陈橘络30克　法半夏60克　杏薏仁各90克　煅瓦楞210克　功劳子120克　川贝母60克　冬虫夏草45克　大白芍60克　淮山药90克

共研细末，用枇杷叶90克（去毛，包）、肥玉竹90克、旋覆花（包）45克，煎汤泛丸，每晨晚各以开水送下9克。

【按】此患者经无锡某医院拟诊为肺结核合并支气管扩张，并经沪上某医院会诊，除同意以上诊断外，X线所见，尚有肺叶萎缩，心脏向右移位，肺空洞等现象。经抗痨治疗无效，而请中医会诊。根据临床所见，已属肺肾两亏，气不化痰，痰为气壅，阴既伤于内，阳复亡于外，论治当去其所本无，复其所固有，经以化痰而不伤正，补肺而不阻邪，清润而不凉，平温而不燥，并用血肉有情、益气补虚、润阴化痰，寓剿抚兼施之意，症势定后，由于久病内伤，必须长期调理，故以丸方预后，卒获全功。

七、调　经

史某某，女，成人。

一诊：一年来经行甚少而鼻衄甚多，势有倒经之象，手足心热，口干少寐，易于动怒，脉象弦数，舌质红苔薄。此肝火偏旺，气滞血瘀，不下注冲任而反妄行上溢清窍。亟宜顺气祛瘀，平肝降火。

西当归9克　京赤芍6克　丹皮炭6克　生地炭12克　紫丹参9克　制香附9克　益母草9克　小蓟炭4.5克　夏枯草9克　白茅花6克（炒黑包）　藕节炭9克　广木香3克

二诊：进顺气祛瘀，平肝降火，鼻衄大减，经事仍行而不多，小腹有隐痛之感，脉弦数，舌红苔薄，再守原法。

西当归9克　生地炭12克　京赤芍6克　丹皮炭6克　制香附9克　广木香3克　川牛膝6克　紫丹参12克　小蓟炭4.5克　白茅花6克（炒黑包）　益母草9克　酒子芩4.5克

注：此方服三剂后，鼻衄即止，经事亦净，三诊时即根据以上处方配丸常服，连服三月，同时，在月经期间配合煎剂，以后即月经正常。

【按】妇女月经期间出现吐血、衄血，月经量少或不行，有如倒行逆施。古人谓："倒经"或"逆经"。形成倒经的原因，不外肝经血热，血随气升，盖女子以肝为先天，肝藏血，气为血帅，气行则血行，故用行气祛瘀，平肝降火，芩连四物汤、顺气汤，而月事如常。

八、崩　漏

蒋某某，女，成人。

一诊：崩漏后下利，利止则呕吐不已，挟有痰水色绿如菜汁，口泛甜味，脘部懊侬，昨今又复崩漏，血块磊磊，腹鸣漉漉，切脉沉滑细数，舌苔满腻。胃中痰湿不化，肝家不能藏血，血不归经，虚实夹杂，图治不易。姑为和胃降逆，佐以摄血。

茅术炭 9 克　炮姜炭 1.5 克　旋覆花 9 克（包煎）　姜半夏 9 克　大白芍 6 克　炒当归 6 克　代赭石 12 克　云茯苓 9 克　左金丸 2.4 克（包）　新会皮 3 克　白蒺藜 9 克　灶心土 30 克（先煎代水）

二诊：日来呕吐痰水色绿如菜汁已少，呕尚未已，口泛甜味虽去，胸膺尚烦，扰心悬不安，崩漏虽少尚有血块，舌苔渐见腐化但仍满布，脉沉滑重取则数。胃中之痰湿，肠腑之瘀浊尚在初化之候，惟本元已伤，攻补俱难，且大便近旬不通，其肠胃已无降化之权可知。守前法增入润肠之品。

西当归 6 克　干薤白 9 克　茅术炭 9 克　姜半夏 6 克　淡干姜 1.8 克（川连 0.9 克拌炒）　大白芍 6 克（吴萸 1.2 克拌炒）　旋覆花 9 克（包）　新会皮 3 克　云茯苓 9 克　脾约麻仁丸 15 克（杵包入煎）

三诊：呕逆之势见折，所吐如菜汁者亦少，口泛甜味亦退，舌苔久腻日腐、左畔更薄，崩漏未净间有小血块，脉虚沉滑细数。病久本元大伤，胃气残弱有升无降。姑拟大半夏汤法培其中气，以资运行。

潞党参 9 克（姜汁炒松）　焦白术 6 克　姜半夏 6 克　炮姜炭

2.4克　代赭石12克　旋覆花9克（包煎）　西当归6克　大白芍6克　姜汁3滴（冲）　新会皮3克　茯苓神各6克　白蜜6克（冲）用甘澜水扬之千遍，急火煎。

四诊：仿仲景大半夏汤立法呕逆已定，崩血亦止，烦扰不安间或尚心荡气怯，入夜少寐，痰尚多，咽梗或胀痛，大便近两旬不通，脉已和缓，更少力，舌苔前半已薄、根端尚垢。肝气日和，胃中余痰未尽，心营大亏之象。

潞党参9克　旋覆花9克（包煎）　紫丹参9克　炒枣仁9克　大白芍6克　郁李仁9克　姜半夏6克　茯苓神各6克　新会皮3克　西当归6克（酒炒）　北秫米9克

另：宁坤丸（去壳）1粒，酒化开用开水过下。

五诊：迭从大半夏汤出入，呕逆、崩漏已止，心荡懊侬亦退，舌苔之满垢亦脱，大腑亦畅通，惟少腹尚虚胀气撑似胀非胀，攻窜不已，脉虚滑少力。营卫两亏，肝脾之气不调。再为培养气血，肝脾同调。

潞党参6克　白蒺藜9克　炒白术6克　大白芍6克（吴萸0.6克拌炒）　西当归6克（酒炒）　陈橘白3克　抱茯神12克　香附炭9克　炙甘草1.5克　紫丹参9克　生姜2片　红枣3枚

六诊：日来少腹气撑似胀非胀已退，而又复呕吐痰水食物，甚则日三四次，舌苔虽化而根端尚腻，脉沉缓细滑。重取少力，病久荣土大亏，中阳不运，胃乏和降之权。当再培其中气，和胃降逆。

潞党参6克（姜汁炒松）　旋覆花9克（包煎）　姜半夏6克　代赭石12克　炒白术6克　云茯苓12克　新会皮3克　大砂仁2.4克（杵）　大白芍6克　左金丸1.8克（入煎）　生姜2片　伏龙肝24克（先煎代水）

七诊：久病枝节多端，刻下舌苔满腻已化，根端亦薄，腑亦见通，少腹气攻亦减，惟呕吐未已，痰多水少，烦扰懊恼，不时自汗齐胸而止，小溲因之短少，脉细滑少力。可见胃中痰浊未清，运降不力，本元日伤，表卫不固也。证属棘手，姑从前方增入固卫养心之品。

潞党参9克（姜汁炒松）　炙黄芪9克　炒白术6克　姜半夏6克　陈橘白9克　大白芍6克（桂枝0.9克煎拌炒）　旋覆花9克（包）　茯苓神各6克　大砂仁2.4克（杵）　淮小麦9克　煨姜2片

八诊：今日汗已渐收，水道得通一次，色赤而溷似血质状，呕吐纯由下焦而来，酸水杂痰，少腹懊恼，胸脘并不胀满，脉虚滑少力，舌边复起薄白苔。病中崩血后冲脉大伤，冲气上逆，下元摄纳无权，非中焦呕可比。拟温中和胃，镇其冲逆之气，以观进退。

潞党参9克（姜汁炒松）　上肉桂15克（去皮切）　炒白术6克　代赭石12克　淡干姜3克　陈橘白3克　西当归6克（酒炒）　姜半夏9克　茯苓神各6克　大白芍6克（吴萸0.9克拌炒）　灶心土24克（先煎代水）

九诊：昨从冲气上逆作呕立法颇能安受，吐亦见折，尔后又见搅扰，偶尔不已，水多痰少，其味舌而色带绿，此胃底之水浊也。昨方既未见火象，原方出入再进一剂。

潞党参9克（姜汁炒松）　云茯苓9克　炒白术6克　炮姜炭1.5克　公丁香7粒（乌梅一个合杵）　大白芍6克（吴萸0.9克拌炒）　姜半夏6克　代赭石12克　上肉桂1.5克　陈橘白9克　灶心土24克（煎汤代水）　长流水急煎。

另：上肉桂1.5克、炮姜炭3克、乌梅炭3克、白蔻仁（杵）2粒、公丁香10粒，上味研取细末，用饭打糊丸如芝麻大，每服 3 克，灶心土汤送下。

十诊：两进温胃镇冲气逆，烦扰大减，呕吐酸绿痰水亦止，略能存谷，舌苔前半已净，惟溲赤且热，右脉弦数。弦为无情之肝脉，于吐证最不相宜。此冲气初平，胃气和而肝木尚强，良由年崩血太多，肝乏血涵耳。拟于前法略加苦辛泄肝之属，以冀应手为吉。

潞党参 9 克（姜汁炒）　炒白术 6 克　代赭石 12 克　左金丸 1.5 克（入煎）　大白芍 6 克　云茯苓 9 克　乌梅肉 3 克（公丁香 7 粒合打）　灶心土 24 克（煎汤代水）　姜半夏 6 克　陈橘白 3 克

十一诊：未服药前即呕吐两次，药后呕吐之势已平，所食之物渐能存储于胃，脉之弦数顿转和缓，但觉少力。惟脐上仍懊恼或偶尔如刮，漏红色黑如水。肝脾藏守无权，冲脉不固也，汗多溲少乃气虚不能摄纳耳。守原方更参温理摄血。

东洋参 9 克（土炒松）　代赭石 12 克　云茯神 12 克　炮姜炭 1.5 克　炒白术 9 克　西当归 6 克（酒炒）　香附炭 9 克　大白芍 6 克（桂心 0.9 克拌炒）　乌梅炭 1.8 克　陈橘皮 3 克　黑归脾丸 15 克（入煎）

十二诊：日来呕吐大势已止，且能纳食甚多，胸脘懊恼亦折，少腹如刮之状亦释，大便燥结色黑，虽下而仍气坠，水胀气逆于上则又呕吐懊恼，多汗无溲，脉濡软少力，崩漏不已，舌又起苔。似此枝节多端，极难着手。姑再益气以摄血，和胃而柔肝。

潞党参 9 克　大白芍 6 克　西当归 6 克（土炒）　肉桂炭 1.5 克　炒白术 4.5 克　炙黄芪 9 克　茯苓神 6 克　煅牡蛎 15 克　炮姜炭 1.5 克　柏子霜 9 克　紫石英 12 克　龙眼肉 5 枚

十三诊：昨今大便迭通四次，坠急之势已减，懊恼亦

大医精诚 万世师表

折，小水亦迭通反觉勤短不禁，漏红更多，不时呕恶，胃呆或自汗，舌上复布之白苔顿见全脱，脉虚滑右缓。种种合参，枝节虽多，不外虚之一字，幸能容补，姑为气血两培兼调肝胃。

大熟地 15 克（砂仁拌炒）　陈橘皮 3 克　西当归 9 克（酒炒）肉桂炭 3 克　炙黄芪 12 克　益智仁 6 克　炒白术 9 克　潞党参 12 克　炮姜炭 3 克　乌梅炭 3 克　云茯神 12 克　紫石英 12 克　煨姜 2 片　红枣 4 枚

十四诊：今日呕吐、自汗、气坠、肛胀、懊恢等虽退，而又崩血成块，状如鹅卵者两枚，遂觉神魂无主，胃呆厌食，小溲甚多，脉忽细数不安。气虚不能摄血，气与血将离，慎防虚脱。亟为温补，益其气以摄其血。

潞党参 12 克　炙黄芪 12 克　五味子 1.5 克　当归身 9 克大熟地 15 克　大白芍 6 克　肉桂炭 3 克　云茯苓 12 克　炮姜炭 3 克　炒白术 9 克　煅牡蛎 15 克　莲房 6 克（炙）

十五诊：昨晚崩血磊磊，猝然虚脱，自汗如洗，肢冷如冰，两目上视，逾时甫苏。今日崩血块已止，血尚未清，而肢肿忽进，面色㿠白。本懊恢呕吐已止，惟脉仍细数不安，舌上复起白苔。阴阳并亏，当从血㿠益气立法。

潞党参 12 克　炮姜 3 克（童便炒）　云茯神 12 克　大白芍 6 克熟附片 4.5 克（童便制）　炙黄芪 12 克　当归身 9 克　炙黑甘草 3 克炒白术 9 克　熟地炭 15 克　上肉桂 3 克（童便炒）　龙眼肉 5 枚

十六诊：旬余未诊，诸多枝节虽退，独胃纳猝然减少，神思恍惚，腑通黑色，舌白如粉满铺无隙，脉弦细、右手雀啄。脾肾真阳大衰，釜底无火，势难图复，拟附子理中加味挽之。

熟附片 4.5 克　炒白术 12 克　当归身 6 克　上肉桂 3 克　潞

党参 12 克　云茯苓 12 克　炮姜 3 克　大砂仁 3 克（杵）　陈橘白 3 克　炙甘草 2.1 克　煨姜 2 片　大枣 3 枚

十七诊：进附子理中加味，舌白如粉渐化，神志亦定，仍不思纳食，食已则恶。此胃阳衰惫，釜底无火。夫久病必籍胃气为本，所谓得谷者昌。姑再补中温中，冀火能生土。

潞党参 12 克　炙甘草 2.4 克　肉桂炭 3 克　大白芍 6 克（酒炒）　炮姜炭 3 克　炙黄芪 12 克　益智仁 4.5 克　熟附片 4.5 克（童便制）　炒白术 9 克　西当归 9 克　陈橘白 3 克　灶心土 30 克（煎汤代水）

十八诊：病久枝节多端，就目下而言，危险之机已过，独干呕不已。因呕则不能进谷，呕甚则漏红，右脉细数，左手濡软虚滑，舌白已脱。胃气固残，肝体亦弱，而肝用尚强。姑为建中温胃，略佐酸收肝木。

潞党参 9 克　旋覆花 4.5 克（包）　大砂仁 2.4 克（杵）　陈橘白 3 克　炒白术 6 克　炙黄芪 9 克　代赭石 12 克　炮姜炭 2.4 克　姜半夏 4.5 克　大白芍 6 克　乌梅炭 2.1 克　当归 6 克　灶心土 30 克（煎汤代水）

注：三剂后，干呕止，渐能纳谷，仍从原方出入。五剂后，呕吐漏红未发，食欲增加，即予制膏常服而逐渐恢复健康。

【按】本例始用旋覆代赭和胃降逆，继用大半夏汤培其中气，症势虽有所好转，但究因崩漏延久，气血两伤，胃气因而虚弱，良由胃主纳谷，乃多气多血之脏，为后天生化之源，胃虚则不能谷，化源缺乏，气血则更形亏虚，相互因果循环不化。所以，病程中心阳自汗，烦扰懊侬，虚能无溲，甚至虚脱等迭见。李东垣谓："胃虚则元气不足，诸病所

大医精诚万世师表

生"，鉴于此症而益信。虽然，本例变证蜂起，终于能随症应变，转危为安，确非易事。后期用十全大补、附子理中、建中等汤，始终以扶助胃气为主，不治崩漏而崩漏自止，不仅说明治病必求其本，亦说明治内伤病重视脾胃的重要性。

九、石 淋

张某某，男，50 岁，1962 年 3 月 18 日初诊。

一诊：左腰部疼痛，自觉痛及下腹部，已有一周，小溲点滴不爽，溺时刺痛，食欲如常，经 X 线拍片，发现左侧输尿管下端有绿豆大之结石一块。尿镜检：红细胞（++），脉象细数，舌苔薄腻。湿浊凝结而成砂石，隧道为之阻塞，亟拟萆薢分清合八正散加减。

粉萆薢 12 克　台乌药 3 克　车前子 12 克　正滑石 12 克　福泽泻 9 克　童木通 4.5 克　萹蓄草 9 克　甘草梢 4.5 克　猪茯苓各 12 克　金钱草 12 克　海金沙 12 克

二诊（3 月 20 日）：服上方三剂，于今日午后小便中排出结石一块，小溲已爽，亦不刺痛，惟感腰间酸楚不舒，即于前方中去车前子、正滑石、童木通、萹蓄草，加益智仁 9 克、金狗脊 9 克、川续断 9 克、桑寄生 12 克，续服三剂而安。

3 月 22 日 X 线拍片复查，左侧输尿管下端未见结石影。

【按】本例主要是湿浊凝结，阻塞隧道，所以重用利水通淋、渗利湿热、分清利浊之品而愈，可见，中医辨证之重要性。

岐黄之术自有传承

十、痹　证

案 1　王某某，男，70 岁。门诊号 4-6477。

风湿痹痛有年，四肢关节游走性疼痛，左肩为甚，手足欠温，时时畏风，唇舌有发麻感，脉浮濡，舌淡苔薄白。风邪外困，络道不利，治以疏风活络。

防风己各 9 克　左秦艽 9 克　千年健 9 克　杜红花 9 克　生薏仁 24 克　海风藤 12 克　海桐皮 12 克　晚蚕沙 12 克　川桂枝 4.5 克　炙甘草 4.5 克　羌活 6 克

注：药后症状缓解，易方又剧，续服上方依然有效，后服二号痹痛丸一月，病即未作。

附：二号痹痛丸

潞党参 60 克　茅白术各 30 克　熟地 45 克　附子 60 克　川续断 60 克　炒牛膝 45 克　左秦艽 45 克　细辛 30 克　陈橘皮 30 克　川桂枝 45 克　紫丹参 60 克　桑寄生 60 克　炙甘草 45 克　京赤芍 45 克　金狗脊 60 克　独活 45 克　仙灵脾 45 克　西当归 60 克　黄芪 60 克　威灵仙 45 克　制乳没各 45 克

上药共研末，生姜 45 克、红枣 90 克，煎汤代水泛丸如绿豆大，青黛为衣。

功用：养血益气，温经通络。适用于痹证慢性期或痹痛消失后巩固治疗。

用法：每次 6 克，每天 2 次。

【按】治痹，分多种法则。其一，疏风活络法，适用于风邪偏胜的行痹。风性善行速变，风多则引注，故症状上的特点是游走疼痛，痛无定处，走窜于四肢关节与腰背等处，此起彼伏，甚则关节活动不利。由于风为百病之长，故每兼有寒热，舌苔薄白，脉多浮濡。代表方药：白芷、秦艽、豨莶草、钻地风、桑枝、防己。

本例痹痛反复发作，特点为游走散窜，风象独具，处方多以疏风活络，加红花乃根据"血行风自灭"之义。

案2　程某某，女，42岁。门诊号4-7688。

一诊：前年产后发生关节痹痛，以两腿膝为甚，并发风疹，或隐或现。劳者带下，色白而稀。脉细濡，舌苔薄白。气血虚弱，风寒入络所致。

炒白术9克　生黄芪12克（防风3克拌炒）　净蝉衣3克　络石藤9克　左秦艽9克　豨莶草9克　宣木瓜9克　独活3克　川牛膝9克（酒炒）　威灵仙9克　西当归9克　大白芍9克（桂枝3克拌炒）　桑枝12克（酒炒）

二诊：药后关节疼痛略减，风疹渐退，脉舌同前。药已对症，再进原意。

上方去蝉衣，加丝瓜络6克、海桐皮9克。续服25剂而痊愈。

【按】产后气血大虚，最易感受风寒湿而致痹痛；风疹又为风邪侵袭之明证。故以玉屏风散合归芍补气补血，配以疏风活络之药而奏效。

案3　抗某某，男，26岁。门诊号4-7662。

风寒湿痹延绵数载，两膝关节及两间部酸痛，遇阴雨天更剧，得温即缓，局部关节不变形，表面肌肤无红肿，行动稍觉不利，脉细濡，舌苔白腻。迭经中西医治疗不效。寒邪痹络，留着关节，气血运行不畅所致。

1. 二号痹痛丸（见 266 页），每次 6 克，每天 2 次。

2. 除湿固本膏，外贴患处，七日一换。

上法连用两个月，疼痛消失，活动如常，停药观察，一年未复发。

附：除湿固本膏（外用）

潞党参 30 克　熟地 30 克　黄芪 30 克　五加皮 15 克　熟附子 30 克　当归 15 克　川续断 30 克　川牛膝 15 克　肉桂 15 克　杏仁 30 克　白芷 15 克　制乳没各 15 克　血竭 15 克　白芥子 15 克　生半夏 15 克　芝麻油 5 斤　樟丹适量

功用：散寒除湿，活血止痛。

用法：将膏药熔化后外贴患处，七日一换。

【按】祛寒温经法，适用于寒邪偏胜的痛痹。寒性收涩，寒多则筋脉拘急，气血涩滞而掣痛。症状上的特点为疼痛剧烈，痛处得热则舒，遇冷更甚，甚则筋脉拘急，行动不利，脉多迟紧，苔多白滑。代表方剂如乌头汤。药物包括川乌、草乌、桂枝、麻黄、细辛、片姜。

本例痹痛日久，正气已虚，疼痛遇阴雨天则发，为寒邪入络之象，故用益气养血、温经通络的二号痹痛丸和除湿固本膏治疗而奏功。

案 4　朱某某，男，65 岁。门诊号 4-7891。

风寒湿痹有年，四肢酸痛，下肢尤甚，步履艰难，通用中西药不效，脉沉迟，舌淡苔薄白。高年气血已衰，风寒湿久羁经络，冰冻三尺，非一日之寒，以丸缓图。

1. 虎没丸，每次 3 克，每天 3 次。

2. 除湿固本膏（见 268 页），外贴患处，七日一换。

上方连续服用一个月，临床症状消失。

【按】虎没丸为虎胫骨与没药等量组成。虎胫骨强筋壮骨，以骨治骨，为祖国医学脏腑疗法内容之一，加之没药温寒止痛，攻补兼施，对老年性寒痹尤佳。本例气血不足，寒湿潜络而不去，经用此丸治愈后，已 10 年不发。

十一、久　痢

张某某，男，成人。

一诊：休息痢四月，唚荤腥则甚，此于寒热而后，胃呆腹鸣，入夜善惊，脉左部濡细，右小数，舌红苔黄。脾肾两亏，命火不足，肠间湿浊未楚。拟培本理中，添入化浊之属。

左金丸 1.8 克（人煎）　炒白术 9 克（枳壳 5 克拌炒）　煨木香 6 克　大砂仁 3 克（杵）　煨肉果 6 克　云茯苓 9 克　白扁豆 12 克　焦山楂 9 克　益智仁 12 克（盐水炒）　煨姜 2 片

二诊：进培本理中法，久痢虽止，腹部隐痛，胃纳不充，夜寐易惊，痰出颇黄，脉细数，左手无力，舌根浮腻尖红。脾肾真阳暗亏，运化失职，肠胃宿积未化之象，虚实难求，速效难求。

炒白术 9 克（枳壳 5 克拌炒）　大白芍 6 克（吴萸 1.2 克拌炒）　益智仁 12 克（盐水炒）　大砂仁 3 克（杵）　煨木香 6 克　陈橘白 6 克　云茯苓 9 克　煨肉果 6 克　煨姜 2 片　炒谷芽 9 克

三诊：日来胃纳步增，精神渐复，腹痛入夜则甚，便泄已稀，惟左脉仍无神，寐时善惊，舌苔腐腻日褪。肠胃寒湿积未去，脾阳初运，肝木又失条达也。

　　土炒白术 12 克　大白芍 6 克（吴萸 1.2 克拌炒）　益智仁 12 克（盐水炒）　煨肉果 6 克　煨木香 6 克　补骨脂 12 克（盐水炒）　大砂仁 3 克（杵）　陈橘皮 6 克　炙甘草 3 克　茯苓神 12 克　大麦芽 12 克　煨姜 2 片

　　四诊：久痢已止，腹痛亦退，寐时善惊搐亦安，胃纳尚感欠馨，神疲肉削，右脉濡细，左部小数，舌红根苔腐黄。阴土两亏，肝胃不和，转当调养和中。

　　潞党参 12 克　炒白术 9 克　茯苓神各 12 克　煨木香 6 克　大砂仁 3 克（杵）　冬瓜子 6 克　大白芍 6 克（吴萸 1.2 克拌炒）　陈橘白 3 克　炒扁豆 12 克　焦谷芽 12 克　炒山药 12 克　干荷叶 1 角

　　五诊：调养和中，久痢已止，腹疼亦安，惟口干，面部灼热，夜分溲勤，易于惊搐，脉细滑，舌苔浮黄尖红。阴土渐和，虚阳又有上扰，原意培补脾土。

　　潞党参 12 克　炒白术 9 克　大砂仁 3 克（杵）　云茯神 12 克　大白芍 9 克　炒山药 12 克　炒谷芽 12 克　炒扁豆 9 克　陈橘白 3 克　莲子 6 克　冬瓜子 6 克

　　六诊：迭进温理，久痢腹痛已退，胃纳步增，颜面灼热已蠲，溲勤，五更胸膺嘈杂，脉小滑，尺部渐有力，舌苔日化。当为培补作善后计。

　　潞党参 12 克　炒白术 9 克　炒山药 12 克　炒扁豆 9 克　炙黄芪 9 克　大白芍 9 克　炙甘草 3 克　西当归 6 克　怀牛膝 9 克　莲子肉 6 克　益智仁 12 克　胡桃肉（过口）

　　常服方：白术 12 克　淮山药 12 克　莲子肉 6 克　炒党参 12 克　陈橘白 3 克　益智仁 12 克　共研细末和匀，每晨服 9 克。

随访患者，诸症次第消失，体重日增，面色红润，精神饱满，与前判若两人矣。

十二、伤寒·挟阴

陈某某，女，成人。

一诊：寒湿滞交结中宫，阳气不运，升降失职。上吐下痢，脘闷，少腹胀痛，时有寒热，口淡肢清，两脉沉伏，舌苔白腻满布。起于房事之后，此属挟阴伤寒，法当温中化浊。

川桂枝 3 克　姜半夏 6 克　姜川连 1.8 克　广木香 3 克　炒茅术 6 克　炙甘草 2.4 克　大白芍 6 克（吴萸 1.8 克拌炒）　上川朴 3 克　白蔻仁 4.5 克（杵）　焦山楂 4.5 克　小青皮 4.5 克　姜 2 片

二诊：挟阴伤寒，上吐下泻虽止，脘腹瘀胀有形，攻痛不已，入夜尤甚，寒热有汗不渴，肢冷不温，脉沉伏舌苔滑白。阴寒内盛，真阳被遏，《内经》所谓"阴盛则阳病"是也。当益火之源，以消阴翳。

原方去白蔻仁、姜川连，加熟附片 4.5 克、干姜 3 克、川楝子 9 克（醋炒）。

三诊：挟阴伤寒退后，胸膺未舒，少腹胀痛连及两胁，胃纳不开，脉小滑，舌苔浮白。寒邪未清、肝气不伸之征象。当再温运疏化。

炒茅术 6 克　青陈皮各 4.5 克　焦山楂 9 克　大砂仁 3 克（杵）　姜半夏 6 克　黄郁金 6 克　白蒺藜 12 克　大白芍 6 克　川厚朴 3 克　旋覆花 6 克（包）　川楝子 9 克　香橼皮 9 克

【按】挟阴伤寒乃寒伏下焦所致。寒伏于下，即所谓

"阴邪结于阴位"。《伤寒论》在论冷结膀胱关元证时说：
"病者手足厥冷，小腹满，按之痛。"症情虽然不尽相同，而
寒结于下则一。下焦寒冷，则真阳困，阳困不能温暖脾胃，
则湿滞不化。因此，临床上就呈现出吐、痢、腹痛、肢冷、
脉伏等太少二阴并病症候。用四逆、理中、吴茱萸汤辈，扶
阳抑阴，温胃和中，逐其阴寒，则病自退。

十三、消渴·下消

孟某，男，成人。

一诊：湿热郁蒸，最难骤化，湿热消灼胃阴，湿伤下焦
之阳。口渴引饮，大便干燥，微热，小溲奇多，脉细数，苔
色黄腻而厚。姑拟泄化一法。

水炒川连 3 克　肥知母 6 克（盐水炒）　制半夏 4.5 克　生薏
仁 9 克　佩兰叶 6 克　炒茅术 6 克　陈橘皮 4.5 克　淡黄芩 9 克
川厚朴 3 克　川黄柏 9 克

二诊：进芳化苦泄之法，大便燥结之状较润，热退不清，
小溲仍多，口渴喜饮，神疲，舌苔黄腻垢浊，脉细数。湿热
互蕴，既耗阴液，又伤真阳，原法中增入固气之味治之。

原方去陈橘皮、淡黄芩、肥知母、制半夏，加熟附片
2.4 克、川桂枝 1.5 克、五味子 1.5 克、桑螵蛸（炙）9 克、
炒黄芪 9 克、炒白术 9 克、炒茅术改用 9 克。

三诊：经化湿泄热、益气固肾，黄腻厚苔渐得化动，小
溲次数亦已减少，惟渴饮未得轻减，脉细，数象未静，神疲
力乏。下焦之阳暗伤，胃阴未复，湿热未尽也。仍宗原法

大医精诚万世师表

继进。

　　熟附片3克　炒茅白术各9克　川黄柏4.5克　五味子1.5克
川桂枝1.5克　大麦冬9克　煅牡蛎12克　黑元参6克

　　注：一月后随访，病情恢复。

十四、心　痹

　　蔡周氏，女，47岁。

　　大生七胎，小产三胎。两年前产后头昏，心口发冷，涉及全身，虽厚被犹不觉暖，胃呆、不渴、少寐，脉沉紧、重按无力，舌苔干白。心营衰弱，气血失于和谐，势必"心痹"。当和荣益气，温通心脉。

　　熟附片4.5克　川桂枝4.5克　炒茅术6克　制半夏9克
陈橘皮6克　远志肉6克　紫丹参9克　谷麦芽各9克　淡吴萸
1.8克　炙甘草3克　煨姜2片

　　注：五剂见效。

十五、高血压病

　　王某某，女，61岁。

　　高血压有年，头昏少寐，服利血平后平而复升，脉弦细带数，舌苔薄白。拟和胃、疏肝、安神。

　　炒白术9克　姜半夏6克　北秫米9克　夏枯草12克　灵磁石15克　厚杜仲9克　煅龙骨12克　夜交藤15克　明天麻3克

杭菊花9克

　　注：一周后，临床诸症缓解。

十六、喉　痹

　　徐某，男，51岁。

　　虚火喉痹十载有余，阵发性灼痛伴有异物感，咽喉淡红而不艳，早晨痛轻、下午痛重，入夜更甚，易于感冒。有时候咳嗽痰多难咯出，口干舌燥，常思水果饮料以求润，更衣二三天一圊，饮食无妨，常头昏目花。曾投血府逐瘀汤七剂，未见明显效果。脉细数，舌苔薄腻色黄、尖略红。真阴不足，本无实火，过服寒凉，损及阳气，以致无根之火上熏肺胃，津不上承，病久属虚，势属"虚火喉痹"也，拟甘平润养法。

　　北沙参15克　五味子3克　大麦冬9克　天花粉15克　苦桔梗4.5克　川石斛12克　大白芍9克　生甘草4.5克　黑元参15克　川贝粉4.5克（吞）

　　另：感冒时方"六味汤"当茶饮。

　　防风4.5克　荆芥4.5克　生甘草3克　薄荷3克（后下）　苦桔梗3克　僵蚕6克

十七、头　痛

　　丁某某，女，67岁。

　　一诊：三叉神经痛有年，得病前被盗受惊吓后又受刺激，入夜呻吟惊恐如有人将捕之，恶梦纷纭，喊叫越发越勤，引起三叉神经跳痛，左耳及头皮痛不能碰，发得厉害时，口不能张，饿不能食，心中烦热，口眼歪斜，经过西药和针灸穴位注射治疗，效果不显著，脉弦数，舌苔干黄。阴虚阳亢，惊则气逆，肝气肝火俱逆而上冲，气逆则血亦逆，形成血与气并走于上趋势，先当镇肝熄风、养心安神。

珍珠母 24 克（先煎）　生石决 24 克　生牡蛎 24 克　龙齿龙骨各 15 克　灵磁石 24 克　辰远志 9 克　双钩藤 24 克（后入）　辰茯神 15 克　大白芍 12 克　大麦冬 12 克　怀牛膝 12 克　炒枣仁 12 克

另：上琥珀 1.8 克、蜈蚣 1.8 克、蝎尾 1.8 克共研末，每天服 0.9 克。

二诊：服上方五剂后，睡眠、头痛、胃口均有好转，原方出入续服。

珍珠母 24 克（先煎）　大川芎 12 克　生牡蛎 24 克　龙齿龙骨各 15 克　灵磁石 24 克　辰远志 9 克　双钩藤 24 克（后入）　辰茯神 15 克　炒僵蚕 9 克　大麦冬 12 克　明天麻 4.5 克　夜交藤 18 克

注：半月后诸症悉除。

十八、中　风

施某某，男，成，丹阳人。

一诊：水亏木旺，内风挟痰湿入于经络，左指节麻木已久，昨天猝然小溲自遗，左手麻痹不已，舌本强木作痛，幸神志如常。脉弦滑而数，舌苔薄黄，外风引动内风，乃类中之先声。拟平肝熄风、健脾化痰湿之法。

炒白术 12 克　生石决 24 克（先煎）　怀牛膝 9 克　净橘络 3 克　明天麻 9 克　白蒺藜 9 克　杭菊花 9 克　指迷茯苓丸 9 克（包入煎）　云苓神各 9 克　豨莶草 12 克　炒桑枝 9 克　竹沥半夏 9 克　左秦艽 9 克　料豆衣 3 克

二诊：舌本强木作痛已退，左手足依然麻痹，左半面部亦麻木，夜间少寐，脉弦滑，舌红根黄。外风虽退，内风挟痰湿入络，最防跌仆。

炒白术 12 克　竹沥半夏 9 克　左秦艽 9 克　净橘络 3 克　香独活 9 克　白蒺藜 9 克　云苓神各 9 克　晚蚕沙 9 克　黑料豆 9 克　大麦冬 12 克　生牡蛎 12 克　酒桑枝 9 克　指迷茯苓丸 9 克（包入煎）

注：第二方服半月，并以补阳还五汤 善后，病即痊愈。

十九、厥逆（癫痫）

宋某某，男，成人，1960 年 3 月 2 日初诊。

一诊：癫痫有年，近因疲劳，又受刺激，痰气搏结，宿疾复萌，发则昏糊，手颤咬牙，醒后吐痰，脉沉滑，舌苔白腻。当疏肝舒郁，顺气化痰。

白金丸 6 克（吞）　天竺黄 6 克　九节菖蒲 9 克　陈橘皮 6 克　合欢皮 9 克　煅龙齿 12 克（先煎）　陈胆星 4.5 克　双钩藤 12 克　炒远志 4.5 克　法半夏 6 克　明天麻 6 克

另：马宝粉（吞）每次 0.6 克，每天 3 次。

二诊：药后癫痫发作已减，苏醒后头目眩昏如蒙，便艰，脉沉细而滑，舌苔白腻。病经数十载，抑郁伤肝，肝木

大医精诚万世师表

太过，痰湿内阻，病久根深，当缓图治。

竹沥半夏 9 克　夜交藤 12 克　煅龙齿 12 克（先煎）　炒远志 9 克　云茯神 12 克　鲤鱼胆 6 只　九节菖蒲 9 克　陈胆星 4.5 克　黄郁金 6 克（矾水炒）　陈橘红络各 4.5 克　明天麻 4.5 克

另：礞石滚痰丸 9 克，另吞，徐下，每天 1 次。

注：迭进前方，癫痫未作，后乃以原方 10 倍量研细末水泛为丸，每次 6 克，每天 2 次，常服巩固。

【按】诸厥皆隶厥阴，肝藏魂，因怒则诸阳皆动，产生内风，故厥逆患者大多缘于性情激烈，暴怒伤肝为致病之源，然多兼有挟痰者，临床亦屡见不鲜。林佩琴氏云："肝脏风火，为厥逆之主，故厥逆种种，类由肝风痰火冲激闭塞，以致昏痉。"厥阴之名类虽多，其源一流，故治法上，余辄以平肝中必佐化痰之品，疗效良好。魏玉璜云："木热则流脂，断无肝火盛而无痰者。"王士雄氏最服膺此言。王氏每以玉羹龙荟治痰火，经治多验。先师马培之有云："厥之为病，皆由下虚，阳气胜，阴气虚，阳乘阴位，则为热厥；阴气胜，阳气虚，阳不胜阴，则为寒厥。"亦《本经》旨"阴阳之气不相顺接，则病厥逆"而来，故马氏治厥逆，多用养阴化痰之味，治病延已久，心脾受亏，木郁不达，气化为火者良效。因肝风内动，非柔不克，不宜妄动消烁，明乎此，治厥之法备矣。

第二章 儿科医案

一、风痰喘咳

案 1 任某某，男童。

一诊：风寒挟痰滞交结肺胃，肺气郁闭，阳失宣通。恶寒发热，无汗，肢冷，呛咳，气粗，鼻煽，喉间有痰，胸膺痞闷，舌苔薄白而腻，脉沉伏。亟为开肺化痰。

净麻黄 2.4 克　光杏仁 9 克　法半夏 6 克　苏桔梗各 9 克 桂枝尖 2.1 克　橘皮红各 9 克　天浆壳 5 只　象贝母 9 克　炒枳壳 6 克　九节菖蒲 9 克　生姜 1 片

二诊：进开肺化痰，得微汗，肢冷已和，脉亦起，身热未退，呛咳、鼻煽，气粗不平，胸闷，呕吐痰涎，舌苔薄腻。风寒有外解之势，痰滞内阻，宣降失职。仍当宣畅肺气，以化痰滞。

原方去桂枝尖、苏梗，加黄郁金 6 克、姜竹茹 9 克，净麻黄改为水炙麻黄 2.4 克。

三诊：病中误服"肚肺（江苏民间俗称，即猪肺）"，热退复热，有汗不解，面青，呛咳，气喘，鼻煽，痰鸣有声，胸闷，便结，脉沉滑小数，舌苔满腻。风邪为痰滞所困，肃降无权，仍防闭逆。守原意参用降气导滞之属。

水炙麻黄 2.4 克　光杏仁 9 克　六神曲 12 克　玉桔梗 6 克

射干9克　莱菔子9克　象贝母9克　炒枳壳6克　炙苏子9克
薄橘红1.5克　方通草3克　炒竹茹4.5克

四诊：药后痰鸣气喘已退，表热已从汗解，大腑迭通，面转红润，时有呛咳，脉来小滑，舌根仍腻。此风邪痰滞已有化机，症势虽已站定，口腹仍宜加慎。

原方去水炙麻黄、射干、莱菔子、枳实、通草。加前胡3克、法半夏4.5克、瓜蒌皮9克、枇杷叶（去毛，炙）9克。

【按】《内经》云："诸气膹郁，皆属于肺。"肺气以下降为顺，上升为逆，外感风寒，腠理闭塞，则肺气郁闷，上逆而为喘咳。然喘咳之起与痰有最密切之关系，风寒客于肺，肺失通调水道之能，水液流滞，则凝而为痰。故治风寒喘咳用麻黄、桂枝辛开肺气，必兼化痰之品。

案2　杨某某，男童。

一诊：始而恶寒，继之壮热无汗，呛咳不已，气急鼻煽，喉间痰鸣，面赤唇干，烦渴，干恶，小溲混赤，脉滑数，舌苔糙黄。风邪袭肺，渐已化热，灼津液而成痰，痰热阻于肺胃之络。先为宣邪开肺，以化痰热。

净麻黄2.4克　射干4.5克　薄橘红3克　生甘草2.4克　炒枳实6克　生石膏15克　方通草3克　瓜蒌皮9克　竹沥半夏9克　姜竹茹6克　光杏仁9克　天浆壳5只

二诊：药后虽得汗，壮热依然不退，喘咳痰黏，气粗鼻煽，胸膺引痛，心烦呓语，口渴引饮，便结溲赤，脉来滑数，舌苔干黄。上焦之邪未清，阳明之热已盛，清降失司，壅遏伤津也。法当清泄里热，兼以化痰。

原方去净麻黄、天浆壳、射干、竹沥半夏，加肥知母6克、连翘心9克、桑白皮6克、净橘络2.4克、黑山栀6克。生石膏改为2.4克。

三诊：今日腑气畅通，壮热烦渴大减，惟仍呛咳气逆，胸痛，痰中带红，咽干，舌苔干少津，脉来小数。肺胃痰热虽得下行，余邪未尽，络损津伤之象。再为清肺生津，化痰降气。

炙桑皮9克　黑山栀6克　粉丹皮6克　鲜芦根30克（去节须）　天麦冬各9克　瓜蒌皮9克　光杏仁9克　枇杷叶9克（去毛，炙）　肥知母6克　浙贝母6克　净橘络2.4克　炒竹茹4.5克

注：3天后诸症悉除，病告痊愈。

案3　沈某某，女童。

一诊：饮食不节，痰滞交结肺胃，喘咳，胸满，咳吐黏痰颇多，仍痰鸣气粗，声如拽锯，唇青，便结，肢冷，有时神迷，脉伏，舌苔白腻。已呈闭逆之象，急为肃肺降气、泻痰宣窍。

炙苏子9克　莱菔子9克　法半夏6克　海南子9克　活磁石15克（先煎）　葶苈子9克　光杏仁9克　新会皮4.5克　炒枳实6克　九节菖蒲4.5克　射干4.5克　炙远志6克

另：玉枢丹0.6克、辟瘟丹1.2克研末和匀，开水先下，分2次服。

二诊：昨进肃肺降气、泻痰宣窍，神清肢和，唇色转红，大腑通畅，喉间痰鸣亦减。惟喘咳未平，胸闷胃呆，时有痰涎上泛，脉沉滑，舌苔薄腻。痰滞虽有化机，肺气未清，脾胃不和也。当再肃肺化痰。

原方去射干、九节菖蒲、海南子、玉枢丹、辟瘟丹。

加旋覆花（包）6克、象贝母9克、枇杷叶（去毛，炙）9克。枳实改为枳壳9克。

三诊：喘咳渐平，痰出颇多，胸脘仍感不畅，面黄，胃纳不充，脉濡滑，舌苔薄黄腻。肺气渐得肃降，脾胃健运未复，生痰之源未杜也。拟和胃化痰，枳术丸合二陈汤之意。

炒白术6克　杏薏仁各12克　瓜蒌皮9克　炒六曲12克　炒枳壳6克　川象贝各9克　陈橘皮4.5克　炒谷芽12克　云茯苓9克　法半夏6克　枇杷叶9克（去毛，炙）　冬瓜子12克

注：5剂后诸症悉除。

案4　华某某，男童。

风燥挟痰火上攻，壅滞阳络，阻遏气道。喉关红肿作痛，呛咳，痰鸣，声如拽锯，项外烷肿高突，便结，脉滑数，舌黄。大有"缠喉风"之害。当化痰清火，疏风散结。

竹沥半夏9克　玉桔梗4.5克　象贝母9克　净橘络2.4克　射干6克　云茯苓9克　京赤芍6克　元明粉12克（冲服）　炙苏子9克　大力子9克　净连翘9克　制天虫6克　竹沥油15克（冲）

另：雄黄解毒丸5粒，开水先下。

二诊：药后大腑迭通，呕吐黏痰两口，咽喉肿痛、痰鸣声如拽锯者大减。惟项部烷肿磊磊，呛咳，身热，脉来滑数，舌苔浮黄。风痰上攻之势已得缓解，余邪留恋肺络，仍防喉风。再为清化疏散。

原方去炙苏子、元明粉，加薄荷叶4.5克、炒竹茹4.5克、旋覆花（包）6克。

【按】缠喉风之症状，一般与急喉风相似：咽喉部突然肿痛，吞咽不利，言语不楚，痰涎壅盛。所不同者，缠喉风则项之前后同时漫肿，如蛇缠绕，肤色红，按之陷，甚则肿连胸前。

二、痧　子

案1　邹某某，女童。

一诊：痧子未齐即隐，面白，胸背痧点紫暗，不应指，壮热无汗，涕泪俱少，气粗，烦躁不安，神糊呓语，脉滑数，舌尖红绛，苔黄。热毒壅盛，未得透发，有内犯心营之象。亟当宣毒透表，兼以清神。

炒荆芥4.5克　粉葛根6克　京赤芍6克　玉桔梗6克　金银花9克　薄荷叶4.5克　连翘心9克　净蝉衣2.4克　辰茯神12克　犀角尖1.5克　牛蒡子9克　方通草3克　九节菖蒲3克

二诊：药后得微汗，面、胸、项背痧点虽已透布，四肢尚隐约，神志已清，身热仍壮，呛咳气粗，烦渴，便泄色绿，脉洪滑而数，舌苔糙黄。内攻之痧毒有外解之势，肺胃邪热方盛，还虑毒闭。当为清热化毒，兼以透解。

原方去荆芥、薄荷、犀角尖、九节菖蒲，加前胡3克、冬桑叶9克、光杏仁9克、生石膏24克。

三诊：痧子已透齐，身热不为汗解，口渴引饮，小溲短赤，呛咳，入夜少寐，舌尖干红，苔黄，脉小数而滑。热毒未尽，壅遏气分，肺胃津液渐伤，法当清热生津。

天花粉9克　酒子芩4.5克　黑山栀6克　玉桔梗6克　牛

大医精诚 万世师表

蒡子9克　净连翘9克　云苓神各12克　方通草3克　肥知母6克　黑元参9克　淡竹叶30片　鲜梨皮15克

【按】江苏俗称麻疹为"痧子"。此证古有"三多六闭"之说。"三多"者，咳多、泪多、嚏多，此肺气不发、驱邪向外之象也；"六闭"者，毒闭、塞闭、病闭、肠闭、食闭、脉闭，此热毒壅郁于里而不出也。痧子喜"三多"而恶"六闭"，因无论何种原因引起的"闭"证，都属凶候。本例属"毒闭"。治此等症，总宜宣透为主，盖从表而出，乃痧毒外达的一条主要出路。

案2　尹某某，男童。

一诊：痧子外发，挟感风寒，痧毒内隐，肺气闭塞。肢冷脉伏，无涕无泪，呛咳不爽，气喘，便泄，舌苔干白。症势颇重，急予辛温开化。

净麻黄2.4克　光杏仁9克　炒僵蚕6克　天浆壳5只　川桂枝2.1克　净蝉衣3克　法半夏6克　玉桔梗6克　薄橘红3克　九节菖蒲2.4克　活磁石15克（先煎）

二诊：进辛温开化，肢温，身热有汗，两脉亦起，痧子复出，面部胸背为多，呛咳，气喘，便泄，作恶，舌苔中黄。内陷之势虽缓，肺部痧毒尚重，肠胃亦复不和也。当再清肺透毒。

原方去川桂枝、九节菖蒲、天浆壳，加牛蒡子9克、净连翘9克、姜川连1.5克、金银花9克。

三诊：今日痧子透出较多，便泄干，恶已弭，壮热有汗不退，呛咳不畅，呼吸喘促，鼻煽，心烦，口渴，脉滑数，舌红苔黄。内蕴之热毒未清，灼伤肺阴。古人谓："脏腑之伤，为肺为甚"，信不诬也。当清化肺热。

水炙麻黄 2.4 克　光杏仁 9 克　肥知母 6 克　玉桔梗 6 克　金银花 9 克　生石膏 24 克（先煎）　炙桑皮 6 克　牛蒡子 9 克　炒竹茹 6 克　黑山栀 6 克　净连翘 9 克　酒子芩 4.5 克　鲜芦根 30 克

四诊：痧点遍及手足，壮热气喘已减，烦渴亦松，呛咳有痰，入夜少寐，唇干，舌红小津，脉小数。肺胃热毒化而未尽，阴分暗耗。法当养阴生津，佐以化热。

原方去水炙麻黄、牛蒡子、玉桔梗，加天花粉 12 克、大麦冬 9 克、黑元参 9 克、象贝母 9 克，生石膏改为 12 克。

【按】痧为阳毒、热毒，最喜清凉，故痧子之透发，以辛凉为宜。然寒闭之证，则当为辛温发表。盖风寒外束，非辛温不解。故严寒出痧子，腠理密闭者，往往用麻黄、桂枝、苏子、荆芥之类。不仅如此，患儿体质虚弱，痧透不畅者，亦当参用辛温以开发之，治病固因人因时而异也。

案 3　朱某某，男童。

一诊：痧子发而未透，色紫暗，壮热少汗，心烦，口渴，咳而不爽，今忽神志昏糊，四肢抽搐，脉沉数，舌绛少苔。肺胃热毒未得外达，侵入营血，内陷心包。症势匪轻，亟为透毒、凉血、熄风。

乌犀角尖 2.1 克　粉丹皮 6 克　牛蒡子 9 克　薄荷叶 3 克（后下）　鲜生地 30 克　净连翘 9 克　金银花 9 克　双钩藤 9 克　京赤芍 6 克　净蝉衣 4.5 克　鲜芦根 30 克

另：至宝丹 1 粒，开水先下。

二诊：药后壮热从汗而减，抽搐先定，神志随清，痧出较多，色转光润，佳兆也。呛咳仍不爽，口渴引饮，间或烦扰，舌绛而干，脉小数。内陷营血之痧毒渐得外透，气分邪热尚重，势防化燥。再为清热透毒。

原方去犀角尖、薄荷叶、赤芍、至宝丹，加光杏仁9克、玉桔梗6克、象贝母9克、肥知母6克。

三诊：痧子透布全身，热势大退，烦渴亦除，精神转佳，呛咳未平，痰出黄稠，咽部微痛，脉小滑带数，舌红苔浮。余邪逗留上焦，清肃之令不行，当为肃肺化痰。

冬桑叶9克　瓜蒌皮12克　京赤芍6克　象贝母9克　光杏仁9克　薄橘红3克　黑元参9克　生甘草3克　炙苏子9克　玉桔梗6克　鲜芦根30克　枇杷叶9克（去毛，炙）

案4　林某某，男童。

一诊：痧子退后，邪热未清，消灼肺阴，又复内犯神明。咽痛，音嘶不响，身热无汗，入夜呓语，咳嗽不爽，气粗痰黏，舌干无津，脉细数。症势颇险，当解毒养阴，清肺化痰。

鲜石斛12克　冬桑叶9克　杏仁泥9克　象贝母9克　薄荷叶4.5克　玉桔梗6克　瓜蒌仁12克　方通草3克　明天冬9克　蜜炙苏子9克　炒竹茹4.5克　枇杷叶9克（去毛，炙）

另：神犀丹1块，分2次，开水磨服。

二诊：进解毒养阴、清肺化痰，咳痰较爽，音嘶渐响，身热亦减，仍日轻夜重，间或呓语，渴不多饮，咽痛，脉来细数，舌尖干红，少苔。痧后余毒逗留上焦为患，虽有化机，阴分耗伤尚难骤复也。守原意再进一步。

原方去薄荷叶、炙苏子，加银柴胡3克、地骨皮12克。

三诊：日来音嘶已响，咽痛已弭，身热及晨而退，入暮仍起，呛咳有痰，口干，脉濡细带数，舌红无苔。上焦邪热渐轻，肺胃阴伤未复，虚而生热。拟养阴生津，兼以化热。

银柴胡 3 克　　川象贝母 各 6 克　　光杏仁 9 克　　川石斛 9 克　天麦冬 各 9 克　　瓜蒌皮 9 克　　鲜沙参 9 克　　地骨皮 12 克　　黑元参 9 克　　生甘草 2.4 克　　枇杷叶 9 克（去毛，炙）　　炒竹茹 4.5 克

【按】痧子后期，阴分已伤，元气已耗，往往余热不净，成为后患。盖热即是毒，留下一分热，便是一分毒。故痧子后期养阴必兼化热，此即除毒务尽之意。

三、惊　风

案 1　李某某，男童。

一诊：时邪痰滞交结厥阴阳明，内扰心包，肝风暗动。头痛项强，恶寒发热，无汗，神志不清，时有呓语，间或两手妄动，便结，溲少，脉左伏右数，舌苔腻黄。殊有疫痉之变，亟当疏表清热，涤痰通窍。

香豆豉 12 克　　川羌活 4.5 克　　竹沥半夏 6 克　　炒枳实 6 克　姜山栀 6 克　　炒僵蚕 6 克　　双钩藤 9 克　　九节菖蒲 4.5 克　　陈橘络 2.4 克　　黄郁金 6 克　　薄荷叶 5 克　　玉枢丹 0.9 克（入煎）

另：万氏牛黄清心丸 1 粒，开水先下。

二诊：头痛项强已退，入夜神识亦清，身热不为汗解，大腑未通，呓语喃喃，两手妄动，脉左伏右数，舌尖红而干。表热虽去，里热未除，心火肝风相煽为患。仍当清热熄风，兼通腑气。

原方去香豆豉、姜山栀、川羌活、玉枢丹、万氏牛黄清心丸，加上川连 1.8 克、海南子 9 克、益元散 12 克、辰茯神 12 克、炒竹茹 4.5 克。

另：牛黄清心丸 1 粒，开水化服。

三诊：药后大腑已行，两手妄动已定，呓语亦止。惟身热退而未清，口渴，心微烦，两脉小滑而数，舌干红少苔。余邪痰热化而未尽，留恋于胸膈之间。法当清热生津。

天花粉 12 克　益元散 12 克　净连翘 9 克　方通草 2.4 克
竹沥半夏 4.5 克　黄郁金 6 克　云茯神各 12 克　炒竹茹 4.5 克
川贝母 6 克　淡黄芩 4.5 克　大麦冬 9 克

【按】脉左伏者，病多在心、肝、肾三脏。盖左诊心、肝、肾，右诊肺、脾（胃）、肾。对于危重病症，有其实际临床意义。急惊风原属心火肝风相煽之证，当心肝之际，可见伏脉，惟有时左脉沉伏，有时两脉皆伏。

案 2　舒某某，男童。

一诊：积滞痰热，困于中宫，兼受惊骇。邪入心肝之络，闭塞窍道。忽然口噤不语，四肢震颤，神志昏糊，胸腹作胀，便秘，脉沉伏，舌苔白腻。症在险途，先当开窍化痰。

陈胆星 4.5 克　光杏仁 9 克　天竺黄 4.5 克　炒僵蚕 6 克
远志肉 4.5 克　炒枳实 6 克　莱菔子 9 克　新会皮 4.5 克　黄郁金 6 克　双钩藤 9 克　竹沥半夏 6 克　九节菖蒲 4.5 克

另：苏合香丸 1 粒，开水化服。

二诊：进开窍化痰，药后呕吐痰涎数口，神志醒而又闭，不语如故，手足搐搦，腹胀满，便结，气粗，面赤，脉沉实，舌心白腻。阳明痰滞交蕴，心肝蓄热未去。姑与原法增入利下痰热之品。

原方去新会皮、远志肉、苏合香丸，加生军 12 克、煨黑丑 9 克。

另：牛黄抱龙丸 1 粒，开水先下。

三诊：开窍下痰并进，大腑畅通，神志清醒，已不作搐。惟腹部仍微胀，心烦少寐，口干不多饮，小溲混赤，脉来小滑，舌苔已薄，中心浮腻。阳明痰滞虽下，膈间余邪未尽，心神尚受其扰也。当为清心涤痰。

竹沥半夏 4.5 克　炒枳壳 6 克　方通草 4.5 克　炒枣仁 9 克　薄橘红 3 克　云苓神各 9 克　陈胆星 4.5 克　川雅连 1.2 克　远志肉 9 克　光杏仁 9 克　黄郁金 6 克　炒竹茹 4.5 克

案 3　张某某，男童。

一诊：急惊风不时闭逆，目上视，头后仰，牙紧，口噤，四肢抽搐，便结不通，身热，脉滑数，舌心腻黄。时邪挟痰热交阻于中，壅闭心窍，激动肝风。亟为熄风镇惊。

羚羊角尖 4.5 克　明天麻 3 克　天竺黄 6 克　九节菖蒲 6 克　双钩藤 12 克　杭菊花 9 克　竹沥半夏 9 克　炒竹茹 6 克　陈胆星 6 克　全瓜蒌 12 克　辰茯神 12 克　蝎尾 2 对

另：至宝丹 1 粒，石菖蒲 9 克、双钩藤 9 克煎汤先下。

二诊：今日抽搐大减，角弓反张之象已弭，牙关亦张，二便通利。惟两目时作凝视，神志时清时昧，身热有汗，口干，夜间少寐，脉小数，腻黄之苔已薄。肝风渐定，心经邪热尚未尽撤，仍有痉厥之虑。法当清心泄热，化痰安神。

原方去羚羊角尖、全瓜蒌、至宝丹，加川雅连 1.5 克、

大医精诚 万世师表

净连翘9克、大麦冬9克，蝎尾改为1对。

另：琥珀抱龙丸1粒，分2次开水化服。

【按】小儿急惊，热、痰、惊、风四证虽往往相互兼见，但仍当察其主证以施治。肝风已动者，以熄风为主，兼见神昏、惊惕不安者，当佐镇惊。镇惊之品以至宝丹、琥珀抱龙丸为优，邪热盛者宜至宝丹，心气较虚者则宜琥珀抱龙丸。

案4 黄某某，男童。

一诊：壮热两日不退，无汗，口渴，腑虽通，而胸闷气粗，溲少，两目上视，脉沉伏，舌白。暑邪挟滞交蕴，复为寒凉所遏，以致气机阻窒而闭逆。当用四磨汤降逆调气，照古方而变其制。

花槟榔、小青皮、老苏梗、炒枳实各1.5克，用开水磨汁冲服。

二诊：昨进四磨汤，幸能安受，胸闷气粗已平，二便皆通，目光转活。惟身热少汗，口渴引饮，脉小数，舌苔转腻黄。气机虽得宣通，上焦之风暑及中宫之痰滞未清，仍防复闭，当为清解疏化。

薄荷叶4.5克　方通草3克　天竺黄4.5克　正滑石12克
瓜蒌皮12克　赤茯苓12克　炒枳实6克　炒竹茹4.5克　光杏仁9克　黑山栀6克　老苏梗4.5克　荷梗1尺（去刺）

三诊：日来气平胸畅，二便通调。惟热退不清，口渴，呛咳有痰，脉尚数，舌心尚黄。痰滞渐化，暑邪渐解，险关已过，不再生枝，可望步入坦途。再为清暑热而化痰滞。

原方去炒枳实、天竺黄、老苏梗。加射干4.5克、象贝母9克、枇杷叶（去毛，炙）9克。

案5 严某某，女童。

一诊：慢惊，吐泻不止，额汗如珠，唇色青暗，痰鸣气促，头频摇，手足震颤，肢冷脉伏，苔淡白。脾肾真阳两伤，阴寒内盛，虚阳外越之候。症势极重，急为大剂回阳救逆。

熟附片9克　上桂心3克　淡干姜3克　云茯苓9克　别直参9克　上川连2.4克　炙甘草9克　伏龙肝30克（煎汤代水）

二诊：进参附回阳救逆，泄泻已稀，肢冷转和，脉伏亦起。惟吐逆未止，神疲、昏睡，四肢时作搐状，舌苔淡白。脾肾两竭，血不养筋，浮阳时升，虚风时动也。险关未逾，仍当扶正温中，以逐阴寒。

原方去别直参、云茯苓，加藿香4.5克、炒白术6克、公丁香14粒、白蔻仁（杵）3克。熟附片改用2.4克，炙甘草改为3克。

三诊：迭进扶正温中，吐泻大减，面色青暗渐退，抽搐亦止。惟神疲嗜卧，睡时露睛，头汗出，胃呆不思食，苔白薄腻，脉濡细。慢惊虚风虽定，脾肾虚而未复，气血双亏。当固本培元，以善其后。

西党参9克　炙甘草3克　大熟地15克　大白芍6克　炒白术6克　淮山药6克　大砂仁3克（杵）　炒枣仁9克　炙黄芪9克　西当归6克　补骨脂9克　云茯苓9克　生姜2片　红枣3枚

案6 王某某，女童。

一诊：急惊风之后，内热不清，上吐下泻，遍数颇多，大肉尽削，囟门下陷，腹胀，入夜心烦，呓语，上腭起白糜，舌红，脉细数。脾胃阴气大伤，暑邪痰热内伏，慢惊可

大医精诚万世师表

虑。法当养阴和中，兼清暑热。

川石斛 12 克　姜川连 1.2 克　陈橘白 4.5 克　粉葛根 6 克
炒白术 6 克　炙甘草 3 克　辰云苓神各 9 克　酒子芩 4.5 克　淡
干姜 2.4 克　九节菖蒲 2.4 克　灶心土 30 克（煎汤代水）

另：小儿万病回春丹 1 枚（内 5 粒），用 2 粒纳脐中，
外贴以膏药，开水送服 3 粒。

二诊：吐泻已稀，身热略减，惟舌腭糜白未消，腹部仍
胀，呛咳，心烦，口干，囟陷肉削，舌红无苔。急惊退后，
阴土暗伤，暑邪未净，痰热逗留上焦，仍在险途，守原意
出入。

原方去粉葛根、陈橘白、淡干姜，加六一散 12 克（包
入煎）、炒麦芽 12 克、南花粉 12 克、象贝母 9 克、净连翘
9 克。

三诊：从慢惊例立法，上吐下泻已止，腹胀亦退，上腭
糜白较少，进粥颇能安受。但午后仍有潮热、呛咳，脉濡
数。急惊之后，实者未清，虚者未复。当再养阴清热，和胃
化痰。

川石斛 12 克　炙甘草 2.4 克　南花粉 12 克　炒谷芽 12 克
炒白术 6 克　淡黄芩 4.5 克　象贝母 9 克　炒竹茹 4.5 克　云茯
苓 9 克　光杏仁 9 克　香白薇 9 克　青荷叶 1 角

【按】小儿慢惊以虚寒证为多。轻者脾胃阳伤，用补土
抑木法可效；若严重者，则脾肾两衰，纯阴无阳，常致虚脱
而死，亟进参、附，尚可挽此沉舟（如案 5），惟需大剂续
进。又有虚中挟痰挟热之慢惊，古称"半阴半阳"证（如
案 6），多系急惊误治或热病延久转变而来。两者虽同慢惊，
实有霄壤之别，不可不细察也。

岐黄之术自有传承

四、虫 积

吴某某，男童。

一诊：向有虫积，昨夜忽然脘腹剧痛，阵阵不已，痛者头汗如雨，面白肢冷，曾经昏厥，食入则吐，挟有蛔虫，脉沉涩，舌黄中白。虫积内伏，扰乱生化之机，阳气失于宣通使然。先当温中驱虫。

炙乌梅6克　姜川连1.8克　使君子9克　川楝子9克　熟附片4.5克　淡干姜3克　西当归6克　五谷虫3克（洗净，炒）川桂枝2.4克　大白芍6克（吴萸1.5克拌炒）　小青皮4.5克

二诊：进温中驱虫，下利蛔虫无数，脘痛已定，痛移少腹，胀满不舒，四肢已和。饮入作恶，面黄形瘦，脉细数，舌黄。虫积未清，伤害脾胃，入疳堪虑。法当驱虫消积。

原方去炙乌梅、熟附片、川桂枝，加大腹皮9克、焦六曲12克、鸡内金12克。

三诊：腹痛已止，胀势未消，近日大便仍有蛔虫，面黄形瘦，胃纳不香，惟不作恶，舌苔薄黄，脉象细软带数。脾胃暗伤，健运失职，内伏之虫积未净。仍当运中化积。

胡黄连2.4克　炒薏仁15克　炒枳壳6克　炒白术6克　川楝子9克　炒六曲12克　青陈皮各1.5克　使君子9克　大腹皮9克　炙鸡内金9克　五谷虫3克（洗净，炒）　冬瓜子皮各12克

【按】小儿虫病，多由停积而来。而停积既久，脾胃衰弱，又将导致疳证。故积、虫、疳三者的关系至密。治虫积必兼健脾消呆者，也正是由于这个理由。

大医精诚万世师表

五、疳证

王某某，男童。

一诊：风温之后，热退不清，呛咳气逆，自汗出。面黄肌瘦，腹胀满，时痛时止，间或便溏，胃纳不香，舌红苔黄，脉濡而数。肺阴已伤，余邪留恋未化，而脾土又复虚弱，郁热生虫之征。先当养阴化热。

冬桑叶9克　光杏仁9克　净连翘9克　川石斛9克　明天冬9克　知贝母各6克　玉桔梗6克　生甘草2.4克　云茯苓9克　前胡6克　地骨皮12克　炒竹茹4.5克　鲜梨皮24克

二诊：迭进养阴化热，身热渐退，胃纳略增，呛咳气逆未平，腹满时痛，痛则汗出，面黄不华，脉涩数，舌红苔浮。阴伤热恋，土虚虫积为患。仍以养阴清肺为先。

原方去冬桑叶、前胡，加炙桑叶6克、枇杷叶9克（去毛，炙）。

三诊：经治以来，热已退清，咳逆大减，面黄肌瘦，腹满而痛，痛止进食颇安。昨又便出蛔虫数条，脉濡细，舌红苔浮黄。肺热已化，脾伤未复，虫积盘踞不去，气血渐耗也。拟健脾消积，剿抚兼施。

潞党参9克　云茯苓9克　炙甘草2.4克　川楝子9克　大砂仁3克（杵）　焦山楂9克　五谷虫3克（洗净，炒）　石榴根皮15克

【按】小儿疳证虽极复杂，但总由脾胃受损，气液耗伤而形成的一种小儿慢性病证。临床上以形体消瘦、面黄发

枯、精神萎靡或烦躁、饮食异常、大便不调为特征。疳有两种含义：一为"疳者甘也"，谓其病由恣食肥甘厚腻所致；二为"疳者干也"，是指病见气液干涸、形体干瘪消瘦为临床特征。前者言其病因，后者言其病机和症状。由于本病起病缓慢，病程较长，迁延难愈，严重影响小儿生长发育，甚至导致阴竭阳脱，卒然死亡。故前人视为恶候，列为儿科四大要证之一。

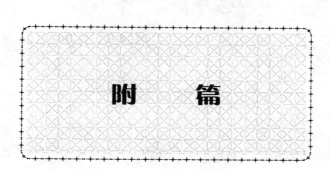

附　篇

大医精诚万世师表

马培之内科医案

再门人　张培良　谨署

序　言

宗良受业于邑名医颜亦鲁先生。颜氏为故名医贺老夫子季衡入室弟子，贺氏则传马培之先生之衣钵者也。简言之，马先生为宗良之老太师，宗良则老太师之再小门人也。

愚不及见先生负剑辟呬、亲承教诲引为憾事。闲尝闻诸业师云，老太师马培之名文植，孟河人，承世业为医，同光之际名动公卿孝钦，后召入诊疾，赏赉有加。对于外科尤为独到，家内备有匠人为之创造临时刀圭，器械之全为现代西医所望尘莫及，因家传本以疡科著称也。年七十余卒。著有《医略存真》一书，辨析刀针之当用与否，又尝批评《外科证治全生集》，分别其治法及方药之短长，均极精当。

现坊间尚有《马培之外科医案》行于世，尚有未刊印稿若干种藏于家，按治外必本诸内乃中医界要诀，因对于外证之辨别阴阳，消肿溃脓、托里生肌、开刀打针诸法均极有研究，如能兼通内科，熟谙藏腑病理者用药尤属精当。今人多谓内证宜中法、外证宜西法，殊不知西医长处在解剖缝割及清洁，于枪弹机械伤最宜，若关于六淫七情之外证，则懵然莫辨其由来，但守见症治症之旨，故取效不及中法之速，盲从之士不辨外证性质，自贻伊戚者多矣。信笔所至，故不自觉于内科医案上竟言外科之长也。安得有老太师其人者，为中医界吐气乎，愚虽为之执鞭所欣慕焉。

再小门人　张宗良①谨识
一九四九年六月九日

---

① 作者注：张宗良，字培良。

大医精诚万世师表

一、中 风

案一

经以三阴三阳发病为痿为偏枯，三阴之病偏于左，三阳之病偏于右，操劳过度心肾营阴皆亏，水不涵木，肝阳内风上扰，陡然眩昏，口㖞舌蹇，右肢弛纵不能自持。今已年余，右肢渐能运动，口舌已正，惟不能作劳用心，右少腹近胯气滞不舒，此处为厥阴部位，木郁不达，气滞于经。肺属金，主气，管摄一身，肺虚于上，不能周行，营卫循环失度，肺与大肠相表里，大肠为庚金，肺为辛金，金水不能相生，致脏阴亏虚，故大便结而不畅，脉象沉细而濡，细为阴虚，濡为阳弱。气阴两伤，虚中夹痰，刚剂难投，当清养肺气，兼培心肾以舒脉络。

大生地 9 克　西当归 9 克　川续断 9 克　橘皮络 3 克　夜交藤 12 克　西洋参 6 克　大白芍 9 克　络石藤 9 克　黑料豆 9 克　桑寄生 12 克　黑芝麻 6 克

案二

肝藏血主筋，肾藏精主骨，肝肾阴亏，寒风湿邪，客于太阳腰股作痛数年，或轻或剧。夏秋以来，腿胯腰股强硬不能转动。经谓，屈而不伸者，其病在筋；伸而不屈者，其病在骨；肝肾血脉不荣，已成残废。宜培肝肾以利节络。

大生地 9 克　女贞子 9 克　宣木瓜 12 克　上川连 3 克　大白芍 9 克　川续断 9 克　西当归 9 克　大秦艽 9 克　络石藤 12 克

怀牛膝9克　金狗脊6克　炒桑枝6克

二诊：肝肾阴亏之质，脾湿下流于络，腰股腿足筋脉僵硬不能屈伸，脉来两部滑数，虽遇重寒尚不觉冷，其中伏热伏湿不尽，补剂暂缓，拟和气血以通经络缓缓取效。

北沙参12克　苍耳子3克　左秦艽9克　宣木瓜12克　女贞子9克　西当归6克　炒薏仁12克　川牛膝9克　五加皮6克大白芍6克　炒白术12克　桑寄生9克　川桂枝3克

洗方：西当归9克　炙艾绒3克　宣木瓜6克　威灵仙9克杜红花6克　川桂枝3克　五加皮12克　炒桑枝9克

案三

脉沉细缓，左部带弦，右部带滑。细为血少，缓主正虚，滑为痰湿。肝肾之阴不足，脾经又多痰湿，血不养肝，内经风暗动鼓，激痰湿入于少阳、阳明之经，左半面筋脉蠕眴，左肢惊惕，辛劳益甚。舌苔白滑，口腻兼有秽气，小便不清。湿蕴太阴，热蒸阳明，防有偏枯之害。拟养阴熄风，兼和阳明，以化痰湿。

西当归9克　姜半夏6克　净橘络3克　大白芍6克　炒白术12克　紫丹参12克　白蒺藜9克　炒竹茹9克　杭菊花6克晚蚕沙6克　煨天麻6克　大秦艽12克　制豨莶草9克　炒桑枝6克

案四

烦劳过度，心肾交亏，水不涵木，肝阳化风上扰阳明，胃经夹有湿痰，横趋于络，以致右肢不能举动，足乏不胜步履，厥气犯胃，频频作嗳。经谓三阴三阳发病为痿为偏枯。

三阴之病偏于左，缘肝肾血液内亏，虚风煽动，脉象虚弦小滑。拟育阴柔肝，兼化痰舒络。

　　红参须4.5克　法半夏9克　炒白芍6克　大生地12克　怀牛膝9克　当归身6克　新会皮6克　云茯苓12克　炒红花6克　川续断9克　黄芪皮9克　枸杞子9克　桑寄生12克　红枣5枚

　　二诊：脉下右关独大而滑（湿痰入络），阳明中虚湿痰不化，偏风之候，右肾畏冷，络脉空虚，每于热饮则咳呛顿作，肺气亦虚，且语言未爽，舌本未和，四肢无力，营卫未充，络中湿痰未尽，仍用前法加减主之。

　　红参须4.5克　西当归9克　黄芪皮9克　川续断12克　法半夏6克　大生地12克　大白芍6克　怀牛膝9克　净橘络3克　云茯苓9克　川杜仲9克　桑寄生9克

二、厥　逆

案一

　　经曰：阳气衰于下则为寒厥，阴气衰于下则为热厥。厥之为病，皆由下虚起见，阳气胜阴气虚，阳乘阴位则为热厥；阴气胜阳气虚，阳不胜阴则为寒厥。寒热之外，又有六种之形症。少阴之厥腹满心痛，厥阴之厥腹胀好卧而屈膝。

　　尊阃之恙已二十年，作时必嘈卧一日，旋即胸痛吐逆，肢搐神昏，周时方苏。迩来则举发更勤，今甫定一日，诊得脉象极弱，尺部洪虚，谷食少进，舌苔中剥，两旁白滑，细揣色脉，中虚夹痰，肝肾之阴两伤，龙雷之火不藏。

　　夫龙火起于肾，雷火起于肝，气火挟痰上升，神明为之蒙蔽，则神昏嗜卧，冲胃则呕吐厥逆，火动风生，风乘木土，故四肢搐搦，拟暂进养营柔肝，兼和胃化痰之法。嗣后再投培养肝肾，佐酸咸敛降之法，俾龙潜海底，雷藏泽中，不致上冒，庶可杜患。

西当归6克　西洋参4.5克　法半夏6克　云茯神9克　炒白术12克　大白芍6克　紫丹参12克　白蒺藜9克　黄郁金9克　合欢皮6克　炙甘草3克　陈橘红3克　红枣5枚

案二

恙由惊恐起见，惊则气乱伤乎心也，恐则气下伤乎肾也。心胆气偏，痰涎沃乎心包，神志瞀乱，寤不成寐，或歌或笑，或泣或悲，饮食倍于曩昔，阳明痰火有余，成为癫证。拟用泻心温胆法。

朱砂0.3克　桂麦冬9克　石菖蒲9克　琥珀3克　黄郁金12克　炒枳实6克　生石决明15克　上川连3克　川贝母4.5克　陈橘红3克　粉甘草3克　乌元参9克　猪心血30克　竹沥油9克

案三

思劳抑郁，心脾受亏，木郁不达，气化为火，心君被扰，恍惚不宁，言语不经，精神疲惫，四肢惊惕，虑成癫痫之疾，急为养荣开畅心脾，以舒木郁。

北沙参12克　法半夏9克　柏子仁9克　白蒺藜12克　大白芍9克　紫丹参12克　炒远志6克　黄郁金9克　陈橘皮4.5克　西当归9克　石菖蒲9克

大医精诚 万世师表

案四

脉沉细，经急，思虑过度，心肝郁而不达，气化为火，神思恍惚，志意不乐，不能自如，卧不成寐，将成癫疾。拟养阴清气，解郁以宁神志。

北沙参12克　大麦冬9克　黄郁金9克　琥珀3克　柏子仁9克　川贝母6克　川百合9克　炒远志6克　生甘草4.5克　合欢皮9克　炒桑枝6克　云茯苓9克　金器1只（同煎）　鸡子黄1枚（冲服）

案五

思虑过度，心脾受亏，木郁不达，气化为火，中土受其克制，以致胸腹作胀，食少无味，心胸烦闷，恍惚不安，神志不灵，语言欲出忽缩，虑成癫疾。宜养心脾舒木郁。

北沙参12克　佩兰叶6克　淮山药9克　琥珀3克　柏子仁9克　紫丹参12克　大麦冬9克　黄郁金9克　炒远志6克　法半夏6克　陈橘皮4.5克　云茯神9克　合欢皮9克

案六

腹痛有年，日甚一日，发时胸闷呕吐，眩昏神昏肢搐，逾时苏醒，旋即四肢红紫，斑疹透则神识渐清。脉诊潜风伏于脾，侵于营分，痰滞于中，气道壅闭，陡然痛作，得吐则胃气宣通，伏邪分泄矣。用宣中降浊，兼理伏邪。

法半夏9克　川厚朴6克　黄郁金9克　紫丹参12克　云茯苓9克　白蒺藜12克　大天麻9克　炙荆芥4.5克　小青皮3克　紫降香3克　生姜2片

三、郁　症

案一

郁之一症共有六条，气血痰火湿食也。脉象虚弦，左细，右关浮弦滑疾，郁损心脾，肝胃不清，痰气阻滞于中，胸脘不舒。饮食入胃，则气闭神昏，牙紧肢冷，背俞作胀，吞酸作吐，脾阳不升，浊痰上蒙清窍，左目红丝，瞳神缩小，视物不明，胃浊不降，大便艰难，目眶青黑，痰滞于脾。经来腹痛，木郁不达。拟和畅肝脾，化痰舒郁。

紫丹参 12 克　陈橘红 3 克　白蒺藜 12 克　炒桑枝 9 克　炙远志 6 克　制半夏 9 克　黄郁金 9 克　炒枳壳 6 克　云茯苓 9 克　炒竹茹 9 克　九节菖蒲 9 克　佛手 6 克

案二

脉象沉弦且细，沉者郁也，弦为气滞，细为血衰，心脾郁而不遂，气亘于中，脘中迷闷不畅，不嗜米谷，只餐面食，麦为心谷，米为脾谷，子虚求助于母也，谷食不食则形神日羸。拟养心调脾以苏胃气。

广藿梗 6 克　炒白术 12 克　益智仁 9 克　炙远志 6 克　陈橘皮 6 克　佩兰叶 4.5 克　法半夏 6 克　炒谷芽 9 克　黄郁金 9 克　云茯苓 9 克　红参须 3 克　煨姜 2 片　红枣 5 枚

案三

心脾郁而不遂，气化为火，浮越于上以致头面烘热。欠

大医精诚 万世师表

寐，心神不安，下部怯冷。拟养心脾以舒郁。

北沙参12克　炙远志6克　合欢皮9克　法半夏6克　大白芍9克　紫丹参12克　淮山药9克　西当归9克　黄郁金9克广皮柏子仁9克　北秫米30克

案四

脉象沉细而弦，两尺下垂，肾水自亏，心脾郁而不遂，气血偏阻，左偏头汗，胸腹不舒，精神困乏，欠寐耳鸣。当养心脾以舒郁。

红参须3克　法半夏9克　炙沙苑6克　紫丹参12克　合欢皮9克　陈橘皮6克　西当归6克　炙远志6克　云茯神9克淮山药9克　炒白术12克　红枣5枚

四、不　寐

案一

恙由惊恐而起见，旋即不寐，心胸辣热，咽嗌气瘅，呃逆甚至昏厥。经云，惊者心与肝胃病也，心气强则触之不动，心气虚故触之易惊。肝属木属风，风木震动，故病热惊骇，胃为多气多血之经，胃气壅则生热，故恶人与火闻声则惊；心主藏神，惊则神舍热，阳明痰热，内居心包，神不归舍，故见症若是。拟养心胃和胃平肝以安神志。

北沙参12克　云茯神9克　炙远志6克　柏子仁9克　白蒺藜9克　法半夏6克　紫丹参12克　西当归6克　合欢皮6克佛手片6克　炒竹茹6克　煅龙骨15克　鸡子黄1枚（冲服）

岐黄之术自有传承

案二

素是湿体，肺气不利，鼻塞不闻有年。今春脐下动气上振于心，卧不成寐。脉细左关弦硬，舌苔满白。肝肾不足，阳明湿痰不清，痰结于中，清阳之气不能上升。拟用温胆汤加味主之。

法半夏6克　炒枳壳6克　紫丹参12克　云茯苓9克　北沙参12克　广藿梗6克　炒竹茹9克　北秫米15克　川贝母6克　炙甘草3克　炒白术12克

二诊：不寐之证有十数条，《灵枢》云，以阳气不得入于阴之气，故目不瞑，腹有动气，下及心胸，卧不成寐，肝肾阴亏于下，胃阳扰动于中，面有油汗，阴不敛阳，水火不能交济。拟培肝肾以摄冲任。

南北沙参各9克　生熟首乌各9克　川黄连3克　上肉桂3克　红绿豆15克　生炙甘草各3克　赤白芍各6克　生熟枣仁各9克　川钗石斛9克　煅龙骨15克　川百合9克

三诊：脉象细而缓，沉候带弦。缓乃脾之本脉，土虚生湿，沉候弦者，阴伤肝不和也。脾处中州，为化生气血之脏，脾虚不能布精于胃，子令母虚，神不归舍，彻夜不寐。始进和胃，继交心肾，均未得效。拟从心脾进治。

孩儿参4.5克　淮山药9克　大白芍6克　陈橘皮4.5克　炒枣仁9克　益智仁9克　当归身6克　炒白术12克　佩兰叶6克　夜合花12克　甘草3克（水炒）　炙远志6克　生熟枣仁各9克　浮小麦30克　红枣5枚

案三

右寸脉虚，是气之不足；两尺沉细，命肾皆亏；两关小而带滑，肝脾两经夹有湿邪；欲小解大便亦随之而下，有时气堕于囊，精凝成粒，此气虚夹湿，肾元不固，虚阳上浮，头目眩昏，卧不成寐。拟益气固阴以敛浮阳。

炒党参12克　菟丝子9克　淮山药9克　白蒺藜12克　大白芍9克　当归身6克　益智仁9克　沙苑子12克　山萸肉9克　粉丹皮9克　大生地9克　炒枣仁12克　福泽泻9克

案四

忧思抑郁，最损心脾。心主藏神，脾司志意，二经俱病，五内俱违。心为君主之官，脾乃后天之本，精因神怯以内陷，神因气伤而无依，以故神扰意乱，竟夕无寐，故多患惊悸怔忡之病。

异功散9克（包入煎）　炒远志9克　炒枣仁9克　当归身9克　炙黄芪12克

附：异功散

党参、白术、陈皮、云苓、炙甘草、生姜、红枣。

五、虚　损

案一

心主血而藏神，脾统血而藏意，肝藏血而荣筋。思虑烦劳，心脾营血固亏，而气分亦弱。肺为气之主，肾为气之根。夫营出中焦，卫出下焦，故肾为立命之本。劳则气坠于下，心神不安，四肢慵倦，形神消瘦，口渴便难，中虚营损显然。幸脉息尚和，眠食如常。拟养心脾，调中益气。

人参 3克　益智仁 9克　厚杜仲 9克　枸杞子 9克　西当归 9克　炙黄芪 12克　陈橘红 3克　法半夏 6克　炒枣仁 9克　大熟地 12克　炒白术 12克　云茯苓 9克　炙甘草 3克　鹿茸 3克　柏子仁 9克　黑料豆 15克　龙眼肉 9克　红枣 5枚

案二

肺属金主气，肾属水藏精。气轻浮易上而难下，精沉重易下而难上，此物之自然也。肾水素亏，前年因热病而致呛咳咯血，血止而咳嗽未除，动劳气促，不能平卧，肺虚清肃不降，肾气少藏。宜金水并调，佐之摄纳。

北沙参 9克　淮山药 9克　女贞子 9克　象贝母 6克　金樱子 12克　大生地 12克　煅牡蛎 24克　甜杏仁 9克　黑料豆 12克　云茯苓 9克　毛燕 4.5克　合欢皮 9克

案三

脉象虚细，左关较弦，脾胃久亏，肝阳偏旺，加以操持过度，心气亦虚。入夏以来，又感寒暑之邪，致患腹痛泄泻诸候，现已就痊。黎明时，肠鸣腹痛，口泛清涎，四肢骨节酸痛，口渴心烦，夜不安寐，饵荤则便薄，舌苔中剥，气阴两伤，中气不能建立，偏寒热之剂在所难投，拟调养心脾，并立中气。

炒党参 9克　淮山药 9克　炒枣仁 9克　炙乌梅 6克　大白芍 6克　炒白术 9克　炙甘草 3克　西当归 9克　云茯神 9克　黑料豆 24克　炙黄芪 12克　益智仁 9克　红枣 5枚

案四

阴虚木郁，入夏暑湿之气伤肺，咳嗽见血，血止而咳不平。秋后面浮肿，动劳气促，力乏音低，形神日羸，谷食大减，小溲短滴不禁，呃逆无声，肢冷、舌白、脉濡，两尺不应。肺脾肾三经大败，真阳欲离，胃茫中竭，症不在治。勉投参附回阳以尽人事，再延高明多裁。

人参3克　法半夏9克　补骨脂9克　炮姜3克　制附子4.5克　炙甘草6克　云茯苓12克　大白芍9克

案五

精气神为人身三宝，精藏于肾，气出于肺，神藏于心。心有所思则精有所耗，神无所归，气无所依，百病生焉。心悸懒动，倦怠乏力，便泄，精关不固，谷食不香，心脾肾三脏皆亏。法当静养，勿虑勿劳为要。

炒党参12克　炒白术12克　炙黄芪9克　煅龙齿15克　炒枣仁9克　炙远志9克　云茯神9克　西当归6克　广木香4.5克　陈橘皮6克　煨姜3克　红枣5枚　龙眼肉9克　鱼肚4.5克

案六

阅恙原心悸自汗，头眩胸闷懊恼，食减少寐，周身酸痛，间作寒热，业已有年。此乃心脾肾三经不足之症。心主血而藏神，心营亏则神不安舍。脾生血而藏意，脾之生气不旺，无以化生新血，阴津不能内守，多劳多动，气机不续。经以营出中焦，卫出下焦，产育颇多，下元根蒂已亏，拟养心调脾，并育肾阴。

潞党参12克　当归身9克　生熟地各9克　炒枣仁9克　沙苑子9克　甜白术12克　淮山药9克　云茯神9克　炙远志6克　黑料豆24克　柏子仁9克　炙甘草6克　大麦冬9克　陈橘皮4.5克　炙

黄芪9克　厚杜仲9克　川续断9克　龙眼肉6克　红枣5枚

案七

正产后，肝肾血液内亏，加之愤郁，木不条达，气动于中，卫阳又复上僭，脐有动气，跳跃如梭，上撑心胸，君主不安，寤而少寐，有时胸胁作痛，气攻脉络，遍体肉瞤，上澈泥丸，则头目眩昏。夫肝为心母，脾为心子，血少肝虚，心脾亦亏。心主血而藏神，心虚则神不归舍，脾虚则化原乏运，谷食无味，卧病经年，不能起坐。血脉无以荣养，则汗出不休，阴不内守，气不外卫，虚损之候。脉象虚弦小滑，舌苔白滑，微带灰色，气血俱虚，虚中夹痰，未便腻补。先为调养心脾，以敛散逆之气，俾阴平气和再调肝肾。

当归身9克　合欢皮12克　云茯神9克　煅牡蛎15克　淮山药9克　大白芍9克　陈橘白3克　法半夏9克　紫丹参12克　煅龙齿24克　参须3克　省头草6克　北秫米24克

案八

先天不足，心肺之阳亦虚，小溲勤短，每于诵读之时小水如固，游息静坐则否，此乃劳则气提于上，静则气陷于下。当拟补肺育阴。

炙黄芪12克　大麦冬9克　淮山药9克　黑料豆24克　陈橘皮6克　肥玉竹9克　益智仁12克　潼沙苑9克　炙甘草6克　红枣5枚

案九

脉象寸关滑数，两尺弱细，肾水亏于下，肝肺之热浮于

大医精诚　万世师表

上，阳明胃经又有湿痰，肺气不能下行，两足软弱无力。遇到惊心，津津汗出。有时痰嗽来红，阴虚络中有热，法当养阴以清肝肺。

北沙参12克　川石斛9克　大生地12克　黑料豆24克　旱莲草12克　大麦冬12克　女贞子9克　淮山药9克　粉丹皮9克　云茯苓12克　肥玉竹9克　毛燕4.5克　藕9克

案十

心主藏神，紧主藏精，精也者，神依之，如鱼得水，气依之如雾覆渊。心神过用，心阳下吸肾阴，阴不上乘，龙雷之火亦复不藏，以致心神摇荡，久寐滑精，诸虚叠出。夫水火，人之所赖以养生者也。少火生气，壮火食气。脉弦细微数，左关较大，水火交亏，龙雷不潜。法宜养心益肾，以宁神志兼制肝阳。

大生地12克　西洋参6克　生熟枣仁各9克　红饭豆12克　淮山药9克　生炙甘草各4.5克　当归身9克　龙骨齿各15克　黑料豆24克　大白芍9克　云茯神9克　新会皮6克（蒸）　黄鱼肚6克

注：阿井水煎煮。

案十一

虚寒之体，中气又弱，以致生气不旺，肝气怫郁，中土愈伤，气馁则气不续，上不荫肝，下不接肾，虽有咳呛音瘖，不可作肺病例治，脉来虚软，形神消瘦，食不知味，脾阴脾阳俱亏，惟有补中一法有效乃告。

炒白术12克　藕节9克　炙远志6克　西当归9克　炙甘草4.5克　煨诃子3克　炒党参12克　炒枣仁9克　炙黄芪9克

云茯神 12 克　功劳子 9 克　龙眼肉 6 克　煨姜 3 克　红枣 5 枚

案十二

脉象沉弦而数，营卫涩虚，肝脾不达。肝郁生痰，痰随气凝，项下疬核。午后滋寒，发热咳嗽，居经胸腹作痛，寝汗食少，神疲嗜卧。种种病情皆虚，变之见象，先拟养营和脾肺，俾饮食健旺，热退咳稀，再为峻补。

合沙参 9 克　法半夏 6 克　云茯苓 9 克　甜杏仁 6 克　粉丹皮 6 克　淮山药 9 克　川贝母 6 克　西当归 9 克　紫丹参 12 克　黑料豆 24 克　新会皮 6 克　枇杷叶 9 克（去毛，炙）　姜竹茹 9 克

案十三

肺位胸中，为五脏华盖，最娇之脏，不耐邪侵，毫毛必病。恙起前年，咳呛两载有余，卧则气升作呛，脉来弦细涩数，神疲，面无华色，肺损中虚，气不归窟，六淫之气皆可成痨，不独内伤已也。姑拟培土生金，兼纳肾气。

大熟地 12 克　云茯苓 9 克　炙甘草 4.5 克　沙苑子 9 克　淮山药 9 克　炒白术 12 克　光杏仁 9 克　法半夏 6 克　炙紫菀 9 克　莲子 6 克　毛燕 3 克

二诊：肾为先天主命之本，脾为后天生化之源。源本有亏，脾受湿侵，大便自幼溏薄。脾与胃相连，脾弱则化源已薄，阳明之气亦衰。血脉不荣，遂致右臂酸痛。土虚不能培木，水亏不能涵木，木枯而燥，燥则风火俱生，金受其侮，致呛咳咯红，头目作眩，木乘土位，脾气不能转舒，肚腹不畅，食减神疲。脉来细数，左关较为弦大，右寸浮而小滑，舌苔后半浮黄，肺之清肃不降，积湿不清，脾阳不潜。夫痰

生脾而出于肺，古法治痰必理脾胃，拟扶土和脾以化湿痰。

参须 3 克　云茯苓 12 克　黑料豆 15 克　陈皮 6 克（蒸）　合欢皮 9 克　炒白术 12 克　法半夏 9 克　夜交藤 12 克　炙甘草 3 克　熟薏仁 12 克　淮山药 9 克　粉丹皮 9 克　红枣 5 枚

三诊：脾胃久亏，肝阳偏旺，肺胃之气亦戕，致痰嗽神疲，谷食不旺，津液不归正化，气少归窟，气短形消，脉虚细而数，上中下三焦俱损。进扶土和脾，脉象左关较敛，久虚之体，难以骤复。仍从脾胃进治，土旺则金生，金生则水定，而木自和矣。

参须 3 克　淮山药 9 克　法半夏 9 克　云茯苓 9 克　炒薏仁 12 克　炒白术 12 克　沙苑子 9 克　陈橘皮 6 克　黑料豆 15 克　煅牡蛎 15 克　炙甘草 3 克　红枣 5 枚

六、吐　血

案一

血丝由肝家而出，血点由肾家而来。恙由去秋抑郁起见，肝肺络伤，常常咳呛兼带血丝血点，脉虚细而濇，络瘀未清。宜养阴清肝宁肺，兼除旧布新之法。

北沙参 9 克　云茯神 9 克　大麦冬 12 克　紫丹参 12 克　茜草根 12 克　瓜蒌皮 9 克　花蕊石 9 克　川贝母 6 克　大生地 12 克　清阿胶 9 克（烊化）　煅牡蛎 15 克　枇杷叶 9 克（去毛，炙）　藕节 12 克

案二

气虚夹痰之质，肠红痔患有年，加之愤郁，心脾不遂，

木火之气扰动于中，又受暑湿之邪，气耗阴伤，血不循经入络，随气火以上升，巨口咯红，血稠红带紫，并有似肺似肉之形，此胃中脂膜，为邪火所烁，凝结而成，血前先吐蛔虫，此肠胃伏热，蛔得热而动也。幸脉弦细，无数大之象，可不致上涌。口甜，舌质淡而薄白，湿蕴阳明胃腑，补剂未宜。先拟养阴清气化火，兼渗湿消瘀之治。

北沙参 12 克　老苏梗 9 克　方通草 9 克　茜草根 12 克　川贝母 6 克　紫丹参 12 克　光杏仁 9 克　生薏仁 15 克　云茯苓 12 克　粉丹皮 9 克　枇杷叶 9 克（去毛，炙）　藕节 12 克

案三

血之为病，其因不一，有火载血上者，有气冲血上者，有脾不统血者。素有饮邪，脾元已弱，中无砥柱，厥逆之气自少腹上冲，以致血溢。脉弦细右沉，土为木侮，胃气不和，腹鸣胸脘不舒。若投清滋，脾胃必败，谷食必减，脾胃为后天资生之本，最为紧要。拟扶土和中，兼平肝逆。

淮山药 12 克　西当归 9 克　青盐半夏 9 克　怀牛膝 9 克　云茯苓 12 克　北沙参 12 克　合欢皮 9 克　甜杏仁 9 克　大白芍 9 克　陈橘红 3 克　黑料豆 15 克　冬瓜子 9 克

案四

血之与气，异名同类，气为血之引导，血为气之依归。气有偏胜，则络血傍流，离经则为坏血，或上溢或下泄。今痰中夹红，或杂血丝血点，或粉白色。白者肺血也，血丝自肺家而来，血点自肾家而来。病由忧思恚怒而起，心郁化火，肝郁化气，气火扰动而血不归故道，荣中有热，肝肾阴

气不藏，一遇烦劳，病即辄发。经治之后，日中血已住，而夜分未止，阴中之热未清，仍宜前方增易。

西当归9克　淮山药12克　清阿胶9克（烊化）　合欢皮9克　炙甘草6克　西洋参4.5克　云茯神12克　紫丹参12克　粉丹皮9克　大生地15克　炒枣仁9克　川石斛9克　红枣5枚

二诊：始因外风激动脾湿，而生咳嗽，继之痰中夹红，甚则巨口咯出，鲜紫不一，或带粉红。腰背酸痛，脉洪大搏指，动劳气促，脾肾阴亏，阴浮于上，络外之瘀不清，肺气不能下荫于肾，心肾不交，卧不能寐。宜养阴柔肝肃肺，以安荣分。

南沙参12克　粉丹皮9克　茜草根12克　光杏仁9克　云茯神12克　紫丹参15克　合欢皮9克　川牛膝9克　川贝母6克　参三七6克　瓜蒌子9克　生瓜子壳6克　石决明15克　藕节12克

三诊：咳血之脉，宜缓而静，大则为逆，今浮中沉三候俱见收敛，是属佳兆。按之尚带数象，气不平也，故动则作喘。气出于肺，实根于肾，肾气少藏，夜卧不寐，遍体作酸，谷食无味，血去阴伤，心脾衰馁。昨进八仙长寿，是专纳肾气一法。今拟调养心脾，神归于舍，得寐自可回安。

大生地12克　怀牛膝12克　女贞子9克　云茯神9克　广藿梗9克　沙苑子9克　参须3克　山萸肉9克　煅龙骨15克　肥玉竹9克　旱莲草12克　鱼肚4.5克　菟丝子9克

案六

平者嗜饮，阳明湿火熏蒸，肝火内燔，气血紊乱，不能循经入络，散于脉外，随气火上升，巨口咯红，甚则溢出，或鲜或紫，大便溏结，脉象沉弦搏指，左关尤大，阴分虽亏,而络瘀不清。先贤治血必先祛瘀,拟清肝胃兼除旧布新。

生军 4.5 克(炙炭冲) 桃仁泥 9 克 粉丹皮 9 克 西当归 9 克 参三七 4.5 克(磨服) 细生地 12 克 茜草根 12 克 南沙参 12 克 怀牛膝 9 克 姜皮 1.5 克 藕节 12 克 十灰散 6 克(童便调下)

案七

脉息与晨相等,惟右关沉候稍洪,痰中夹血,紫多鲜少,汤饮入胃,则气喘呛,阳明痰热不降,积瘀不清,竟夕无寐,谷食无味,动则作喘,肾水下亏,气不摄纳,痰火扰动于中,肾气浮则诸气皆浮,心脾肺肾之气皆亏,防其汗出,急为息虑,安神静养为要。

细生地 12 克 云茯神 12 克 西洋参 4.5 克 大白芍 9 克 清阿胶 9 克(蛤粉煮) 瓜蒌皮 6 克 上白及 12 克 当归身 6 克 大麦冬 12 克 柏子仁 9 克 淮山药 12 克 黑元参 12 克 川贝母 6 克 紫丹参 12 克 毛燕 4.5 克 藕 12 克

案八

气为血帅,血为气辅,气主煦之,血主涵之,血喜温而恶寒,寒则泣而不行。呕血有年,成盆成碗,心主血脉,统摄于脾,藏纳于肝,不能顺气而行,循诸脉络,气载血上,脉象细弦,卧而少寐,大便溏泄,脾肝肾心皆亏。治血当以胃药收功,拟心脾两经调治,俾中气充足,方能引血归经,庶无涌逆之虑。

炒党参 12 克 淮山药 9 克 炒枣仁 9 克 炙甘草 4.5 克 煅龙齿 15 克 炒白术 12 克 当归身 9 克 云茯神 12 克 大白芍 9

克　黑料豆 15 克　陈橘白 3 克　红枣 5 枚

案九

春间咳嗽见红，愈后肚腹板硬，时或作胀，梦遗心悸，头眩而重，腰酸两足乏力，行欲倾倒，形丰面白，脉来两寸浮大，关尺沉弦，乃阳虚挟湿之体。初因感寒咳嗽，痰内夹血。医者见血投凉服龟胶六味，阴腻太过，中阳郁遏，脾受湿而阳衰，胃受湿而阴盛，清阳不升，浊阴不能下降，肝木失于温养，不能随其疏泄之性，横行冲激，于上则头眩心悸，克于下则遗精溲数，乘于脾则胸腹作胀。拟温中化湿，扶土疏肝治之。

炒白术 12 克　川桂枝 3 克　淡干姜 2.4 克　云茯苓 12 克　白蒺藜 12 克　陈橘皮 6 克　姜半夏 9 克　炙甘草 3 克　大白芍 9 克

案十

咯血之症，有气冲血上者，有火载血上者。脉象左部虚数，右关弦大而急，阴分素亏，厥阴肝气上冲，络血随之上溢，巨口咯红，止而复来，面色㿠白无神，内热寝汗，短气乏力，阴伤气火不宁，还防其大涌而来。拟育阴柔肝以和荣分。

细生地 12 克　云茯神 12 克　上白及 9 克　煅龙齿 15 克　西当归 9 克　煅牡蛎 15 克　元精石 9 克　女贞子 9 克　大白芍 9 克　粉丹皮 9 克　川石斛 9 克　北沙参 12 克　旱莲草 12 克　藕 12 克

案十一

痰血有年，发于春夏之交，乃厥阴少阴用事之时。气火载血上行，巨口咯红。现下又增呛咳咽痒，胸背作痛，鼻塞不闻，脉沉细而濇数，金水两亏，肺气不宣，肝阳上僭，拟养阴柔肝肃肺降气。

北沙参12克　煅石决15克　瓜蒌皮6克　云茯苓12克　光杏仁9克　大麦冬15克　炙紫菀9克　陈橘红3克　蛤壳9克　川贝母6克　紫丹参12克　粉丹皮9克　枇杷叶12克（去毛，炙）

案十二

右关脉滑，大之象已减，阴气稍复，数犹未平，痰热未禁，肝阳素旺，上干于肺，频作咳呛，遇热亦咳，肺为清虚之藏，畏热畏寒，肺气亦虚，日来肢节不和，步履欠健，前方未便即投，先为平肝肃肺，候咳呛愈后再进前法。

北沙参12克　光杏仁9克　云茯苓12克　川石斛9克　陈橘红3克　法半夏9克　合欢皮12克　象贝母9克　炙紫菀12克　蛤壳9克　枇杷叶12克（去毛，炙）

七、痿躄

案一

经曰：诸痿起于肺，治痿取阳明，阳明束骨以利机关者也。阴虚热蕴阳明，肺受炎蒸，阴津不能下输，带脉拘急，腰如束带，二便不利，腿足麻木而无力，痿躄已成。拟养阴而兼清肃肺胃。

北沙参12克　川黄柏6克　川石斛12克　粉萆薢9克　丝瓜络9克　大麦冬12克　云茯苓12克　全瓜蒌9克　车前子9克（包）

大医精诚 万世师表

案二

经云：肺热叶焦发为痿躄。夫肺受热蒸，清肃不降，湿热陷于下焦，入于经髓。始则二便闭胀，旋即两足痿软，不能举动。经今三年，虽能步履，而筋脉缓纵，小水不多。肺肾两亏，风阳夹痰，扰乱心脏，以致狂妄不休。脉来躁疾，防有厥逆之虑。急为镇摄虚阳，兼清痰火。

柏子仁 9 克　沙苑子 9 克　法半夏 9 克　煅龙齿 15 克　川牛膝 9 克　云茯苓 12 克　炒枣仁 9 克　西当归 9 克　紫丹参 12 克　真琥珀 4.5 克　黄郁金 12 克　童便 30 克

案三

肝肾脾三经亏损，损及奇经，带浊淋漓，阴精脂液暗耗，足痿不能下榻，头眩耳鸣，上实下虚，冲阳不时煽动。宜乙癸并调兼固奇经。

东洋参 4.5 克　云茯苓 12 克　大白芍 9 克　炒白术 12 克　西当归 9 克　淮山药 12 克　怀牛膝 9 克　芡实米 9 克　鱼肚 9 克　煅牡蛎 15 克

案四

本属湿体，前年下痢之后，积湿不清，脾之健运失常。肢时浮，腿膝转动不灵，步履乏力。湿邪由络入经，防成痹痿之患。当养荣调脾利湿。

焦白术 12 克　云茯苓 12 克　五加皮 9 克　姜半夏 9 克　怀牛膝 12 克　西当归 9 克　生薏仁 12 克　紫丹参 12 克　陈橘皮 6 克　川续断 9 克　黑料豆 15 克　酒桑枝 9 克

案五

肾藏精主骨，肝藏血主筋，肝肾血液两亏，虚而生热，筋脉无血荣养，则足痿脉挛，动则作痛，卧则抽掣，间骨突，腰间作酸，督脉亦虚，脉象虚弦带数，弦为阴血之亏，数为荣液之耗，肌肉消铄，大便艰难。拟养脾阴滋肾，液俾阴充血旺，恙可渐全。

细生地 12 克　川牛膝 9 克　清阿胶 9 克（烊化）　女贞子 9 克　旱莲草 9 克　川续断 9 克　当归身 9 克　菟丝子 9 克　参须 3 克　大白芍 9 克　桑寄生 12 克　黑料豆 15 克　红枣 5 枚　猪蹄筋 24 克

八、痛　痹

案一

心主血脉，脾为生血之源，肝为藏血之脏，又当冲脉，即血海也。肝脾营血久亏，本不自营，气又偏胜，而有肝胃气痛。目今怀甲六月，腿足酸，血少肝虚。夫血既养胎，无以旁流于络，宜调养肝脾，以荣经脉。

西当归 9 克　炒党参 9 克　厚杜仲 9 克　金狗脊 9 克　夜交藤 12 克　大白芍 9 克　川续断 9 克　炒白术 12 克　细生地 12 克　桑寄生 9 克　菟丝子 9 克　红枣 5 枚

案二

背之中行属于督脉，旁端行属足太阳，肝肾不足，太阴阳明积有饮邪。向有呃逆吞酸之患，饮邪流于太阳，入于背之膜，原督脉乏运行之气，脊背酸痛，有如负重。脉来双弦曰饮。拟和荣卫，兼开太阳以逐饮邪。

西当归9克　姜半夏9克　大白芍9克　陈橘络3克　枸杞子12克　紫丹参12克　川桂枝4.5克　明天麻6克　白蒺藜12克左秦艽9克　川续断9克　姜竹茹6克

案三

经云，腰半以下，肾所主也。肾虚湿着，太阳经气不司流行，阳明主润宗筋，以束骨而利机关，湿流经隧，太阳阳明开阖不利，以致下体重着，腰脊如束，二便欠利，阴晦之日尤甚，脉沉小滑，虚中挟湿，的确无疑。抱恙两年，难冀速效，络中之病，药力难以直达，拟和营卫，宣通脉络，徐徐图治。

炒茅术6克　川牛膝9克　五加皮9克　粉萆薢9克　汉防己6克　西当归9克　生薏仁15克　紫丹参12克　川续断9克黄郁金9克　丝瓜络6克　炒桑枝9克

案四

腰脊以下，肾所主也。肝肾不足，血不养筋，脾有湿邪，流窜经络，荣卫之气不利，腰腿痛痹。数年来，足膝麻木无力，是由痹成痿之象。宜填下焦，以和营卫。

细生地12克　川牛膝9克　川续断9克　五加皮9克　金毛狗脊6克　西当归6克　厚杜仲9克　明天麻6克　炙黄芪9克鹿角霜9克　广木香4.5克　炒白术9克　丝瓜络6克　桑寄生9克　红枣5枚

案五

体质虚盈，外强中干，营卫之气交衰，夹有痰湿，逗留荣络，右肩臂麻木酸痛，巨指二节间明肉臃肿，筋结成瘤，延防偏枯类中之虑。宜荣卫并调，兼利节络。

西当归9克　炒白术12克　川牛膝9克　晚蚕沙9克　陈橘络3克　细生地12克　淮山药9克　炙黄芪9克　川续断9克　紫丹参12克　甜瓜子6克　姜半夏9克　明天麻6克　丝瓜络6克

案六

肺司皮毛，脾主肌肉，阳明湿热，行于肌表，血脉不能营润四肢，肌肤干燥作痒，有时发疹，腿膝骨骺酸痛作响，伏风伏湿，逗留经络。拟和营利湿，以逐伏风。

黄芪皮9克　络石藤9克　肥玉竹12克　细生地9克　粉丹皮6克　左秦艽9克　西当归12克　大头麻6克　紫草根9克　豨莶草12克

九、痰　饮

案一

咳为肺病，喘为肾病，先咳而后作喘，肺病及肾。肾气浮则诸气皆浮，肺损则气无所附。夜分喘咳，不能着枕，气阻于咽，痰不易出，忍咳则小便沥出，上损及下，肾少蜇藏，膀胱之气又少约束。仍补肺纳肾兼涤饮邪。

别直参3克　法半夏9克　炙甘草4.5克　云茯苓12克　新会皮6克　上肉桂3克　菟丝子9克　厚杜仲9克　熟附片4.5克　西当归6克　怀牛膝9克　炒白术9克　海螵蛸12克　生姜2片　红枣5枚

二诊：经以劳风发于肺下，《金匮》以之聚于痰饮门中。因寒喘咳有年，肺虚气不卫外，表疏不时恶风怯冷，易于感冒。处暑甫过，即欲衣棉，中阳式微，是明证也，脉象虚弦带紧，舌白而腻，新感寒邪未清。拟用建中加味。

炒党参12克　炙黄芪9克　款冬花6克　广陈皮4.5克　大白芍9克　法半夏6克　炙甘草3克　川桂枝3克　云茯苓12克红枣5枚　生姜2片

三诊：脉来紧象已退七八，寒邪犹有一二未化，白腻之舌已宣，心胸不畅，痰多作恶，湿痰阻胃。久病正虚气弱，虽有余邪，不宜过于开泄。拟用参苏二陈加味，轻剂投之。

参头4.5克　云茯苓12克　光杏仁9克　陈橘皮6克　炙冬花6克　法半夏6克　炙甘草3克　老苏梗9克　西当归9克炒枳壳6克　炒竹茹6克　煨姜3克

案二

肝胃素亏之体，饮食后常因倦遗溺，口角流涎。加之抑郁，木不调畅，痰风凝滞于中，如醉如迷，坐卧不安，食后作吐，畏寒，遇风毛耸，视物昏藏，形神尚觉摇荡，傍晚恐怯，直至亥子之时始定，常服四君，未收全功。卧则多梦身落腾空，心胆气怯，魂梦不藏，肾气浮则诸气皆浮。胃欠冲和，积痰不化，服黄芪建中，用桂枝三剂后，恶寒较减，余皆平平。姑改归脾建中，参合用之，兼纳肾气。

生黄芪12克　川桂枝3克　炒枣仁9克　煅龙骨15克　陈橘皮6克　炒白术12克　云茯苓9克　厚杜仲9克　姜半夏9克炒远志6克　煨姜3克　大枣5枚

案三

肺司百脉之气，肾主五内之精，脾处中州，为化生气血之脏。肺肾久虚，中土又弱，津液不归正化，变饮生痰。咳嗽左胁不舒，曾经见血，饮邪傍流肝络，神羸脉虚弦涩，谷食不香，气血皆弱，损怯堪虞。宜养阴调中肃肺，兼涤饮邪。

参须3克　法半夏9克　淮山药9克　甜杏仁9克　煅牡蛎15克　炒白术12克　西当归9克　云茯苓12克　黑料豆15克　陈橘红3克　炙甘草3克　胡桃肉9克

案四

饮生于脾，渍之于肺，始作咳嗽，年久不已，肺气受伤，致成喘咳之状，脉来两部虚弦，肾气少藏，肺气不能下降。虑脾元日亏，精气神由痰而泄，酿成痰喘之症。拟平肺降气，以化湿痰，兼纳肾元。

炙紫菀9克　炙冬花9克　贡沉香4.5克　滴乳石6克　法半夏6克　生薏仁12克　光杏仁9克　陈橘红3克　桑白皮9克　胡桃肉9克　白果7枚

案五

肺属金主气，畏火者也。金寒则嗽，金热亦嗽。喘咳有年，遇热则甚，下部乏力，节骺作强。年近六旬，肺胃阴气已伤，幸胃纳尚好，拟金水同源之治。

细生地12克　光杏仁9克　云茯苓9克　煅牡蛎15克　沙苑子6克　西洋参4.5克　淮山药9克　乌贼骨12克　西当归9克　怀牛膝9克　陈橘红3克　瓜蒌子6克　毛燕4.5克　川贝

母6克　黑料豆12克　大白芍9克　炙冬花9克

案六

胃主纳食，脾主运化，脾不运则谷不磨，水谷之精不归正化，变湿成痰，停于胃而入于脾，滞于气分，肠胃传送不利，右腹筋不时作痛，食多后痛立作，大便结而不畅。拟运脾和中，化痰流气。

炒白术12克　台乌药9克　云茯苓12克　陈橘红3克　黄郁金9克　炒枳实6克　法半夏9克　薤白头6克　旋覆花6克（包）　白芥子4.5克　炒建曲6克　姜渣3克

案七

肝肾之脉，位处乎下，为纳气藏精之所。下元不固，则藏纳失职，气不归窟，子病及母，故动则气升作呛咳。虽肺病，而致咳之由不在肺也。前投真元饮加味，似合机宜，仍宗原法。

大熟地12克　山萸肉9克　炒白术12克　大白芍9克　炙甘草3克　川百合9克　炒党参9克　当归身9克　川牛膝9克　炙紫菀9克　煅牡蛎15克　金铃子9克　莲子9克

案八

喘咳之病，发于三阴者最剧，肾虚气不摄纳，肝虚气不约束，脾虚气不化津，痰嗽气喘不能平卧，二便不禁，眩昏肢凉，症势极重，宜扶脾化饮，兼纳肾气。

参须3拉克　淮山药12克　法半夏9克　云茯苓12克　旋覆花6克（包）　焦白术12克　煅牡蛎15克　毛燕3克　炙冬花9

克　沉香3克（含磨冲）　光杏仁9克　黑料豆12克

案九

脉象沉弦有力，是为饮癖。由脾肾阳衰，水谷之精华不归正化，生痰变饮，停蓄胃中。胃失下降之旨，胸痰漉漉有声，食入难运，四肢不和，易于汗出，中阳不振，气虚于表。当温脾肾，建中阳，以除饮邪。

焦茅白术各9克　白蔻仁6克（杵）　大白芍9克（沉香炒）新会皮6克　云茯苓12克　法半夏9克　益智仁9克　淡干姜3克　旋覆花6克（包）　制附子3克　炙甘草3克

案十

肺属金，如悬钟，金空则鸣，金实则无声。音哑有年，气升作呛，痰咯不出，寸关脉息浮大而滑，痰滞肺络。当从金实例治，拟开以降之。

炒前胡6克　陈橘红3克　瓜蒌皮6克　射干6克　炒竹茹9克　南沙参9克　川贝母6克　玉桔梗6克　光杏仁9克　云茯苓12克　炙苏子6克　冬瓜子9克　枇杷叶12克（去毛，炙）

十、肿　胀

案一

持重努力，气血交阻肠胃，始则口鼻血溢，继之肚腹膜胀，二便艰难，不饥少食，渴饮，头颅胀痛，舌苔边白中剥，阴伤肠胃，瘀浊蒸腾于上，势成蛊痰。急为宣中化瘀，

大医精诚 万世师表

兼养胃气之阴。

　　大麦冬12克　刘寄奴9克　泽兰叶9克　小蓟草6克　京赤芍6克　粉丹皮6克　紫丹参12克　方木通6克　怀牛膝9克　黄郁金9克　炒枳壳9克　藕节12克

案二

　　禀赋先后两天均属不足，音低气怯，客冬肚腹膨硬作痛，春来虽眠食如常，形神日见羸瘦，面目萎黄，右脉沉细弱涩，不任循按，左关肝部弦长带数，舌苔满白。经谓，脏寒生满病，脾湿生湿胀。脾胃阳衰，阴寒湿浊凝聚于中，肝木又从而侮之，相火不能宣扬，生气伤残，慎防脾败。拟扶土温中，以化浊饮。

　　人参3克　炒白术12克　陈橘皮6克　西当归9克　大白芍6克　上肉桂3克　云茯苓12克　胡芦巴9克　益智仁9克　小茴香1.8克　霞天曲9克　生姜2片　红枣5枚

案三

　　形虚，脉沉细而涩，舌苔满白，素属湿体。湿为地气，肺为天气。湿困于里，气道不利。肺气不能周行于身，湿由藏腑而外廓，胸胁及肤，无处不至。现下遍体疮痍已愈，惟胸背胁肋胀痛，大便不利，小便涓滴，肚腹渐膨，能坐而不能卧，颇有胀满之虑。膀胱为州都之官，津液藏焉，气化则能出矣。天气不降，地道不利。拟肃肺分浊，浊水畅行是为要着。

　　西琥珀3克　川牛膝9克　方通草6克　粉草薢9克　福泽泻9克　冬葵子6克　云茯苓12克　瓜蒌皮6克　贡沉香3克

蟋蟀 1 对

二诊：肿由乎湿，胀由乎气，肿胀之症，不越脾肺肾三脏。气不行水，土不防水，以致水湿泛滥。胸腹胀满，腰背胁肋作痛，不能平卧，日昨药后，大便两次，小便依然涓滴，腰酸腿肿而乏力，不能任步。少腹硬坠，按之作痛，湿积膀胱内胞。拟通泄浊，冀小水畅行为要。

血珀 3 克　贡沉香 3 克　川椒目 2.4 克　川楝皮 6 克　福泽泻 9 克　正滑石 9 克　云茯苓 12 克　花槟榔 6 克　粉草薢 6 克　川牛膝 9 克　炙桑皮 6 克

三诊：昨晚肚腹胀势较甚，气冲胸胁，不能安卧。黎明下体发现红点，胀势略松，是湿热外达之机。大便一次觉热，小溲色赤。湿蕴生热，上焦气化无权，以致膀胱不行。脉象较昨流利，唯右寸尚带细涩，肺气不能宣布也。拟肃肺以通利三焦，三焦通则上下之气皆通矣。

全瓜蒌 6 克　粉草薢 6 克　云茯苓 12 克　方木通 6 克　川牛膝 9 克　正滑石 9 克　贡沉香 3 克　煨黑丑 1.8 克　福泽泻 9 克　琥珀 3 克

四诊：脉象细缓，按之有神。细为血少，缓为气虚。湿困于脾，清阳不能舒展，以致浊气不得下降。少腹痛胀虽减，而腰如束带，气升则痛。四日未得更衣，小便依然涓滴，脾气壅滞，积湿不行，左右肿甚，不能任步。舌上腻苔已化，只有薄白一层带燥，底现红色，阴阳气化无权。拟养阴舒气，兼理二便，勿进攻味，缓缓调治。

北沙参 12 克　粉草薢 9 克　黄郁金 9 克　西当归 9 克　福泽泻 9 克　云茯苓 12 克　郁李仁 6 克　全瓜蒌 6 克　煨黑丑 1.8 克　薤白头 6 克　川楝子 9 克　陈香橼 6 克

案四

湿肿病延四年，发于夏，衰于秋，愈于冬。今值辛丑，太阴湿土司天，湿令早行，肿病举发，腹膨腰满，少腹坚硬，腿足肿而木硬，成为石水之症。小溲数而不畅，似觉不禁，动则作喘，脾肾阳衰，气不化湿。姑以东垣天真丹温下法，以逐寒湿。

上肉桂2.4克　小茴香1.8克（盐炒香去心用）　粉草薢6克（酒后炒香）　琥珀2.4克　贡沉香3克　补骨脂9克（炒香）　厚杜仲9克　胡芦巴9克（炒香）　巴戟天9克（酒去心）　煨黑丑1.8克（盐炒香）

十一、关　格

案一

饮食不入谓之格，溲便不通谓之关。脘痛，食不能入，大便旬余一解。自秋及春，有增无减。肝乘于胃，胃不下递，阴阳有所偏胜，关格之证已著。当和肝平胃，以降痰浊。

姜半夏9克　黄郁金9克　淡干姜2.4克　白蒺藜9克　云茯苓12克　瓜蒌皮9克　陈橘皮6克　川黄连1.8克　炒枳壳6克　旋覆花6克（包）　香橼皮6克

案二

左脉沉细而弦，右部沉洪兼滑，气郁痰滞。上年痰厥之后，常常呕吐，半年未止，头目如蒙，下部乏力，便艰，数日一更衣。肝脾两伤，胃不下降。浊痰蒙闭上焦，颇有关格之虑，拟和中降浊。

姜半夏 9克　云茯苓 12克　代赭石 24克　贡沉香 3克　炙甘草 3克　大白芍 9克　陈橘皮 6克　白蒺藜 12克　神香散 9克　炒竹茹 9克　乌梅丸 9克　生姜 2片

案三

胃痛十六年，遍治无效，得洋烟始止痛，久之亦不应，年甚一年。胸痛掣背，喘息抬肩不能，安卧胸脘臌胀而腑气，旬余始得一解。诊其脉大搏指，舌苔垢白，此即《金匮》胸痹不得卧，胸痛掣背之候。痰垢积留胸中，溢于经脉，循脉而溢于背。腑中为清阳之府，如离照当空不受纤翳，地气一上则真阳蒙遏，膻中之气窒塞不宣，肺胃相灌输，肺肠相表里，肠胃又同腑，胃为浊阻，肺气不降，金源中涸，便闭浊结，阴翳愈甚，故痛势愈张，宜通阳蠲浊法。

姜半夏 9克　全瓜蒌 12克　干薤白 9克　白酒 45克

十二、积　聚

案一

脾积曰痞，气在右肋下，痰气凝滞，胃脘左旁作痛，食后反饱，脉象左弦右沉。脾阳困顿，肝木克之，形寒怯冷，腰腿酸乏，营血已亏，中阳不能旷达。法当温理。

焦白术 12克　姜半夏 9克　云茯苓 12克　参须 3克　陈曲 6克（炒）　干姜 2.4克（炒）　当归 9克（土炒）　大砂仁 4.5克（杵）　广木香 6克　陈橘皮 6克　鸡内金 9克　小茴香 4.5克　生姜 2片

案二

脉来沉细虚涩，左关带弦，肝木郁而气血已损。少腹结瘕，脾气陷而肛坠不收，食后有时痞闷，五旬有五，天癸当止，今夏忽来三次，肝脾两伤，冲任之气亦乏。拟用归脾加减，盖瘕痕胀聚，不宜峻攻，以伤真气，所谓扶正而积自去也。

炒党参 12 克　西当归 9 克　炒枣仁 9 克　云茯神 9 克　大砂仁 4.5 克（杵）　炒白术 12 克　大白芍 9 克（炒）　广木香 6 克　炙远志 6 克　炙甘草 3 克　煨姜 1.8 克　红枣 5 枚

案三

胃主容纳，脾主运化，一纳一运，皆赖中气为之斡旋。脾胃素亏，胃阳不能旷达，以致胸痞不饥，嗳气作呕，痰湿因气而滞，脐旁结硬作痞，胃浊不降，腑气不爽，已延半载。拟宣中化浊。

姜半夏 9 克　台乌药 9 克　炒枳壳 6 克　淡干姜 3 克　云茯苓 12 克　旋覆花 6 克（包）　花槟榔 6 克　小青皮 4.5 克　白芥子 4.5 克　煅瓦楞 9 克　荸荠 9 克　海蜇头 9 克（漂淡）

十三、疝　气

案一

疝有七种，寒、水、气、血、筋、狐、㿉是也，子和论之最详。左睾丸胀硬，木不作痛，日渐胀大，至横骨之旁。脉象细缓，舌苔腻黄，小水不清，湿邪入于肝络，防成㿉疝。拟辛温达下，以化浊湿。

炒茅术6克　福泽泻9克　金铃子6克（打）　炒桑枝9克　大白芍6克　酒黄柏6克　小青皮6克　台乌药9克　西当归9克　炙甘草3克　粉萆薢9克（蒸）　生姜2片

案二

湿疝肿大如升，按之内坚，遇热则痒而作痛。小溲勤短，气阴两亏，湿化为热。当养阴、理气、化湿。

北沙参12克　炒茅术6克　福泽泻9克　云茯苓12克　煨黑丑1.8克　西当归9克　川黄柏3克　粉萆薢9克　川楝子9克　陈橘核4.5克　台乌药9克　小青皮6克　荔枝核9克　生姜2片

十四、痢　疾

案一

痢症久延，始则在脾，继伤于肾，肾本有亏，阴气不升，声音低嗳，连进养脏汤，觉腹胀稍松，痢犹未减，仍似胶束鱼腰，肠胃已伤，通利清凉剂不可投，且饮食无味。还宜扶土养胃，兼益肾元，否则防其脾败。

炒党参12克　广木香6克　生薏仁12克　炒枳壳6克　淮山药9克　炒白术12克　云茯苓12克　小茴香3克　炙甘草3克　煨姜1.8克　干荷叶1角

案二

操劳过度，心脾受亏，水谷之精不归正化，生痰化饮，停留于胃，肝木上犯，则痛吐交作，倾囊涌出，已历有年。

气虚中陷，饮邪随之下溢，脾气不升，泄利为之后重，肛坠不收，谷食渐减。脉象虚弦带滑，气阴多伤，肠胃不和，久延防其脾败。急为健脾调营，兼理气滞。

炒党参 12 克　西当归 9 克　炒枣仁 9 克　大白芍 9 克　炒枳壳 6 克　广木香 6 克　炒白术 12 克　炒淮山药 9 克　云茯苓 12 克　炙甘草 3 克　清升麻 4.5 克　荷蒂 6 克　炙乌梅 9 克

洗方：五倍子 12 克　槐角 9 克　西当归 9 克　炒枳壳 9 克　京赤芍 9 克　韭根 9 克

十五、温　病

案一

脉象浮滑而数，风痰挟滞而寒热，热退不清，邪恋少阳阳明，两耳根漫肿是为虾蟆瘟症，腑气虽通，腹中胀痛，滞浊未净也，当以和解。

炒柴胡 6 克　炒枳壳 6 克　川贝母 6 克　京赤芍 9 克　炙甘草 3 克　薄荷叶 4.5 克　粉葛根 9 克　陈橘红 3 克　净连翘 9 克　玉桔梗 6 克　白茅根 12 克

案二

风温外感，肺胃之痰，火内炽蕴，始则咳呛，继之发热，已经八朝，曾经发厥，神识时明时昧，痰中夹红，痰热蒙蔽于上，日前便下黑粪，滞浊已行，而肺胃之痰热未降。脉象沉细弦数，两寸模糊，阴分已伤，虑有痉厥之变。拟甘寒泄热和阴。

川石斛9克　天花粉9克　香青蒿6克　陈橘红3克　光杏仁9克　大麦冬9克　粉丹皮6克　象贝母9克　瓜蒌皮6克　淡竹叶6克　鲜梨24克

二诊：温邪热势稍缓，肺胃之痰火未降，频作咳呛，而痰出不爽，咳甚则面颊发红而汗出，神识不清，痰热蒙蔽于上，气降则痰行，神识亦爽。今晨便血成块，热入营分，逼血下行。脉象弦数，两寸已不模糊，似有转机，仍拟甘寒育阴，清热降痰。

天麦冬12克　瓜蒌仁9克　海浮石9克　马兜铃6克　鲜石斛12克　南沙参9克　川贝母6克　粉丹皮9克　陈橘红3克　光杏仁9克　玉桔梗6克　蛤粉6克　梨汁12克　枇杷叶露15克

案三

久病阴伤，脾胃不和，伏邪不尽，寒热不清，咳嗽胸闷形肉削，脉细数，防入损门，宜养阴和中肃肺之治。

生首乌12克　西当归9克　光杏仁9克　陈橘红3克　炙鳖甲9克　香青蒿6克　姜半夏9克　川贝母6克　云茯苓9克　炒谷芽12克　川石斛12克　荷叶1角　生姜2片

案四

脉来左部洪虚，右部沉小，如出两人。恙由夏伤于暑湿，胸中燔热，数日来胃阴受伤，肝阳煽动，呛咳胃呆，久寐则左胁作痛，形神萎顿，慎防胃败。宜养胃生阴，兼肃肺柔肝之治。

北沙参12克　云茯苓12克　女贞子9克　焦谷芽12克　淮山药9克　合欢皮9克　佩兰叶6克　黑料豆15克　川石斛12克

甜杏仁 9 克　大麦冬 9 克　陈橘白 3 克

十六、疟　疾

案一

气虚夹痰之体，先冒暑邪，后感新凉，客于表里之半，寒热间日而作，热多于寒，得汗而解，解后汗常不收，气分素弱，脉象细弦，乃疟之本象。当以和解。

前胡 6 克　法半夏 6 克　黑荆芥 6 克　青蒿 9 克　陈橘红 3 克　光杏仁 6 克　炒六曲 9 克　云茯苓 9 克　川贝母 6 克　枇杷叶 9 克（去毛，炙）　生姜 2 片

案二

阴分素亏，肝阳又旺，兼有暑湿伏邪，入于阴分，后感外寒之引动，致成大疟。脉来弦数不静，左大于右，胸腹不舒，防血疾再见，则为患非轻。拟和营达邪。

西当归 9 克　川贝母 6 克　法半夏 6 克　紫丹参 12 克　炒枳壳 6 克　青蒿 9 克　云茯苓 9 克　炙鳖甲 9 克　小青皮 6 克　生薏仁 9 克　生姜 2 片　荷叶 1 角

案三

暑湿之邪，遏伏太阴，复触新凉，引动伏邪，成为疟疾，月余来未经得汗，舌苔酱色，脉象虚弦右沉，里湿未清，伏邪未达。当以和解。

西当归 9 克　云茯苓 9 克　威灵仙 9 克　柴胡 6 克（蜜蒸）

炙甘草3克　姜半夏9克　川桂枝3克　光杏仁9克　陈橘皮4.5
克　生姜2片　青荷叶1角

十七、泄　泻

案一

泻利两月未止，脾土大伤，积湿生痰，中阳不运，痰嗽
面浮足肿，胸腹不畅。慎防脾败，急为调脾肃肺。

焦白术12克　扁豆衣6克　广木香4.5克　西当归9克　炒
枳壳6克　大砂仁3克（杵）　云茯苓9克　光杏仁9克　炒薏仁
9克　姜半夏9克　陈橘皮4.5克　生姜衣1.8克　青荷叶1角

案二

脉象左弦右滑，脾有湿痰，胃气不和，兼有肝热，多食
则泻，四肢时冷时暖，脾阳不运。只宜调脾和胃，以化湿痰。

姜半夏9克　炒薏仁12克　紫丹参9克　西当归6克　大砂
仁3克（杵）　云茯苓9克　粉丹皮6克　陈橘皮6克　神曲9克
佩兰叶6克　川贝母6克　生姜2片

案三

湿胜则濡泄，恙由痢后转溏，腹痛而小溲不利，舌心觉
有辛辣之状，脉象沉细，推之不静，积湿在中，脾阳已馁，
久延防有附肿腹大之虑，当调脾渗湿。

焦白术12克　台乌药9克　福泽泻9克　炒枳壳6克　陈橘
皮6克　车前子9克　云茯苓12克　薏仁12克（生熟各）　小茴香

2.4克　炙甘草3克　大砂仁3克（杵）　煨姜1.8克　青荷叶1角

十八、便　血

案一

脾统血，肝藏血。湿热伤阴，阴络伤则血流大肠，或鲜或紫，魄门坠胀，谷食不香，脾肾两亏，中虚气陷，血不循经而入络。拟扶土养营，兼以理气渗湿之治。

黄柏炭12克　粉丹皮6克　煨木香6克　炙甘草3克　炒黑蒲黄9克　西当归6克　炒党参12克　赤白芍各6克　淮山药12克　白术炭9克　红枣5枚　荷叶炭9克

案二

经谓，结阴便血。初结一升，再结二升，三结三升者，阴气内结，始因受寒，继之寒化为热，血从便出。夫心主血，脾统之，肝藏之。大肠本无血，心脾亏损，阴络被热熏蒸，乃从大肠而下。数年来不时举发，肢酸足乏，偏于右边胸胁有时作痛，肝循两胁，脾络胸中，心脾既亏，阴不敛阳，不能和气。脉虚濡，右关尺沉而带滑，有痰饮宿疾，饮乃水化，脾肾气衰，水谷之精，悉成为饮矣，久之防偏枯之患。拟养心调脾，佐之育肾，多服乃佳。

西当归6克　淮山药9克　仙半夏6克　抱茯神12克　炒白术12克　炒党参12克　大白芍6克　阿胶珠9克　黑料豆15克　黄郁金9克　地榆炭9克

二诊：进养心脾之剂，尚属平平。脉象沉细，惟右尺洪

岐黄之术自有传承

而带滑，阴伤湿热蕴于下焦，血得热则肠红，见时魄门痒热，心胸亦热。血分远近，近出肠胃，远自肺肝而来。肺与大肠相表里，气不摄阴，肝不能藏，故血出如注。仍从前法进主之。

炒党参12克　焦白术9克　旱莲草9克（酒）　云茯苓9克　女贞子9克　西当归6克　炒白芍6克　合欢皮6克　清阿胶9克（烊化）　川黄柏4.5克　陈橘皮6克　炙甘草3克　炒丹皮6克　红枣5枚　荷叶9克（炒黑）

十九、淋　浊

案一

白浊，乃胃中湿浊下趋膀胱。半年未止，有时堵塞马口，小溲时清时赤，肚腹不畅，耳鸣腰背作酸，脾肾不足，肝火不平，肠胃湿邪未尽。拟和中化浊，兼清肝火。

北沙参12克　姜半夏6克　生薏仁12克　黑料豆15克　西当归6克　淮山药12克　粉草薢9克　陈橘皮6克　炒枳壳6克　福泽泻9克　络石藤9克

案二

痛者为淋，不痛者为尿血。溺血半载，有时成块阻塞，脉沉细带数，左部较弦，阴虚君相之火，下移小肠，逼于营分，拟养阴清肝，以和营分。

清阿胶9克（烊）　旱莲草9克　炙龟板9克　北沙参9克　血余炭9克　云茯神9克　大生地9克　炙甘草3克　天麦冬各6

克　粉丹皮6克　紫丹参9克　藕9克

案三

疮疡后，热毒闭结膀胱，小溲点滴不通，脉虚数，内热，舌光无苔，阴伤肺气，不能下降。急拟养阴下气化热。

南沙参9克　冬葵子9克　琥珀骨9克　石竹花4.5克　甘草梢4.5克　鲜生地12克　方通草6克　炒桑皮9克　车前子9克　地骨皮6克

另："五香丸"用车前子煎汤送下。

案四

癃闭有年，脉来濡细沉小，气虚夹湿。肺主气，为水之上源，膀胱主气化，与肾为表里。天气不降，则地道不行，湿蕴下焦，脉络壅滞，且悬痈外溃两月，溺从外出，湿与精混，气不固摄，梦遗频频，宜益气固阴，以滋气化，进补中益气汤。

生黄芪12克　炒柴胡6克　陈橘皮6克　云茯苓12克　甘草梢3克　炒党参12克　西当归9克　清升麻4.5克　炒白术12克　生姜2片　红枣5枚

二十、遗　精

案一

心主血而藏神，肾属水而藏精，久病遗泄，肾水不足，神不内守，闻声惊惕，汗出津津，津液蒸变为痰，肺气不展，胸膺窒塞，咽干喉际作痛，鼻有秽气，痰凝为粒，咯之不爽，肺燥气伤。拟养心肾，润肺化痰。

北沙参 12 克　全瓜蒌 9 克　元精石 12 克　川贝母 6 克　川石斛 9 克　大麦冬 12 克　香白薇 6 克　乌元参 9 克　炒竹茹 9 克　粉丹皮 6 克　毛燕 4.5 克　蛤粉 9 克　枇杷叶 9 克（去毛，炙）

案二

心肺属阳在上，天道也，肝肾属阴在下，地道也。冲行身中，肾行身后，二脉皆隶乎肝肾。久病滑泄，下元根蒂已亏。冲阳上僭，自少腹盘旋而上，横绕腰间，上冲脑顶。遍身惊惕，面红颊赤，甚于戌亥二时，正值阳明气衰，厥阴旺时也。气火下降，则达及前阴作痛，下至足底则足心燥热。脉弦细而数，肝肾不足，龙火不藏，中虚不能砥柱。拟摄纳肝肾，进建中汤。

大熟地 12 克　大白芍 9 克　当归身 6 克　炒白术 12 克　西洋参 3 克　山萸肉 9 克　菟丝子 9 克　炙甘草 3 克　沙苑子 9 克　青铅 4.5 克　灵磁石 9 克

另：服"肉桂七味丸"。

案三

肾水不足，君相之火不宁，精得热而泄，气火升上阳明，脉络不和，人迎梗塞，牵引牙关，或入腹及囊，得嗳稍减，阳明经气不司流行，拟养阴清气化火。

南沙参 12 克　瓜蒌皮 6 克　陈橘络 4.5 克　炒枳壳 6 克　丝瓜络 6 克　香白薇 6 克　黄郁金 9 克　粉丹皮 9 克　方通草 6 克　枇杷叶 9 克（去毛，炙）　炒竹茹 9 克

大医精诚 万世师表

案四

阴虚肝旺，精关不固，无梦而遗，谓之滑精。经以有梦治心，无梦治肾。左关弦大，肝阳下扰精窍。拟滋水柔肝，合丸常服。

细生地 12 克　粉丹皮 6 克　沙苑子 9 克　鱼肚 9 克　川黄柏 6 克　炙龟板 9 克　山萸肉 9 克　炒党参 12 克　云茯神 12 克　炒白术 12 克　淮山药 12 克　菟丝子 9 克　旱莲草 9 克　紫河车 6 克

案五

溲血之后，肾失闭藏约束，小溲勤短，夜卧则遗，脉数而细，口干而燥，动劳气急，阴伤及气。颇有羸弱之虞，急为益气养阴。

西洋参 3 克　煅牡蛎 15 克　女贞子 9 克　大白芍 6 克　大生地 12 克　大麦冬 12 克　云茯神 9 克　淮山药 9 克　西当归 9 克　炙龟板 9 克　煅龙齿 15 克　陈橘皮 6 克　毛燕 4.5 克

案六

精藏于肾，肝为之约束，气为之固摄。脾肾两亏，肝阳偏旺，以致精关不固，无梦而遗。血不荣筋，腿足酸楚乏力，胃欠冲和，食入停中不运。拟培补脾肾，兼之柔肝和胃。

参须 3 克　西当归 6 克　云苓神各 9 克　佩兰叶 6 克　黑料豆 15 克　桑寄生 9 克　炒白术 9 克　沙苑子民克　连壳砂仁 3 克（杵）　芡实 9 克　红枣 5 枚　淮山药 12 克

案七

风入阳明血分，心肝气火不宁，遍体疹块有年，频频举发，胸闷肋牵，多食则吐，寝汗遗精，心神不安。拟养阴凉血，以宁君相。

北沙参 12 克　黑荆芥 6 克　大胡麻 4.5 克　陈橘皮 6 克　煅牡蛎 12 克　粉丹皮 6 克　云茯神 9 克　元精石 9 克　合欢皮 9 克　赤绿豆各 9 克

二十一、七　窍

案一

肝开窍于目，五脏六腑之精，皆上注于目，而为之睛。肾之精为瞳子，肝之精为黑眼。作劳用心，阴火上炎，热郁于目，膏泽被耗，肝肾之精不能上升，以致两目昏蒙，日暮不见。年复一年，且畏阳光灯火，视如盏大，瞳神缩小，隐现青光，如山笼淡烟，恐障蒙日进，成为内昏。经云，肝虚则目䀮䀮无所见，其甚于夜者，木生于亥，旺于卯，绝于申酉戌之时。木气益衰，故晚不见而晓复见也。脉象沉细带数，细为阴亏，数为营液之耗。拙拟培肝肾之阴，兼清心降火，未知当否。

北沙参 12 克　细生地 9 克　大麦冬 12 克　女贞子 9 克　西当归 9 克　黛蛤散 4.5 克　炒白芍 9 克　谷精草 6 克　淮山药 9 克　煅牡蛎 12 克　青葙子 6 克　乌芝麻 6 克　菟丝子 9 克

案二

胃足阳明之脉，起于鼻之交，额中夹口环唇，交承浆循颊车入上齿中，心肝郁而不遂，胃气不和，湿痰随气上升，

大医精诚 万世师表

入于脉络。右半面颊虚浮，腮内臃肿，时起白泡，不甚作痛，气升作呛，脉沉细虚弦带数，阴亏气弱之质，舌尖燥裂作痛。拟顺气柔肝，兼清胃络。

北沙参9克　陈橘络3克　川贝母6克　合欢皮9克　炒僵蚕9克　法半夏6克　黄郁金9克　云茯苓12克　炒竹茹6克　海藻6克　玉桔梗6克　海蜇6克　荸荠6克

案三

营血久亏，脾气太旺，痰火上蒙清窍。右目迎风流泪，红丝内障，业已失明，左目又现青光，亦成内障，右耳出水痒痛，耳后燃核，头眩胸闷，四肢不和。宜养营柔肝，兼清痰热，候病愈后，再为治目。

西当归6克　法半夏6克　云茯苓9克　陈橘皮6克　夏枯草6克　川贝母6克　白蒺藜9克　炒僵蚕6克　京赤芍6克　甘菊花6克　蛤粉4.5克　青荷叶1角

案四

目不因火不病，初起目珠胀痛，白眦有红筋，后又增痛，牵掣脑后，鼻梁眉骨两耳，内风招火，火入少阳阳明之络，两目昏蒙，畏阳光灯火，眼皮难于开合，阴分已亏，伏邪未解。宜养阴熄风，以清肝肺。

北沙参9克　石决明12克　乌元参9克　川石斛9克　青葙子6克　净蝉衣6克　夏枯草9克　杭菊花6克　川贝母6克　白蒺藜9克　冬桑叶9克　京赤芍6克

岐黄之术自有传承

二十二、调 经

案一

血藏于肝，赖脾元以统之，冲任之气以摄之。肝脾两亏，伤及奇经，经事断续，甚则淋漓。左半身作痛，少腹坠胀。脉来尺弱，寸关沉洪，便溏食减，阴伤气亦不固，防其崩漏。急为调养肝脾，以益奇脉。

炒党参 9 克　炒白术 9 克　炙甘草 3 克　制香附 9 克　厚杜仲 9 克　生黄芪 9 克　大白芍 6 克　川续断 9 克　光杏仁 9 克　菟丝子 9 克　红枣 5 枚　桂圆 5 枚

另："归脾丸"每早开水下。

案二

肝为藏血之经，脾为统血之脏，肝脾两伤，藏统失职，崩漏腰酸带下，头眩心悸，入暮作烧，左胁肋气痛，脉弱细而弦，防有血脱之虑。拟养心脾，以固奇脉。

炒党参 9 克　厚杜仲 6 克　炒枣仁 9 克　炙甘草 6 克　川续断 9 克　当归身 6 克　炒白术 9 克　大熟地 9 克　制香附 9 克　云茯神 9 克　大砂仁 3 克（杵）　大白芍 9 克　桂圆 5 枚　红枣 5 枚

案三

肝肾两亏，气血凝滞，居经半载，少腹瘕块，按之作痛，肝肾与胃痰气交阻，左力下梗硬，连及中脘，食入不舒。脉象弦细而数，阴分大伤，内热咳呛，卧病一月，防入损门。拟养荣和畅肝脾，兼理气滞。

西当归6克　制香附9克　香白薇6克　川贝母6克　佩兰叶6克　炒丹皮6克　五灵脂6克　紫丹参12克　黄郁金9克云茯苓9克　北沙参6克　冬瓜子9克

二诊：经以阳维为病苦寒热，阴维为病苦心痛。久病阴伤，气血不和，阴阳不相维护，胸腹气撑作痛，寒热间作，咳嗽痰多作恶，苔黄而燥，汗出津津，汗为心液，肾主五液，阴液外泄，心气不和，当荣液并调以和肝胃。

人参3克　西洋参4.5克　香白薇6克　大白芍9克　陈橘皮6克　制首乌9克　炒白术9克　西当归9克　法半夏9克炙乌梅9克　炙甘草3克　黄郁金9克

二十三、胎　产

案一

妊娠呕恶不止，发热咳嗽，先咯血而后便血，血止下痢积垢。阴伤损胃，无血养胎，胎元受损，势难两全，症势极重。姑拟养阴和胃，佐以化浊。

人参须3克　大麦冬12克　大白芍9克　川石斛9克　陈橘皮6克　淮山药9克　云茯苓9克　炙甘草6克　生白术9克半夏曲9克　甘蔗皮6克　陈仓米9克

案二

妊已五月，脾元不统，感邪作泻，泻久不已，脾胃之阴久伤，虚阳外越，以致发热渴饮，舌光无苔，肚腹隐痛。急宜扶脾养胃，以清虚热，速效乃吉，否则恐有坠胎之变。

人参须 3 克　黑料豆 15 克　川石斛 9 克　生薏仁 12 克　煨
葛根 6 克　炒白术 9 克　淮山药 9 克　炒谷芽 9 克　云茯苓 9 克
炙甘草 3 克

案三

正产后荣血固亏，而脾土又弱，湿浊留滞肠胃间，腹痛
便溏，里急不爽，心悸头眩，谷食顿减，夜分作烧，久泻伤
脾，脾阳不能化生新血。急为扶土调中，泻止而精神乃复。

炒党参 12 克　淮山药 9 克　炒枣仁 9 克　炒白术 9 克　云茯
神 9 克　大白芍 6 克　小茴香 1.8 克　厚杜仲 9 克　炙甘草 3 克
炙乌梅 6 克　生薏仁 9 克　煨姜 1.8 克　红枣 5 枚

案四

肾司五脏之精，肝藏诸经之血，为之血海，又当冲脉，
带脉积于腰间，为诸脉约束，肝肾不足，血海空虚，带脉不
固，经事后期且少，带浊淋漓，奇经受伤。夫经事之来，必
由阳明充旺，化生气血，藉诸路之血汇集，下行血海。养心
脾培肝肾兼固奇经。

当归身 6 克　淮山药 9 克　云茯苓 9 克　大白芍 9 克　炒党
参 9 克　炒白术 9 克　芡实米 9 克　生薏仁 9 克　乌贼骨 9 克
川续断 9 克　红枣 5 枚

案五

心主血，脾统之，肝藏之，注于冲脉则经至。恙由产后
失调，居经两载，食后作胀，清晨干恶，心荡火升。脉象沉

细而濡，心脾受亏，不能化生新血，木郁于中，脾阳不能旷达，以致四肢不和，微恶寒恶热，胃为卫之本，脾乃荣之源。只宜调心脾，兼和胃气，俾谷食健进，则诸恙可悉除矣。

人参须3克　法半夏9克　合欢皮9克　紫丹参12克　淮山药9克　炒白术9克　陈橘皮6克　佩兰叶6克　炒枳壳6克　云茯神9克　西当归9克　煨姜1.8克　焦谷芽9克

二十四、带　下

案一

肝肾素亏，腰酸带多而内热。夏秋以来，脾受湿侵，胸腹作胀，食入不舒，头胀痛，白带腥秽，先宜养荣和中，兼以利湿。

西当归9克　云茯苓9克　炒枳壳6克　陈橘皮6克　杭菊花6克　生薏仁12克　大砂仁3克（杵）　炒建曲9克　白蒺藜9克　椿根皮12克

案二

肝肾血亏，脾气不和，月事不调，腹痛腰酸带下，头眩乏力。当调养肝脾，以和气血。

炒党参12克　川续断9克　炒白术9克　菟丝子9克　大白芍9克　台乌药9克　厚杜仲9克　煨姜1.8克　红枣5枚

岐黄之术自有传承

案三

肝脾两亏，夹有肝气，头眩腰酸，脘中作痛，带下频频。当调养肝脾，以固带脉。

炒党参 12克　炒白术 9克　紫丹参 12克　芡实米 9克　潼白蒺藜各 9克　大白芍 9克　川续断 9克　乌贼骨 9克　黑料豆 12克　云茯苓 9克　红枣 5枚

案四

肝肾两亏，亏及奇经，半产两次，白带频频，心神恍惚。当培肝肾以固带脉。

炒党参 9克　淮山药 9克　云茯神 9克　大白芍 9克　炙生地 9克　当归身 9克　厚杜仲 9克　芡实 米克　煅牡蛎 15克　海螵蛸 12克　菟丝饼 15克